がん放射線治療
パーフェクトブック

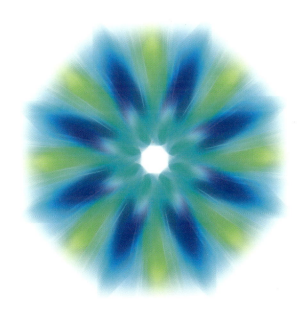

Gakken

編集

唐澤 久美子	東京女子医科大学放射線腫瘍学講座 教授・講座主任／放射線治療専門医，がん治療認定医
藤本 美生	兵庫県立粒子線医療センター医療連携課長／がん看護専門看護師

執筆者（執筆順）

唐澤 久美子	前掲
下津 咲絵	京都女子大学発達教育学部 准教授
羽生 裕二	東京女子医科大学病院中央放射線部放射線治療室 放射線副技師長
古谷 智久	がん・感染症センター都立駒込病院放射線物理室／医学物理士
泉 佐知子	東京女子医科大学放射線腫瘍学講座 准講師
黒河 千恵	順天堂大学医学部放射線医学教室放射線治療学講座 助教
小澤 修一	広島がん高精度放射線治療センター 医学物理士長
阿部 光一郎	東京女子医科大学画像診断学・核医学講座 教授
河野 佐和	東京女子医科大学放射線腫瘍学講座
石井 由佳	東京女子医科大学放射線腫瘍学講座
齋藤アンネ優子	順天堂大学医学部附属浦安病院放射線科 准教授
伊藤 佳菜	順天堂大学医学部附属練馬病院放射線科 助教
若月 優	自治医科大学放射線科 教授
橋本 弥一郎	東京女子医科大学放射線腫瘍学講座 講師
今井 礼子	国立研究開発法人量子科学技術研究開発機構放射線医学総合研究所病院
尾﨑 直美	東京女子医科大学病院看護部／がん放射線療法看護認定看護師
藤本 美生	前掲
岡部 さつき	兵庫県立粒子線医療センター／がん放射線療法看護認定看護師
遠藤 貴子	静岡県立静岡がんセンター看護部／がん看護専門看護師
市川 裕子	岡山大学病院看護部 副看護師長
北川 善子	高知大学医学部附属病院がん治療センター，緩和ケアセンター／がん看護専門看護師
赤澤 典子	岡山大学病院看護部 副看護師長
光森 恭子	岡山大学病院看護部
安部 美樹子	国立研究開発法人国立成育医療研究センター看護部
田中 由希	産業医科大学病院看護部／がん放射線療法看護認定看護師
桜井 なおみ	キャンサー・ソリューションズ株式会社 代表取締役社長
杦岡 かおる	地方独立行政法人京都市立病院機構 京都市立病院看護部救急・放射線科 副看護師長／がん放射線療法看護認定看護師
祖父江 正代	JA 愛知厚生連江南厚生病院看護部 看護課長／がん看護専門看護師，皮膚・排泄ケア認定看護師
篠田 宏文	医療法人社団メディカルフォレストひばりの森歯科 理事長
後藤 志保	公益財団法人がん研究会有明病院看護部／がん看護専門看護師
三上 恵子	国立研究開発法人量子科学技術研究開発機構放射線医学総合研究所病院 看護師長／がん放射線療法看護認定看護師
根里 明子	国立研究開発法人量子科学技術研究開発機構放射線医学総合研究所病院 看護師長
堤 弥生	国立研究開発法人量子科学技術研究開発機構放射線医学総合研究所病院 副看護師長

編集担当：黒田周作
表紙・カバー・本文デザイン：野村里香　　DTP：株式会社センターメディア
本文イラスト：青木 隆，日本グラフィックス，ナカムラヒロユキ

はじめに

　がんは日本人の半数以上が罹患する疾患です．2016年のがん罹患数予測では，約101万人（男性57万人，女性43万人）が新たにがんになると予想されており，2015年と比較して2.8万人の増加で，がん患者さんはますます増えていくと予想されています（国立がん研究センターがん情報サービス　がん登録・統計）．その主な原因は人口の高齢化です．従って今後のがん治療は，高齢の患者さんにも負担が少ない方法がますます重要になっていきます．

　がん治療の3本の柱は外科的切除（手術），放射線治療，薬物療法です．これらを単独に行うのでなく，組み合わせて集学的に行うことで，よりよく治すことができます．たとえば早期乳がんでは乳房部分切除と乳房照射に薬物療法を組み合わせ，局所進行肺がんでは化学放射線療法を行うなどのやり方です．

　世界保健機関（WHO）のがんに関する報告書には，放射線治療は世界のがん患者さんの50％以上が受けている治療法であると書かれており，集学的治療のなかで大きな役割を果たしています．ところが日本では，被爆国であることなどから放射線被ばくに関する否定的な国民感情が根強く，放射線治療の利用率が低い状態が続いていました．しかし近年，がん情報のグローバル化，放射線治療の効果が向上し有害事象が減ったこと，人口の高齢化などから日本でも放射線治療の利用率が高くなってきています．

　がんは治る病気になってきています．2015年のがん死亡数予測は，約37万人（男性22万人，女性15万人）で，がんの種類によっては殆どの方が治るがんもあります．これからは治すだけでなくより負担が少なく，治療後の生活の質が保たれる治療法が求められており，放射線治療はその要望に応えることができると考えています．

　本書は，学研メディカル秀潤社から発行した，Nursing Book「がん放射線治療の理解のケア」(2007)，「がん看護セレクション　がん放射線治療」(2012)を発展的に継承し，今回，初学者から経験者までを対象に，がん放射線治療の基礎や原理から方法，代表的な疾患での治療の実際，看護とケア，セルフケア指導の実際，有害事象対策を網羅した「パーフェクトブック」として完成させました．放射線治療の理解を深め，よりよい看護を提供することで，多くのがん患者さんがよりよく治る，よりよく症状が改善するための力になってください．本書がみなさまのお役に立ち，多くの患者さんが恩恵を受けることを希望しています．

2016年9月
編者を代表して
唐澤久美子

Contents

第1章 がん放射線治療を理解するために

1 放射線治療の歴史と現状 ……………………………………………………… 唐澤久美子 2
はじめに　2／放射線治療とは　2／放射線治療の歴史　5／放射線治療施設　7／放射線治療にかかわるスタッフ　8／放射線治療の費用　9

2 放射線治療にかかわる不安とアセスメント ………………………………… 下津咲絵 10
がん患者の不安　10／放射線治療にかかわる不安の分類　12／患者の不安を具体的に把握する　13／不安軽減のための介入方法　13

3 放射線治療の医療安全 ………………………………………………………… 羽生裕二 17
はじめに　17／放射線治療の臨床的な品質管理　18／放射線治療装置の品質管理　19／放射線治療の安全管理　20／安全な放射線治療のためには何が必要か　20

第2章 がん放射線治療の基礎知識

1 放射線治療の流れ ……………………………………………………………… 唐澤久美子 24
放射線腫瘍医の診察　24／治療計画撮影　24／線量計算　25／毎回の治療　25／定期的な診察　25

2 放射線治療の原理 ……………………………………………………………… 泉 佐知子 28
放射線生物学の基本事項　28／放射線治療の分割照射の理論　31／治療可能比とは　32／腫瘍の放射線感受性　32／正常組織の耐容線量　33

3 放射線治療に使う放射線の種類と装置 ……………………………………… 黒河千恵 36
放射線の種類　36／放射線治療に使う装置　39

4 放射線治療の方法 ……………………………………………………………… 小澤修一 46
放射線治療の方法　46／通常の外部照射　46／粒子線治療　50／小線源治療　50／内用療法　52／放射線防護　52

5 放射線治療の実際 ……………………………………………………………… 古谷智久 54
放射線治療の手順　54／放射線腫瘍医による適応の決定　54／病状と治療法の説明と同意　56／治療計画用画像撮影　56／治療計画と線量計算　58／治療方法の決定と治療計画の検証　60／初回治療　60／日々の照射と診察　60／照射法の変更　61／治療終了とその後の経過観察　62

6 核医学治療 ……………………………………………………………………… 阿部光一郎 63
核医学治療とは　63／分化型甲状腺がんに対する放射性ヨウ素治療　64／CD20陽性悪性リンパ腫に対するイットリウム - イブリツモマブチウキセタン治療　65／有痛性骨転移に対するストロンチウム治療　66／去勢抵抗性前立腺がんに対する塩化ラジウム治療　67／神経内分泌腫瘍に対する ^{131}I-MIBG 治療　67

7 粒子線治療 ……………………………………………………………… 唐澤久美子　69
粒子線治療とは　69／陽子線治療　69／重粒子線治療（炭素イオン線）　72／ホウ素中性子捕捉療法　72

8 放射線治療の併用療法 ……………………………………………………… 河野佐和　73
がんと各治療法　73／外科的切除　73／化学療法　74／内分泌療法　75／分子標的薬　76／免疫療法　76／温熱療法　77

9 放射線治療の評価 ……………………………………………………………… 石井由佳　78
放射線治療の評価とは　78／治療前の評価　78／治療中の評価　78／治療後の評価　79

第3章　照射部位別のがん放射線治療（代表的疾患）

1 頭部の放射線治療 ………………………………………………………… 齋藤アンネ優子　82
適応となる主な疾患　82／放射線治療の実際　83／主な有害事象　87／有害事象への対処方法　89／心理的サポートとケアの実際　89

① 脳転移に対する放射線治療 …………………………………………… 齋藤アンネ優子　90
脳転移とは　90／症状　91／治療　92／放射線治療の有害事象　93

2 頭頸部の放射線治療 ……………………………………………………… 唐澤久美子　96
主な適応となる疾患　96／放射線治療の実際　97／主な有害事象　98／有害事象への対処方法　99／心理的サポートとケアの実際　101／疾患別の実際　101

3 胸部の放射線治療 ………………………………………………………… 伊藤佳菜　105
適応となる主な疾患　105／放射線治療の実際　105／主な有害事象　107／有害事象への対処方法　109／心理的サポートとケアの実際　110

① 乳がん ……………………………………………………………………… 唐澤久美子　111
乳がんに対する放射線治療の現状　111／乳房温存療法における乳房照射　112／乳房切除後の領域照射　114／領域再発に対する放射線治療　115／脳転移に対する放射線治療　115／骨転移に対する放射線治療　115

② 肺がん ……………………………………………………………………… 伊藤佳菜　116
肺がんの治療　116／根治的化学放射線療法　116／早期がんに対する定位放射線治療　118／術後照射　119／術後再発に対する放射線治療　119／脳転移に対する放射線治療　120／骨転移に対する放射線治療　120

③ 食道がん …………………………………………………………………… 伊藤佳菜　121
食道がんの治療　121／早期例に対する根治的放射線治療　121／進行例に対する化学放射線療法　122／術後照射　124／術後局所再発に対する放射線治療　124／遠隔転移に対する放射線治療　124

Contents

4 腹部の放射線治療 ……………………………………… 泉 佐知子／唐澤久美子 125
主な腹部照射の適応疾患　125／主な放射線治療　128／急性期および晩期有害事象　130／有害事象への対処方法　131

① 膵がん ……………………………………………………………………… 泉 佐知子 132
膵がんの治療　132／早期例に対する根治的放射線治療　132／進行例に対する化学放射線療法　134／術後局所再発に対する放射線治療　136

5 骨盤部の放射線治療 ………………………………………………………… 若月 優 137
適応となる主な疾患　137／放射線治療の実際　139／主な有害事象　141／有害事象への対処方法　143／心理的サポートとケアの実際　144

① 前立腺がん ……………………………………………………………… 橋本弥一郎 145
前立腺がんの治療　146／根治的外部照射　146／根治的小線源治療　149／術後局所再発に対する放射線治療　150／内分泌療法併用に関する留意点　150

② 子宮頸がん ………………………………………………………………… 若月 優 151
子宮頸がんの治療　151／根治的放射線治療　151／術後照射，再発に対する照射　153

6 骨・軟部・皮膚腫瘍の放射線治療 …………………………………………… 今井礼子 157
適応となる主な疾患　157／放射線治療の実際　158／主な有害事象と対処方法　159／心理的サポートとケアの実際　159

① 骨転移に対する対症的照射 …………………………………………………… 今井礼子 160
骨転移とは　160／放射線治療の実際　160／看護のポイント　161

② 骨軟部肉腫に対する粒子線治療 ……………………………………………… 今井礼子 163
骨軟部肉腫とは　163／粒子線治療とは　164／骨軟部肉腫に対する粒子線治療の看護　165

第4章 特殊な放射線治療

1 白血病などに対する全身照射 ………………………………………… 齋藤アンネ優子 170
全身照射が適応となる疾患　170／放射線治療の方法　170／有害事象　172

2 小児腫瘍の放射線治療 ………………………………………………… 齋藤アンネ優子 173
適応となる疾患　173／放射線治療の一般的な留意点　176／主な有害事象と対処方法　176／心理的サポートとケアの実際　177

3 高齢者の放射線治療 …………………………………………………… 齋藤アンネ優子 178
高齢者とは　178／高齢者の放射線治療の現状　179／高齢者看護の留意点　183

4 緊急照射 ………………………………………………………………… 齋藤アンネ優子 184
適応となる疾患　184／緊急対応が必要な疾患　184／比較的早急な対応が必要な疾患　186

5 定位放射線照射 .... 泉 佐知子 189
定位放射線照射とは 189／脳転移 190／肺腫瘍 191／肝腫瘍 192

6 強度変調放射線治療 .... 橋本弥一郎 195
IMRT の特徴 195／前立腺 195／頭頸部 195／脳 197

第5章 がん放射線治療を受ける患者のケア

1 がん放射線治療担当看護師の役割 .... 尾﨑直美 200
放射線科初診時の看護 201／治療計画撮影に向けて 202／「治療計画用撮影」時の看護 203／治療中の看護 205／治療終了時の看護 207

2 放射線治療と看護 .... 藤本美生 208
放射線治療における看護目標と看護師の役割 208／放射線治療のプロセス 209／放射線治療を受ける患者への支援のポイント 209／チーム医療における看護師の役割 213／カンファレンスにおける看護師の役割 213

3 心理・社会的サポート .... 岡部さつき 214
治療を受ける患者の心のケア 214／家族ケア 215／社会的サポート 216／セクシュアリティのサポート 217

4 放射線治療のチーム医療 .... 唐澤久美子 220
放射線治療のチーム 220／チーム医療の重要性 220／放射線治療安全のチェックリスト 221

第6章 セルフケアを重視した患者指導

1 セルフケアを重視した患者支援 .... 藤本美生 224
放射線治療におけるセルフケアとは 224／看護に必要な情報収集 224／セルフケア支援のための必要な技術 225／セルフケアを促進させるはたらきかけ 225／治療前の患者オリエンテーション 226／治療終了後の教育と指導 227

2 小線源治療患者の看護 .... 遠藤貴子 229
腔内照射を受ける患者への看護 229／前立腺永久挿入密封小線源治療を受ける患者への看護 229

3 内用療法患者の看護 .... 市川裕子／北川善子／赤澤典子／光森恭子 233
内用療法とは 233／放射性ヨード（^{131}I）内用療法における看護 234

4 小児患者の看護 .... 安部美樹子 241
感染予防対策の実際 241／腫瘍カンファレンスの必要性 243

5 全身照射患者の看護 .... 田中由希 244
全身照射（TBI）とは 244／全身照射を受ける患者とは 244／全身照射の流れ・手順 245／全身照射時の看護師の役割 245

Contents

6 がんサバイバーとしての看護支援 .... 遠藤貴子 248
　がんサバイバーシップとは　248
　column がんサバイバーとしての就労問題における課題 .... 桜井なおみ　250

第7章 治療に伴う有害事象へのケア

1 有害事象の看護の概論 .... 祖父江正代 254
　放射線療法に伴う有害事象とは　254／急性期有害事象　254／晩期有害事象　255／看護ケアに活かす治療計画の見方　256／放射線治療計画カンファレンスにおける看護師の役割　258／晩期有害事象に伴うQOLへの影響　259

2 皮膚症状：放射線皮膚炎のケア .... 祖父江正代 260
　予防・治療的スキンケアの必要性　260／放射線皮膚炎の分類　260／放射線治療を受ける患者の予防的スキンケア　260／放射線皮膚炎がある患者への治療的スキンケア　263

3 口腔・咽頭症状：口腔・咽頭粘膜炎，唾液腺障害のケア
.... 篠田宏文／藤本美生 266
　口腔・咽頭粘膜炎のケア　266／唾液腺障害のケア　270／摂食・嚥下障害　271／治療後のセルフケア支援　272

4 呼吸器症状：放射線肺炎のケア .... 後藤志保 273
　治療前のアセスメント　273／治療中の看護　274／治療後の看護，日常生活上の注意点　274

5 消化器症状：食道炎・胃炎・腸炎のケア .... 三上恵子／根里明子 276
　食道炎・胃炎　276／腸炎　278

6 泌尿器症状：尿道・膀胱炎症状のケア .... 堤　弥生 280
　有害事象の予防　280／急性期有害事象　280／晩期有害事象　282

7 倦怠感・宿酔などの全身症状のケア .... 藤本美生 284
　倦怠感　284／放射線宿酔　284／骨髄抑制　285

8 放射線治療に伴う栄養障害 .... 祖父江正代 286
　放射線治療と食に関連する有害事象　286／栄養管理の重要性　287／放射線治療に伴う有害事象に合わせた栄養サポート　288／心理的サポートとリソースの活用　291

　付録1 治療計画 .... 古谷智久　26
　付録2 代表的な線量分割の例 .... 唐澤久美子　27
　　索引 293

第1章

がん放射線治療を理解するために

放射線治療の歴史と現状

Main Point

- 放射線治療は，ヴィルヘルム・コンラート・レントゲン（Wilhelm Conrad Röntgen）博士が放射線を発見した翌年の1896年にはじまり，その後，20世紀後半に根治療法として確立した．
- 1950年代の治療装置の開発により，身体のどの部分にでも必要なだけ線量を照射することができるようになり，放射線治療は大きく進歩した．
- 現在は，1991年に開発された強度変調放射線治療（IMRT：intensity-modulated radiation therapy）をはじめとする高精度治療の時代で，腫瘍に高線量を集中して照射できるようになったため効果は増強し，有害事象（副作用）は軽減して，有用性が高まっている．

1 はじめに

- がんの治療には，腫瘍局所の治療と全身的な治療があり，病気が進行するほど，全身療法が重要になってくる．
- 多くの場合，さまざまな治療法を組み合わせる集学的治療が行われる．
- 局所療法の代表は外科的切除（手術）と放射線治療である．
- わが国のがん医療ではいままで手術が第一とされ，手術とともにがんを治癒させる局所療法として世界的に広く行われている放射線治療の適用が遅れていた．しかし，今後は高齢の患者の増加とあいまって負担の少ない放射線治療を第一選択とするがん医療が増えていくと予想される．
- 放射線治療が遅れた原因としては以下があげられる．
  - 外科偏重の医療：過去には胃がんなど，手術に適したがんが多かった．切れば治るという思い込みである．
  - 放射線アレルギー：放射線は身体に悪い，原爆のように被ばくするのではないかという誤解と恐怖である．
  - 専門家の不足：放射線腫瘍医，医学物理士など，現状では圧倒的に不足している．
- 放射線治療を受ける患者にかかわる看護師は，放射線治療に対する知識不足や誤解に基づく患者の不安を取り除くため，まず看護師自身が正しい知識を身につける必要がある．

2 放射線治療とは

- 放射線治療は正常組織と腫瘍の放射線感受性の差を利用して成り立っている．

第1章　がん放射線治療を理解するために

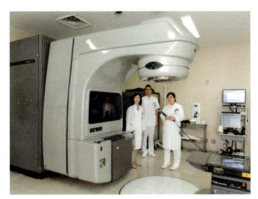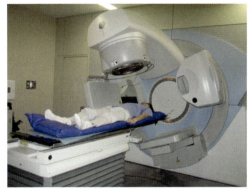

図1　放射線治療装置の一例：外部照射に用いるリニアック（LINAC：linear accelerator, 直線加速器）

- 少量の放射線を，回数を分けて照射する分割照射により放射線感受性の低い正常組織は傷害を免れ，感受性の高い腫瘍は傷害され分裂能を失い，やがて死滅する．
- 放射線治療は専用装置（**図1**）を用いて，患部に放射線を照射し，がん細胞を死滅させる，細胞レベルの反応を利用した治療法である．
- 法的に放射線照射を施行できる者は，以下である．
  - 医師，歯科医師
    放射線科以外の医師は，大学で放射線医学教育は受けるが，専門的知識や管理，防御の系統的教育の機会はほとんどない．
  - 診療放射線技師
    医師または歯科医師の具体的な指示を受けて放射線を照射する．施行指定規則上，放射線管理や防御の教育を受けている．
- 現代におけるがんの治療法の3本の柱は，外科的切除，放射線治療，薬物療法である（**図2**）．
- 放射線治療は，がんの根治療法（治癒させる治療法）の1つとして世界的に広く用いられている．
- 世界保健機関（WHO：World Health Organization）の World Cancer Report[※1]によれば，世界のがん患者の50％以上が放射線治療を受けている．米国では約65％に利用されているが，わが国での利用率は約30％に留まっている．しかし，医療情報のグローバル化に伴い，放射線治療の利点が理解され，わが国における放射線治療の利用率は急速に上昇している（**図3**）．
- 放射線治療の利点は，機能と形態を温存し，なおかつ，身体への負担が少ない点である．
- 放射線治療の特徴は以下があげられる．
  ① 機能と形態を温存する（手術によるがんの切除は，がんのあった臓器［部分］がなくなったということである．人間の身体に，不必要な臓器はない．臓器温存が大きな利

※1　World Cancer Report　WHOが刊行する世界のがんに関する統計などを集めた書籍

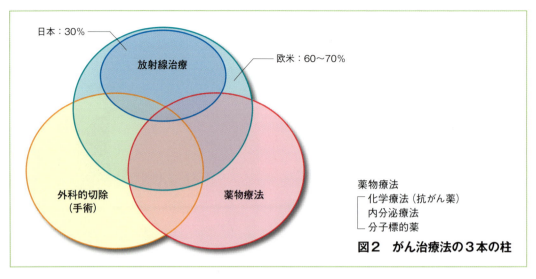

図2 がん治療法の3本の柱

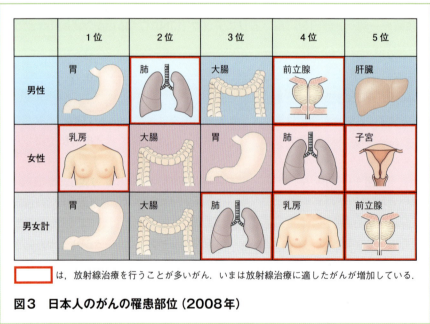

図3 日本人のがんの罹患部位（2008年）

点である）．
②侵襲が少ない（がんの手術は，身体にとって「大けが」と同じである）．
③対象は大部分が悪性腫瘍（正常細胞は放射線を感じにくく，がん細胞が選択的に死滅するしくみとなっている）
●高齢者，合併症のある患者でも施行できる．

また，原則的に施行できない部位はない（**図4**）．

●正常組織の耐容線量（耐えられる量）とのかね合いで，同じ場所に再照射することは難しいことが多いが，部位が違えば何か所でも可能である．ただし，生命予後が短い場合や照射範囲がピンポイント的にせまい場合は再照

第1章 がん放射線治療を理解するために

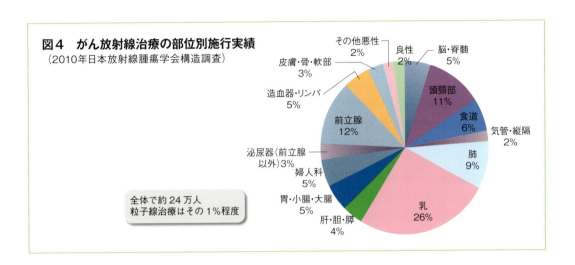

図4 がん放射線治療の部位別施行実績
（2010年日本放射線腫瘍学会構造調査）

射を検討する．
- 放射線治療には大きく分けて外部照射，小線源治療，内用療法がある（**図5**，第2章−4「放射線治療の方法」参照）．
- 専門家※2の少なさなどから情報量が不足しており，患者は正しい情報と気軽に相談できる窓口を求めている．
- 放射線治療にかかわる情報は日本放射線腫瘍学会（JASTRO）のホームページ※3や学会編集の書籍（**図6**）からも得ることができる．

3 放射線治療の歴史

- 放射線治療は100年以上の歴史がある．以下に大きな流れを示す．
  ・1895年，レントゲン（Röntgen）がX線を発見．
  ・1896年，放射線治療により手術不能咽頭がんが軽快したと報告された．
  ・1898年，キュリー（Curie）夫妻によりラジウムが発見される．
  ・1900年，皮膚がんがX線により治癒したとの報告．
  ・20世紀初頭は試行錯誤の時代で，原理もわからずに施行していた．
  ・当時のX線エネルギーは低く，深部の腫瘍に対して治療すると皮膚線量が高くなり，重篤な皮膚の有害事象が発生した．また，安定した線量を繰り返し照射する技術がなかったことも有害事象を増やす結果となった．
  ・1903年，子宮がんのラジウム腔内照射の最初の臨床報告がされた．
  ・放射線治療が始まったばかりの19世紀の初めの頃は，通常新しい治療がそうであるように，外科的切除の不可能な進行例に対して試みられていた．
  ・1922年，少しずつ分けて照射する分割照射により，正常組織の有害事象を減じることができるとわかった．また，分裂の盛んな組織ほど放射線感受性が高いことがわかった．
  ・1950年代前半，今日最も標準的な放射線治療に広く用いられている高エネルギー治

※2 他科の医師が放射線治療の専門知識をもっていることはごく少なく，専門医による正しい情報が必要である．
※3 日本放射線腫瘍学会（JASTRO）のホームページ（http://www.jastro.or.jp/）．専門医の名簿が掲載され，一般の方へのページには「放射線治療のQ&A」コーナーがある．

1 放射線治療の歴史と現状

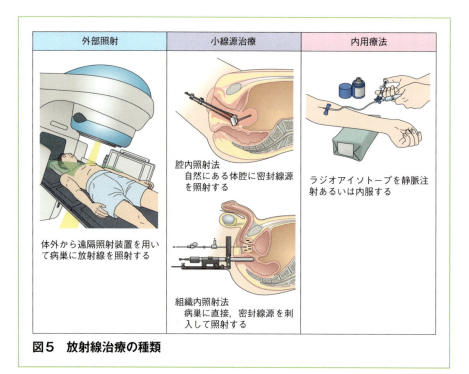

図5　放射線治療の種類

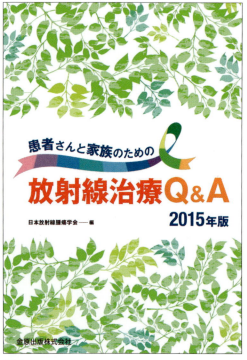

図6
(日本放射線腫瘍学会：患者さんと家族のための放射線治療Q&A 2015年版, 表紙, 金原出版, 2015より引用)

療装置が臨床応用された．当初は ^{60}Co（コバルト-60）遠隔治療装置，その後はリニアックの普及により，身体のどの部位にでも十分な線量を照射することが可能となり，有害事象が減少し，放射線治療が根治的治療法として確立した．

- 1950年代後半，小線源治療にアフターローディング法（アプリケーターを挿入して位置を確認し，線量計算を行ってから線源を装着する後充填法）が開発されて，適切な線源配置を計算することができるようになり，医療従事者の被ばくもなくなった．
- 1957年，病巣に線量を集中させる技術である原体照射法が開発（梅垣，高橋[※4]）された．
- 1991年，さらに病巣に線量を集中させる技術である強度変調放射線治療（IMRT：intensity-modulated radiation therapy[※5]）が開発された．高精度治療の

※4　梅垣，高橋らは，原体照射法という，腫瘍の形にあわせて照射野の形を変化させながら回転照射する方法を開発した．
※5　IMRT（intensity-modulated radiation therapy）　強度変調放射線治療．腫瘍に線量を集中させるので，効果は増強し有害事象は軽減する．

幕開けである．
- 放射線治療の分子生物学的効果が証明され，放射線治療機器の進歩により安定した有害事象の少ない治療が可能になったのは，ここ数10年のことである．
- 現代では，機能と形態の温存に優れ，有害事象が少ないという長所から，早期から進行期の多くのがんに施行されている．
- 20世紀の放射線治療の問題点としては，線量集中性が十分でなかったため正常組織に有害事象が起きてしまうことと，高線量を照射できないため効果が十分でないという欠点があった．また，腫瘍範囲を決定するための解剖学的画像診断（CT，MRI，血管造影など）に限界があった．
- 今は線量集中性の改善（IMRT，定位放射線治療，小線源の多様化，陽子線，重粒子線など），生物学的画像診断との併用（PETなど），また分子標的薬や遺伝子治療との併用も開始されている．
- 高齢化社会を迎え，身体への負担が少ない21世紀のがん治療として期待されている．

放射線治療施設

- 放射線治療には外部照射装置，小線源治療装置などの多くの高度な装置と専門のスタッフが必要である．
- 平成23年の調査で，わが国の放射線治療施設は全国で約787か所である．放射線治療施設の地域分布に大きな格差があることが問題である（**表1**）．

表1　地域別施設数

地域（都道府県数）	解析施設数	新患者数	全患者数比（%）
北海道（1）	30	9,285	5.0
東北（6）	56	13,153	7.1
関東（8）	185	60,825	32.8
信越・北陸（5）	50	11,630	6.8
東海（5）	84	21,087	11.4
近畿（6）	121	30,705	16.6
中国（5）	55	11,096	6.0
四国（4）	25	5,951	3.2
九州・沖縄（8）	88	21,723	11.7
全国（47）	694*	18,455	100.0

2011年日本放射線腫瘍学会構造調査より
＊全国の放射線治療実施施設数は787施設と推測され，694施設は88.2%に相当．

表2　日本の放射線治療基盤

- 放射線治療施設：約800か所
- 日本放射線腫瘍学会認定施設 297 か所（2010年12月末日）
  （認定施設：113，準認定施設：27，認定協力施設：157）
- 日本放射線腫瘍学会専門医：1,019人
- 日本医学放射線学会認定医学物理士：940人
- 放射線治療専門放射線技師認定：1,527人

＊2016年1月時点，認定施設規則は改定中である．

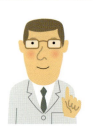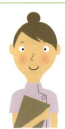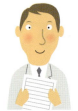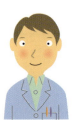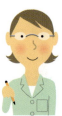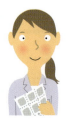

放射線腫瘍医
・患者診察，治療方針の決定
・照射部位の決定

看護師
・患者の看護

医学物理士
・治療装置と内容の精度管理
・装置の開発
・複雑な治療計画作成

放射線治療専門放射線技師
・照射施行
・治療計画CTの撮影
・固定具の作製
・治療計画計算

医療事務
・患者受付
・書類整理などの事務処理

がん専門薬剤師
・薬の調整
・薬の説明

図7　放射線治療にかかわるスタッフとその役割

- 現在，施設認定制度の改正中であるが，放射線治療施設のうち，日本放射線腫瘍学会の認定を受けているのは2010年12月時点で297か所（認定施設が113か所，準認定施設27か所，認定協力施設157か所）であった（**表2**）．

5　放射線治療にかかわるスタッフ

- 放射線治療では，放射線治療を専門に行う医師（放射線腫瘍医）とともに，がん看護専門看護師，治療の物理的側面を担保する医学物理士[※6]，放射線治療専門放射線技師などの専門スタッフ（**図7**）が必要である．
- 2016年1月時点で，放射線治療専門医は1,019人で，医学物理士は940人，放射線治療専門放射線技師は1,527人と極端に不足している[※7]．さらに放射線治療を理解している看護師が絶対的に不足している[※8]．各方面の専門家の育成が急務である．
- 2007年4月に施行された「がん対策基本法」[※9]でも放射線治療の人材不足が取り上げられ，放射線治療を専門に行う医師（放射線腫瘍医）とともに，がん看護専門看護師，放射線治療専門放射線技師，がん専門薬剤師，医学物理士の養成を掲げている．
- 看護師は正しい知識をもち，患者の身体的および精神的ケアにあたるとともに，チーム医療の一員としての役割を積極的に果たす期待がかけられている．

※6　医学物理士　放射線治療が適切に行われるように医療の現場において，放射線物理の専門家として関与する医療職である．装置や治療計画計算の検証などを行う．
※7　日本放射線腫瘍学会（JASTRO）正会員は2,027人である．医学物理士は医学物理士認定機構が認定している．診療放射線技師は総数約45,000人いるが，日本放射線治療専門放射線技師認定機構が認定する治療専門技師は，約1,500人である．

第1章 がん放射線治療を理解するために

表3 放射線治療の費用

カテゴリー	分類	診療報酬（円）
放射線治療管理料	単純	27,000
	複雑	31,000
	特殊	40,000
	IMRT	50,000
放射線治療専任加算		3,300
高エネルギー放射線治療（1回）	単純	8,400
	複雑	12,300
	特殊	18,000
	IMRT	30,000
定位照射（一連）	ガンマナイフ	500,000
	リニアック	630,000
粒子線治療（一連）		1,500,000

・診療報酬＝自費で支払った際の全額費用であり，健康保険の自己負担割合により，1割，3割などが患者負担となる．
・外部照射では照射技法などにより，1回の料金が違う．
・IMRTや定位照射など高精度治療ではやや高額になる．
・粒子線治療は一部は健康保険の適応だがそれ以外は先進医療として，280～320万円程度の費用がかかる．

表4 がん治療費の例

例	分類	診療報酬（円）
咽頭がん	放射線治療	2,550,000
	手術＋放射線治療	3,700,000
	根治手術	4,950,000
肺がん	定位照射	670,000
	胸腔鏡下手術	1,530,000
	開胸手術	1,480,000
前立腺がん	通常外照射	670,000
	IMRT	1,260,000
	ヨードシード	1,000,000
	手術	1,625,000

・診療報酬＝自費で支払った際の全額費用であり，健康保険の自己負担割合により，1割，3割などが患者負担となる．
・これは1例であり，病状や治療法の詳細，施設により費用は違う．

6 放射線治療の費用

- 患者にとって，治療費の負担は大きな不安材料である．
- 放射線治療では，治療の開始時に治療方法に応じた放射線治療管理料を算定する．たとえば「複雑」と分類される治療方法では，自費で31,000円，3割負担で9,300円である．それに「複雑」の1回の高エネルギー放射線治療費が自費で12,300円，3割負担で3,690円×回数分と専門医などの加算が加わる（**表3**）．
- ほかのがん治療と比較して決して高額ではない（**表4**）．
- 粒子線治療は平成28年度診療報酬改定で，小児がんに対する陽子線治療，切除不能骨軟部腫瘍に対する重粒子線治療が保険診療開始となった．それ以外の疾患では先進医療あるいは臨床試験で行われている．

※8　日本看護協会認定のがん看護専門看護師　2016年4月時点で656人である．
※9　がん対策基本法　平成18年6月23日法律第98号

2

放射線治療にかかわる不安とアセスメント

Main Point

- がん治療には不安がつきものだが，放射線治療に関しての特徴的な患者の心理的問題を学び，患者が安心して治療に専念できるようにサポートする．
- 放射線治療を受ける患者の不安をアセスメント・分類し，適したタイミングで介入して不安軽減をはかる．

1 がん患者の不安

がん患者にみられる心理的問題

- がん患者は，がんに罹患することによって身体的なダメージを受けるだけではなく，心理的なダメージをもこうむる．
- 心理的問題は，がん罹患にかかわる出来事や，生活の変化による心理的反応として発現する．患者は，検査，病名の告知，疾患教育と予後についての説明，治療，再発，進行，といった経過ごと（**図1**）に多くのストレスにさらされる．
- そのストレス状況下の過程においては，感情症状として"抑うつ"と"不安"を呈しやすく，患者自身のQOL（quality of life，生活の質）に大きな影響を与える．
- 心理的問題がどのような形で発現するか，その程度や持続期間などは個人差がある．がん自体の症状の程度や患者のストレス耐性，物

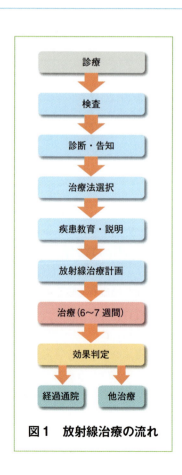

図1 放射線治療の流れ

事の捉え方や性格などによっても異なる．しかし，程度の差こそあれ，がんを罹患することに伴う心理的な問題は誰にでも生じる．
- また，身体疾患，治療薬の影響による脳の機能障害が不安を引き起こす場合がある．治療にかかわる医療従事者は，不安を引き起こす器質的な要因についての知識をあらかじめもっておく必要がある．

がん患者の不安

- がん患者の不安は大きく3つに整理できるとされている[1]．①状況的不安，②身体的自覚症状に関係して生じる不安，③実存的不安，である．

①状況的不安

- 疾患や治療の経過にかかわる具体的な不安である．
- がんに罹患することによって生じる，社会的・経済的な問題に対する不安や喪失感情．
- 治療方法（放射線治療，外科手術，薬物療法）に対する不安や治療に伴う副作用に対する不安，予後に対する不安などである．

②身体的自覚症状に関係して生じる不安

- 強い身体的自覚症状に伴う不安である．
- コントロールのできない疼痛，悪心・嘔吐，呼吸困難，倦怠感などがしばしば生じることによって，心理的な不安を引き起こす．
- たとえば，治療の過程で当然生じるであろう身体的な変化についての情報が不足している場合には，それらの身体症状の意味を過度に否定的にとらえ（疾患の進行，治療の失敗など），不安が必要以上に増大することとなる．

③実存的不安

- 自分自身の存在意義，生き方に関係する不安である．
- 重大な身体疾患に罹患することで立ち止まり，これまでの人生について振り返る．また，生死について真剣に考える機会ともなる．
- そのようななかで，自分自身の人生に対する否定的な思いにとらわれ，自身の存在意義を見失う場合がある．

＊

長時間にわたる放射線治療を受ける際には，それぞれの局面において不安が変化する．治療前においては治療そのものや治療中の生活について，治療の終結が近づくと社会復帰や有害事象への不安が生じる場合がある．患者自身の治療選択を支える情報提供と，思いを尊重した，ともに考える姿勢が不安軽減につながる．

精神疾患との合併

- がんの発病以前から不安障害や気分障害といった精神疾患をもっていた患者にとっては，がんの罹患は精神症状の悪化をまねく可能性がある．多くの場合，精神疾患患者へのストレスの負荷は精神症状を悪化させる．
- 閉所恐怖（MRIがこわい），尖端恐怖（注射がこわい）といった治療過程に影響を与える特定の恐怖や不安をもつ患者に対しては，個別の対応が必要となる．

2 放射線治療にかかわる不安の分類

放射線治療の不安を増大するバックボーン

- わが国は,先進欧米諸国と比べて放射線治療の歴史が浅く,専門医が少ないなど,がん治療において放射線治療の効果的利用が他国と比べて少ないという特徴がある.そのため,がん患者に対して,放射線治療よりも外科手術が優先的に行われる傾向にある.
- また,放射線治療に対する抵抗感がわが国の臨床現場において多くみられる[2)].
- 世界で唯一の被爆国であることが,放射線治療に対する抵抗感を増しているのではないかとの指摘がある.加えて,東日本大震災による原子力発電所の事故を経験するなど,放射線汚染のリアルなイメージが強いわが国では,放射線治療に対して必要以上に不安やおそれが喚起されている可能性もある※1.
- 放射線治療を受ける患者は多岐にわたる不安や懸念を抱いている.治療開始以前から治療中,治療後までも長期にわたりそれらの不安は継続する.
- 患者が抱く不安の内容について具体的に把握し,よりよい治療の一環として介入を行うことは,今後のわが国のがん治療にとって重大な課題である.

不安の8分類

- 放射線治療にかかわる不安については,以下の8つに分類することができる(**表1**).

①被ばく※2に関する漠然とした不安
- 放射線そのものに対する先入観から,放射線治療と被爆や原子力爆弾のイメージが重なることなどが影響してもつ,漠然とした不安.

②治療の副作用(有害事象)に対する不安
- 放射線治療を受けることで生じる副作用(有害事象)の可能性に対する不安.

③治療の後遺症に対する不安
- "皮膚が赤く腫れるのではないか""照射の傷跡が残るのではないか"といった,治療後に身体の変化が生じる可能性に対する不安.

④機械や治療室に対する不安
- なじみのない機械に身をゆだねる不安,機械の大きさに圧倒されて感じる不安,機械だけが置かれた治療室の冷たいイメージに感じる不安など.

⑤治療中の隔離に対する不安
- 治療室が閉ざされた空間であり,その場に1人残されるという治療状況に対する不安.

⑥医療過誤に関する不安
- "必要以上に照射されてはいないか","正常

表1 不安の8分類

①被ばくに関する漠然とした不安
②治療の副作用(有害事象)に対する不安
③治療の後遺症に対する不安
④機械や治療室に対する不安
⑤治療中の隔離に対する不安
⑥医療過誤に関する不安
⑦病気が進行しているという懸念
⑧治療効果に関する不安

※1 日常生活でも少量ながら内部被ばく(食物や空気中の放射性物質)や外部被ばく(オーロラなどの宇宙線やラジウム温泉など大地から)を常に受けているが,身体に影響はない.

⑦病気が進行しているという懸念

- "放射線治療をしなくてはならないほど病態が悪化しているのか"といったとらえ方で，病気の進行に対して感じる悲観的な懸念．

⑧治療効果に関する不安

- "治療効果が現れるのだろうか"，"完全に治るのだろうか"といった，放射線治療の効果に対して感じる不安．

3 患者の不安を具体的に把握する

放射線治療に関連する不安の質問票

- 患者の不安の質と程度は，「放射線治療に関連する不安の質問票」(**図2**)で予測することができる．これは，放射線治療を受けるがん患者に対するインタビューと調査をもとに作成された[3]．
- 患者が抱きやすい不安に関連した17の質問項目から構成されており，患者は4段階評定で質問項目に回答する．それゆえ，各項目にどのように回答したかによって，患者の抱く不安を具体的に把握できる．
- この質問票では，多岐にわたる患者の不安を，因子分析という統計的分析方法を用いて，把握しやすい3つのカテゴリーに分類している．そのため，分類された3つのカテゴリーごとの合計得点を検討することで，各患者の不安の傾向についても理解しやすい．

な部分に悪影響があるのではないか"といった操作の安全性に疑いを感じて生じる不安．

- 3つのカテゴリーとは，「放射線の悪影響に関する不安」「放射線照射の環境に関する不安」「放射線治療の効果に関する不安」である．それぞれに該当する質問を**表2**に示す．
- 185名の患者が「放射線治療に関連する不安の質問票」に回答した結果からは，各質問項目の得点平均が，0.5～1.5前後の値となることがわかっている．
- 平均的な得点を考慮したうえで，患者の抱える不安の強さについて臨床的に把握し，その不安の軽減につとめることがよりよい医療の提供につながる．

4 不安軽減のための介入方法

- がんという疾病は，治療までの時間をあまりかけていられない．患者の不安を軽減して，少しでもよりよい状態で治療に臨んでもらえるように，積極的に介入していく．
- 介入方法としては，①放射線治療に関する心理教育，②インタラクティブな情報伝達，③認知行動療法，④支持的傾聴，⑤リラクゼーショントレーニング，⑥セルフヘルプグループなどのテクニックを適材適所で用いる．

①放射線治療に関する心理教育

- 患者にとって放射線治療は，日々の生活では経験することのない，非日常的な出来事である．これまでの日常生活で馴染みのなかった放射線治療というものに対する知識や情報が欠けていることが，心理的苦痛を引き起こす大きな要因の1つである．
- そのため，放射線治療に関して事前に情報が十分提供されることが，患者の不安や苦痛の

※2 被ばく(被曝)と被爆　被曝と被爆は発音が同じで意味や漢字の表記も似ているが，被曝は放射線にさらされることで，被爆は爆撃を受けることや核兵器による被害を受けることを意味する．最近は「曝」の字が常用漢字でないことより，「被ばく」と表記するようになっている．

2 放射線治療にかかわる不安とアセスメント

以下は放射線治療に関する質問です. 次のことにどれくらい不安を感じますか あてはまるもの1つに○をつけてください.	全然不安を感じない		あまり不安を感じない		やや不安を感じる		非常に不安を感じる
1　放射線治療になじみがないことに対して	0	―	1	―	2	―	3
2　副作用に対して	0	―	1	―	2	―	3
3　大きな機械に対して	0	―	1	―	2	―	3
4　照射中に動いてしまうことに対して	0	―	1	―	2	―	3
5　放射線を受けるという病気の状態に対して	0	―	1	―	2	―	3
6　放射線に対する漠然とした不安	0	―	1	―	2	―	3
7　体力が落ちる可能性に対して	0	―	1	―	2	―	3
8　機械に身をゆだねることに対して	0	―	1	―	2	―	3
9　放射線治療の効果があるかどうか	0	―	1	―	2	―	3
10　後遺症が残る可能性に対して	0	―	1	―	2	―	3
11　治療室で1人残されることに対して	0	―	1	―	2	―	3
12　完全に治るかどうか	0	―	1	―	2	―	3
13　閉ざされたところで放射線治療を受けることに対して	0	―	1	―	2	―	3
14　治療効果が自覚できないことに対して	0	―	1	―	2	―	3
15　治療後の体の変化に対して	0	―	1	―	2	―	3
16　照射室で十分に話せないことに対して	0	―	1	―	2	―	3
17　正確に放射線が照射部位にあたっているかどうか	0	―	1	―	2	―	3

図2　放射線治療に関連する不安の質問票（17項目）

（下津咲絵, 唐澤久美子ほか：放射線治療に関連する不安の検討と質問票作成の試み. 精神科治療学 21（2）：198, 2006）

表2　放射線治療に関連する不安の質問票の各カテゴリー

放射線の悪影響に関する不安
質問番号 1, 2, 6, 7, 10, 15
放射線照射の環境に関する不安
質問番号 3, 4, 8, 11, 13, 16
放射線治療の効果に関する不安
質問番号 5, 9, 12, 14, 17

軽減に最もつながる.
- 情報提供の形式は，口頭による説明と，パンフレット，オーディオビジュアル（ビデオなど），ニューズレターなどを用いた心理教育との組み合わせが患者の理解を促進する.
- 説明の際には，治癒の質，苦痛や副作用（有害事象含む）の程度，治療後のQOLを含めて説明する.
- 単なる"インフォームド・コンセント"としての情報提供ではなく，患者それぞれがどういった部分にとくに不安を感じているのかを把握するアセスメントとしての役割をもつ.

②インタラクティブな情報伝達

- 実際に患者のもつ治療に関する知識が増えるということも重要であるが，それに加えて，患者本人が主観的に"十分に知識を得た"，あるいは"サポートを受けている"と感じることが大切である.
- 医療スタッフとの良好な関係，心理的サポートを得ているということが心理的苦痛の低減に影響を与える.

第1章　がん放射線治療を理解するために

- 情報を提供すること，それに対する疑問に応えていくことを通じて形成される患者－治療者間の信頼が心理的苦痛緩和の基本である．
- 表3は，National Cancer Institute[4]による患者向けパンフレットの一部を抜粋したものである．このように，患者自身が医療スタッフに質問できるよう代表的な疑問をあらかじめまとめ，その回答を記載しておくためのワークシートを医療従事者側が用意しておく形は，インタラクティブな情報伝達と信頼関係の構築による不安の軽減に役立つだろう．
- いまや医療従事者からの情報伝達として，学会や各病院が作成した患者用の治療説明パンフレットがインターネット等を介して簡単に入手できるようになっている[5]．それらのパンフレットを材料として共有し，さらに知りたい情報はないか，何か不安や質問がないかといったことを患者とやりとりしていく形が，臨床場面において最も現実的で有効な手立てである．

③認知行動療法

- がんを罹患したこと自体に対する受容の失敗や，放射線治療に関連する不安を抱え続けることは患者にとって心理的ストレスとなり，全般的なメンタルヘルスの低下をまねくことがある．
- ストレス状況に対してどのように対処できるかという対処（コーピング）能力を高めることを含めた，ストレスマネジメントは有益である．
- 自分を追いつめるような合理的でない考え方（認知）をしがちである際には，そういった考え方の傾向にあることを気づかせ，認知の

表3　医療スタッフへの質問の例

- どういう種類の放射線治療を私は受けるのでしょうか？
- 放射線治療は私の病気にどのような効果があるのでしょうか？
- 私の場合，どれくらいの期間放射線治療は続くのでしょうか？
- 放射線治療による副作用としてどのようなものがありますか？
- 放射線治療が終了したら副作用はなくなりますか？
- 放射線治療が終了した後に生ずる副作用としてどのようなものが考えられますか？
- それらの副作用に私はどのように対処すればよいですか？
- それらの副作用に対してあなたは（医療者側は）どのように対処してくれますか？
- もっと放射線治療について知りたい場合はどうすればよいですか？

（National Cancer Institute：Support for People With Cancer：Radiation Therapy and You. 2007 〔http://www.cancer.gov/publications/patient-education/radiation-therapy-and-you/〕より抜粋して翻訳）

修正を促す介入が必要である．

- 問題解決能力が低い患者は，がんに関連した問題を多く抱えやすく，抑うつや不安が強くなる．そのようながん患者に対する問題解決スキルの向上を目的とした問題解決療法の効果が認められている．また，その際にはケアギバー（支援者）としての役割をもつ，患者にとって重要な人物とともに問題解決療法を行うことが有効であると考えられている[6]．

④支持的傾聴

- 身体的・精神的苦痛をもつ患者に対してサポーティブな態度で接し，支持的な傾聴を続けることは苦痛の低減に効果的である．
- 傾聴の効果は大きく，心理・精神の専門ではない医療スタッフでも患者の不安や苦痛に真剣に耳を傾けることで，患者の気づきを促すことができる．
- 患者は，語っていくなかで自らの直面している問題を正確に認識できるようになり，それ

を乗り越えていくことができる本来の自分の力に気づく．

⑤リラクセーショントレーニング

- 呼吸法[※3]，漸進的筋弛緩法[※4]などのリラクセーショントレーニングは，次の3つの意味で有効である．
  1. 不安場面の直前，あるいは最中におけるリラクセーションの活用によって不安の低減をはかることができる．
  2. そのように，自分自身の不安をある程度コントロールできるようになると，セルフ・エフィカシー（自己効力感）が増し，全体的な自己管理能力や自尊心の向上につながる．
  3. 治療に関連するストレスにさらされ続けている際には，身体的・精神的に緊張し，日常生活において疲弊をもたらす．日々の緊張レベルを低減させることにリラクセーショントレーニングの導入は役立つ．

⑥セルフヘルプグループ

- 患者同士の相互交流の場において，知識の共有だけでなく，心理的な不安や苦痛について語り合い，気持ちを分かち合うことは，自助的な効果があるとされている．
- 他者との比較によってより不安が増大するようなかかわりではなく，相互にサポートできるようなセルフヘルプグループを構築できれば，その効果は大きい[※5]．

*

不安軽減への介入は，それぞれの施設ごとに導入可能な対応を選択し，提供することが望ましい．また，治療にかかわる他職種のスタッフとも連携し，1人の患者に対して共通の認識をもってチームとして対応していくことも大切な視点である．

引用・参考文献
1) 堀川直史ほか：がん患者の不安と抑うつおよびその対応．緩和医療学 7（3）：p.3-10，2005．
2) 唐澤久美子ほか：がん患者とその家族への心理・社会的サポート 治療に特異的な問題とその対策（2）放射線療法．癌治療と宿主 7（3）：p.209-217，1995．
3) 下津咲絵ほか：放射線治療に関連する不安の検討と質問票作成の試み．精神科治療学 21（2）：p.191-198，2006．
4) National Cancer Institute：Support for People With Cancer：Radiation Therapy and You. 2007
http://www.cancer.gov/publications/patient-education/radiation-therapy-and-you/ より2016年6月8日検索
5) 日本放射線腫瘍学会：放射線治療Q&A
http://www.jastro.or.jp/customer/ より2016年6月8日検索
6) 丹野義彦ほか編：認知行動療法の臨床ワークショップ2．p.47-112，金子書房，2004．

※3 呼吸法　呼吸の方法によって心や身体の機能を向上させることを目指す．
※4 漸進的筋弛緩法　一度筋肉に力を入れ，その後，力を抜いて筋感覚を感じとり，さらに深く弛緩させる方法．
※5 同じ疾患，同じ放射線治療者同士が集える機会を提供する．

3

放射線治療の医療安全

Main Point

- 放射線治療を安全に実施するためには，臨床的な品質管理と装置の品質管理および安全管理が必須となる．
- 臨床的な品質管理は，放射線腫瘍医が，治療実施の有無を決定する過程から治療が完了するまでについて総合的に管理する．
- 放射線治療システムは受け入れ試験，コミッショニングを実施して初めて利用可能となり，導入時に保証された品質が，恒常的に保証されるように定期管理を実施する．
- 安全な放射線治療のためには，手順書やチェック機構の構築，新しい装置に対する教育システム，インシデントのレポーティングシステム，第3者機関による調査・アドバイスが必要である．

1 はじめに

- 人体の外から放射線を照射してがんを治療する外部放射線治療では，数 MeV（メガエレクトロンボルト，メガ＝10^6）の高いエネルギーをもった放射線を利用するために，直線加速器（リニアック，LINAC：linear accelerator）のような専用装置が使用される．
- 患部に直接，密封放射線源を刺入したり，腔内に挿入したりして治療する小線源治療（近接照射療法，brachytherapy）では，前立腺がんに対する^{125}I（ヨウ素-125）線源永久挿入装置や子宮頸がん治療などの^{192}Ir（イリジウム-192）線源を用いた遠隔操作式後充填装置，リモートアフターローディングシステム（RALS：remote afterloading system）が利用されている．
- このような治療装置だけでは放射線治療は実施できず，その治療法を計画・制御する専用のソフトウェアを搭載したコンピュータ（治療計画装置）を組み合わせた放射線治療システム（図1）を使用する．
- 本項では，まず治療方針の決定から治療完了までを安全に遂行するための放射線治療の流れと手順[1]を示し（図2），安全な放射線治療を提供するための放射線治療の品質管理について，さらにその安全管理について概説し，そして最後に安全な放射線治療のためには何が必要なのかについてまとめる．

2 放射線治療の臨床的な品質管理

- 放射線治療を安全に実施するためには，臨床的な品質管理と装置の品質管理が必須となる．臨床的な品質管理について，放射線腫瘍医は治療実施の有無を決定する過程から治療が完了するまで（図2）について総合的に管理する．
- 放射線腫瘍医は治療の適応性について判断し，治療方針を決定する．症例カンファレンスを通して，放射線腫瘍医は，看護師，医学物理士，診療放射線技師，放射線治療事務員と治療方針を再確認する．
- 治療のための準備（固定具作成，CTシミュレーション，治療計画，治療前の計画検証，治療情報の転送）としては，診療放射線技師，医学物理士は，放射線腫瘍医，看護師とともに患者の治療体位を決定し，治療計画装置を使って適切な放射線治療方法を決定する．これを放射線治療計画という．放射線治療計画が治療方針にそった評価基準を満足できるものであることを確認する．治療前の計画検証，治療情報の転送過程でのミスを防止するためには医学物理士，診療放射線技師によるダブルチェック，手順書の作成が効果的である．
- 放射線治療（位置合わせ，照射）は計画された回数繰り返し行われる．診療放射線技師，放射線腫瘍医，看護師，医学物理士は，治療部位が正しく照射されているか確認する．放射線腫瘍医，看護師，診療放射線技師は，治

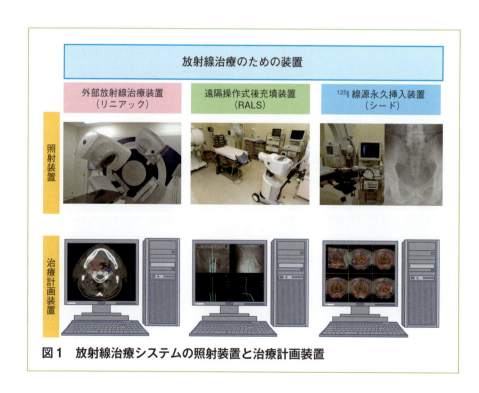

図1　放射線治療システムの照射装置と治療計画装置

療室や診察室にて患者の身体的・精神的状態を確認しながら必要な回数まで治療を続ける．
- 治療完了時には，放射線腫瘍医，看護師は治療後の評価と患者フォローアップを行う．放射線腫瘍医は治療方針の妥当性について今後の同一症例に対する方針検討を含めて評価する．
- それぞれの過程で，それぞれの職種が，それぞれの視点で確認を行うことで放射線治療が安全に実施できる．

3 放射線治療装置の品質管理

- 放射線治療システム（図1）は導入してもそのまま使用できるわけではない．受け入れ試験（導入した装置に何か問題がないか，仕様通りの品質を有するか確認する試験），コミッショニング（システムが実際の臨床使用で十分な品質を有しているか検証し保証する試験）を実施して初めて利用可能となる[2)3)]．そして，導入時に保証された品質が，その後，恒常的に保証されるように定期管理を実施する[4)]（図3）．
- コミッショニング過程でのミスはシステム全体に大きな影響を及ぼすことから，複数人による慎重な確認が必須である．また，装置の品質管理では，装置製造メーカとの情報共有

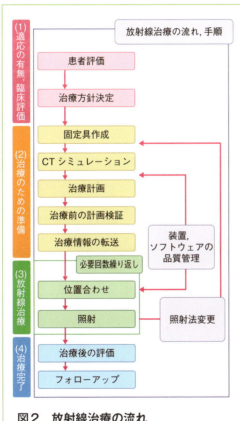

図2　放射線治療の流れ
　　　（外部放射線治療の例）

（American society for radiation oncology: Safety is no accident: a framework for quality radiation oncology and care. 7, 2012を参考に当施設の実況を考慮して作成）

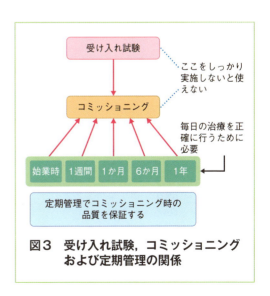

図3　受け入れ試験，コミッショニングおよび定期管理の関係

が重要であり，メンテナンス時の連携，コミュニケーションに配慮する．

4 放射線治療の安全管理

- 放射線そのものは，本質的には電離性という人体に対する危険性を有している．この放射線をがん治療として有効に利用するためには，線量について知る必要がある．そして，放射線治療という医療行為を，患者に安全に提供するための医療安全管理について知る必要がある．
- 吸収線量 [Gy]グレイ とは，放射線がもつエネルギーが物質と相互作用した結果として，その物質の単位質量あたりに吸収されたエネルギーである．SI 単位系では [J/kg] と定義される（図4）．吸収された物質を明示し，空気吸収線量，組織吸収線量（人体の，たとえば，骨，肺など），水吸収線量などと表す．放射線治療の処方線量は，水吸収線量で評価する．
- 近年，モンテカルロ線量計算が放射線治療計画に用いられる機会が増えてきた．モンテカルロ線量計算では，吸収線量が組織吸収線量として計算される．両者には数％の差異が生じる場合があり注意を要する[5]．
- 2008 年に WHO は 1976 年から 2007 年の約 30 年間で発生した世界的な放射線治療でのインシデントについて報告した[6)7)]．WHO のいうインシデントとは患者に有害事象 (adverse event) が発生したアクシデントと事前にアクシデントの発生を回避したニアミスを含む用語として定義されている．
- 有害事象が発生した n＝3,125 件のアクシデントのうち 55％が放射線治療計画過程で発

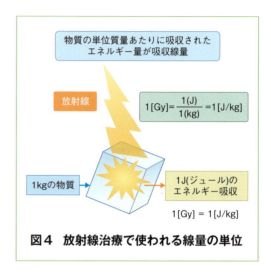

図4 放射線治療で使われる線量の単位

生し，次いでコミッショニング過程で発生している（図5）．また，n＝4,616 件のニアミスのうち 38％が治療情報の転送過程で発生している．次いで，18％が照射過程で発生している（図6）．図5 からは，放射線治療計画過程，コミッショニング過程でのミスは発見しがたく，一方で，図6 からは治療情報転送過程，照射過程でのミスは発見されやすいということがわかる．したがって，ミスを発見することが難しい作業過程では手順書を作成して，その方法を標準化することでアクシデントの発生を防ぎ，ミスを発見しやすい過程ではダブルチェックが有効である．さらにチェックシート（図7）は両過程ともに有効である．

5 安全な放射線治療のためには何が必要か

- 放射線治療にかかわるスタッフ間，メーカ間のコミュニケーションと役割分担が必要であ

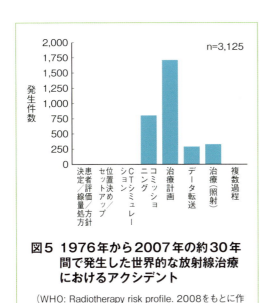

図5 1976年から2007年の約30年間で発生した世界的な放射線治療におけるアクシデント

（WHO: Radiotherapy risk profile. 2008をもとに作成）

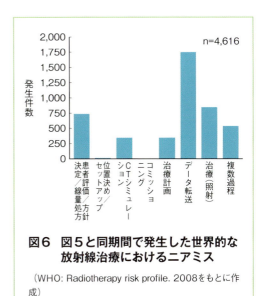

図6 図5と同期間で発生した世界的な放射線治療におけるニアミス

（WHO: Radiotherapy risk profile. 2008をもとに作成）

る．また，放射線安全管理について知り，手順書やチェック機構を構築することが必要である．

- 施設的・組織的安全対策として，放射線治療計画過程とコミッショニング過程でのミスを防ぐためには，日々進歩してゆく技術や新しい装置に対する教育システムが必要である．
- さらに，過去に発生したインシデントを調査，解析し共有化するインシデントのレポーティングシステムが必要である．また，職種間連携を強化する品質管理体制の確立（放射線治療安全管理室を設置），第3者機関による調査，アドバイスが必要である．

引用・参考文献

1) American society for radiation oncology: Safety is no accident: a framework for quality radiation oncology and care. 2012.
https://www.astro.org/uploadedFiles/Main_Site/Clinical_Practice/Patient_Safety/Blue_Book/SafetyisnoAccident.pdf より2016年5月24日検索．
2) 日本医学物理学会タスクグループ01：X線治療計画システムに関するQAガイドライン．医学物理27 (sup.6)，2008．
3) 脇田明尚ほか訳：医療用加速器におけるコミッショニングの機器と手順―米国医学物理学会・放射線治療委員会タスクグループ106レポート（日本語訳）．医学物理33 (1)：p.16-57, 2013．
4) 黒岡将彦ほか訳：医療用加速器の品質保証―米国医学物理学会タスクグループ142レポート（日本語訳）．2012．
5) Chetty IJ, et al : Report of the AAPM Task Group No. 105: Issues associated with clinical implementation of Monte Carlo-based photon and electron external beam treatment planning. Med Phys 34 (12)：4818-4853, 2007.
6) WHO: Radiotherapy risk profile. 2008.
http://www.who.int/patientsafety/activities/technical/radiotherapy_risk_profile.pdf より2016年5月24日検索．
7) 放射線治療かたろう会：放射線治療計画におけるリスクマネジメント，2010．
http://katarou-kai.kenkyuukai.jp/journal2/journal_detail.asp?journal_id=839 より2016年5月24日検索．

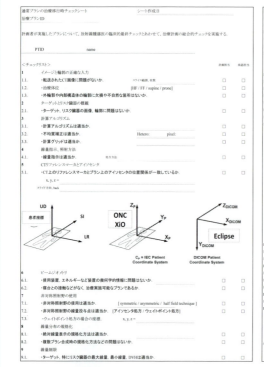
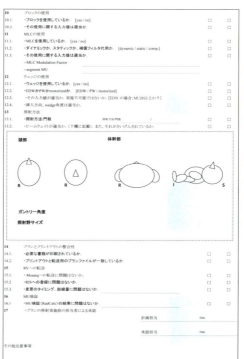

図7 治療前の計画検証時のチェックシート．治療計画や治療情報転送過程のミスを事前に防ぐために使用（東京女子医科大学病院の例）

第2章

がん放射線治療の基礎知識

1 放射線治療の流れ

> **Main Point**
> - 放射線治療は，医師の診察後，治療計画を経て開始される．
> - 治療期間は1日から7週程度までさまざまである．
> - 看護師が治療全体の流れを理解して患者にあらかじめ情報提供するとよい．

放射線治療の大まかな流れを**図1**に示した．治療は次に示すようなステップを経て行われる．

1 放射線腫瘍医の診察

- 放射線腫瘍医が患者を診察し，画像やさまざまな検査結果と合わせて，放射線治療の適応があるか，どのような治療法がよいかを判断する．
- がんを治す目的の根治照射，症状を改善する目的の対症的照射では線量や期間が大きく異なる．
- 手術と併用する術前・術後照射が適切か，化学療法併用を行うか，患者の病状や全身状態などを考慮して決定する．
- インフォームド・コンセントを行う．

2 治療計画撮影

- 治療のための固定具を作成する．

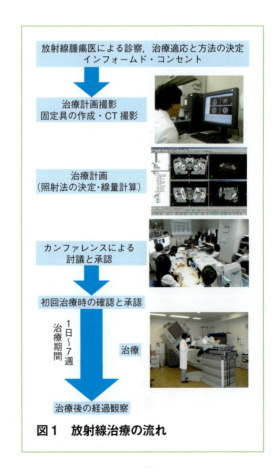

図1　放射線治療の流れ

第2章　がん放射線治療の基礎知識

- 固定具にはシェルやマットなどがある．
- 頭頸部のシェルは，熱可塑性のメッシュのシートで作ったお面のようなものである．
- 固定具を装着して実際に治療を行う体位でCT撮影を撮影する．
- 治療に関係する部位の皮膚に人体用のマーカーペンなどで位置合わせのための印を書く．

3　線量計算

- CT画像を治療計画装置（照射のシミュレーションを行うコンピュータ）に転送し，標的，リスク臓器を設定し，最も効率よく治療ができる照射方法を医師，診療放射線技師と医学物理士が計算して決定する．
- 治療計画に間違いがないか，測定や再計算により医学物理士が検証する．
- カンファレンスで協議して承認する．

4　毎回の治療

- 皮膚につけた印や固定具の印により治療計画のときと同じ体位に位置合わせをして，診療放射線技師が放射線を照射する．CTやX線撮影などによって，体内のマーカーや臓器の位置によって位置合わせをすることもある．
- 通常の照射時間は数分だが，複雑な治療では数十分の場合もある．

5　定期的な診察

- 治療期間中，定期的に診察し，治療効果の判断や有害事象が出ていないかチェックする．医師を補助して，看護師や診療放射線技師も患者を観察し状況をカルテ記載する．
- 有害事象が出ている場合は，適切な処置を医師と相談する．
- 治療終了後も放射線腫瘍医の定期的診察を受けることが望ましい．

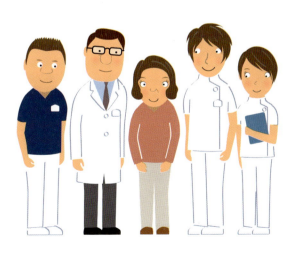

付録1

治療計画

一般に治療計画はCT画像をもとに放射線治療計画装置（RTPS：radiation treatment planning system）を用いて行われる（第2章-5「放射線治療の実際 ⑤治療計画と線量計算」参照）．ここではRTPSから算出される線量計算結果の評価方法を紹介する（図1）．

【照射門（ビーム）数と方向】

- 図1-a は治療部位に対してどの方向から照射するのか，どれだけの数の照射ビーム（日本語では「門数」とよび，1門，2門と数える）を使用するのかを示したRTPS画面である．
- 照射門数や方向を変えることで，後述する線量分布も変化する．

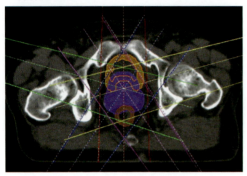

a. 照射門数と方向を示した治療計画画像
患者体外からのラインが各照射ビームを示す．腹背方向，前方斜入2門，後方斜入2門の合計5門照射であることがわかる．

【照射野形状と腫瘍，リスク臓器位置の関係】

- 図1-b はDRR（digitally reconstructed radiography，再構成画像）（第2章-5「放射線治療の実際 ⑦初回治療」参照）上に，RTPSにて腫瘍医が輪郭描出した腫瘍およびリスク臓器が表示されたものである．
- 治療に用いる照射野と腫瘍，リスク臓器の位置関係を把握することにより，放射線治療により生じうる有害事象を視覚的に予測することができる．

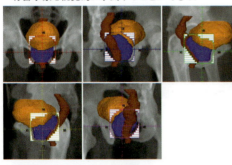

b. 各照射方向からのDRR画像
MLC（multi-leaf collimator，マルチリーフコリメータ［図中，白］）の内側が照射範囲である．腫瘍医が描出した各臓器の輪郭が立体的に表示されているため，前立腺と膀胱，直腸の位置関係がわかる．

【線量分布図】

- 図1-c はCT画像上に表示された線量分布図の一例である．線量分布図とは線量計算結果であり，等しい線量同士を線で結んで表示させたもの（等線量曲線）である．
- 図中には標的（腫瘍）位置（図中，紫）および100（赤），95（黄），50（緑），20（青）％等線量曲線を表示した．100％線量とは腫瘍医が指示した処方線量であることが一般的である．この場合，腫瘍が処方線量の95～107％等線量曲線で覆われていれば臨床的に許容とされる．
- 一方，リスク臓器および腫瘍医が輪郭描出していない腫瘍以外の部位に対しては，110％線量を超える高線量領域が生じていないこと，あるいは低線量領域が広がりすぎていないことを線量分布図上で確認することが重要である．
- このように腫瘍医はRTPSから算出された線量分布をもとに治療効果，および生じうる有害事象のリスクを判断し，治療計画の最終決定を行う．
- そのほかにも定量的な評価を行うために，線量分布と輪郭描出した腫瘍，リスク臓器との関係を数値化したDVH（dose volume histogram，線量体積ヒストグラム）を用いる場合もある．

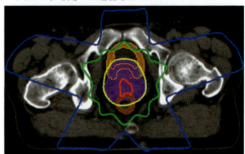

c. 線量分布図
等線量曲線を太線で示した．赤：100％，黄：95％，緑：50％，青：20％等線量曲線である．前立腺が95％等線量曲線で囲まれていることがわかる．一方で，マージンを含んだ標的であるため膀胱壁や直腸壁の一部に95％以上の線量が照射されることもわかる．また，多門照射であるため20％線量のような低線量領域が外側まで広がっている．

図1 前立腺がんにおける外部放射線治療における治療計画画像の一例
図中，紫は前立腺（セットアップの位置誤差等を考慮したマージンも含む），橙は膀胱壁，茶色は直腸壁を示す．

付録2

代表的な線量分割の例

疾患	分類	照射範囲	総線量	回数	期間	備考
脳腫瘍	悪性神経膠腫	原発巣と周囲	60Gy	30回	6週間	術後テモゾロミド併用
	頭蓋内胚細胞腫瘍	全脳全脊髄	24Gy	16回	3週間	
		原発巣と周囲	45Gy	25回	5週間	
	脳室上衣腫	原発巣と周囲	45Gy	25回	5週間	術後
	髄芽腫	全脳全脊髄	24Gy	16回	3週間	術後
		原発巣と周囲	54Gy	30回	6週間	
	脳転移	全脳	30Gy	10回	2週間	
		脳定位照射(腫瘍のみ)	25Gy	1回	1日	
頭頸部腫瘍	早期舌がん	原発巣と周囲	60Gy	30回	6週間	
	早期喉頭がん	原発巣と周囲	63Gy	28回	6週間	
		原発巣と周囲	60Gy	30回	6週間	
	上咽頭がん	原発巣	70Gy	35回	7週間	
		全頸部	45Gy	25回	5週間	シスプラチン+5-FU併用
	中咽頭がん	原発巣と頸部	60Gy	30回	6週間	シスプラチン+5-FU併用
	下咽頭がん	原発巣と頸部	60Gy	30回	6週間	シスプラチン+5-FU併用
肺がん	通常分割	原発巣と縦隔リンパ節	60Gy	30回	6週間	カルボプラチン+パクリタキセル併用
	定位照射	原発巣	42Gy	4回	1週間	
	小細胞肺がん	原発巣と縦隔リンパ節	45Gy	30回	3週間	1日2回照射
乳がん	温存術後(低リスク群)	全乳房(通常法)	50Gy	25回	5週間	
	温存術後(低リスク群)	全乳房(寡分割法)	43.2Gy	16回	3週間	
	温存術後(高リスク群)	全乳房+腫瘍床(通常法)	60Gy	30回	6週間	
	温存術後(高リスク群)	全乳房+腫瘍床(寡分割法)	51.3Gy	19回	4週間	
食道がん	根治	原発巣と領域リンパ節	60Gy	30回	6週間	シスプラチン+5-FU併用
	術後	リンパ節領域	50Gy	25回	5週間	
膵臓がん	根治		50.4Gy	28回	6週間	ゲムシタビン塩酸塩併用
子宮頸がん	根治(外部照射)		50.4Gy	28回	6週間	シスプラチン併用
	根治(腔内:A点)		24Gy	4回	4週間	
前立腺がん	根治(IMRT)		74Gy	37回	8週間	中・高リスクは内分泌療法併用
	根治(3DRT)		72Gy	36回	8週間	中・高リスクは内分泌療法併用
皮膚がん	根治	原発巣と周囲	60Gy	30回	6週間	
ホジキンリンパ腫		リンパ節領域	30Gy	15回	3週間	化学療法の効果により線量が増減
非ホジキンリンパ腫		リンパ節領域	40Gy	20回	4週間	化学療法の効果により線量が増減
骨転移			30Gy	10回	2週間	
			8Gy	1回	1日	

放射線治療の原理

Main Point

- 放射線は主に細胞のDNAに作用することで，細胞に対してダメージを与える．
- 放射線の感受性は，細胞の分裂頻度や分裂回数，分化度に影響される．
- 放射線の効果は，細胞周期，酸素濃度，温度，放射線の線質，線量率などさまざまな要因に影響される．
- 通常の放射線治療は，腫瘍と正常組織との放射線感受性の差を利用している．
- 線量を分割して照射をする利点は，正常組織と腫瘍組織の放射線のダメージからの回復の早さの差を積み重ねることで，累積された差が大きくなることである．
- 分割照射では，治療の休止期間が長くなると，その間に腫瘍が回復するため治療効果が落ちる．そのため治療を休まず継続していくことが，よりよい治療効果を得るためには重要である．

放射線生物学の基本事項

放射線治療の基本

- 放射線治療とは，さまざまな装置から発生した放射線を腫瘍にあてることで，腫瘍細胞にダメージを与え，増殖を抑えることで，腫瘍の治癒や局所制御をはかる治療法である．
- 電離放射線を人体（細胞）に照射すると，原子の一部が電離し，直接的に，あるいはフリーラジカルを作り間接的にDNA損傷を引き起こす（図1）．この電離は放射線照射後，きわめて短時間（10^{-12}秒程度）で生じる．
- DNAは二本鎖構造の一方，あるいは両方の鎖が切断されることで損傷をうける．一方の鎖のみの切断の場合は容易に修復されるが，両方の鎖が切断されると修復が難しく，細胞が死に至る．その経路は放射線の量や細胞の種類によって異なる．
- 照射された細胞は照射されてすぐに細胞が死ぬ場合（間期死）と，照射後に1～3回，細胞が分裂してから死ぬ場合（分裂死）がある．
- 間期死を生じるためには一般的に高線量を必要とするが，リンパ球や胸腺細胞などでは低線量でも間期死を生じる．放射線治療で用いられる2Gy（グレイ）程度の線量範囲で起こる細胞死は主に分裂死である
- 日常的な放射線治療では，照射直後に正常組織や腫瘍細胞に影響が出現せず，照射後一定

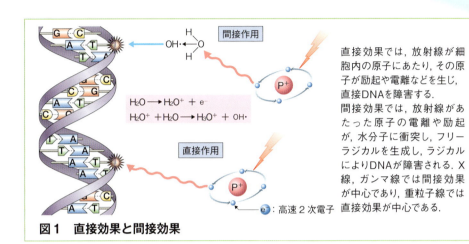

図1　直接効果と間接効果

直接効果では，放射線が細胞内の原子にあたり，その原子が励起や電離などを生じ，直接DNAを障害する．
間接効果では，放射線があたった原子の電離や励起が，水分子に衝突し，フリーラジカルを生成し，ラジカルによりDNAが障害される．X線，ガンマ線では間接効果が中心であり，重粒子線では直接効果が中心である．

表1　放射線の単位

単位	特定基準
Gy（グレイ）	人体に放射線のエネルギーがどれだけ吸収されたか（吸収線量）を表す．1kgあたりに1J（ジュール）のエネルギーが吸収されると1Gyとなる．
Sv（シーベルト）	人体にあたった放射線がどのぐらい健康に影響を与えるか評価するための値．放射線の種類や人体のどの部位にあたったかを考慮して，吸収線量（グレイ）から計算式を用いて算出する．
Bq（ベクレル）	放射線物質から放射線がどれぐらいでているかを表す放射能の単位．1秒間に1個の放射線壊変をする放射線物質がある場合，1Bqとなる．
C/kg（クーロン毎キログラム）	照射した放射線の総量（照射線量）を表す単位．かつてR（レントゲン）とよばれた単位が1989年4月から国際単位系（SI：Système International d'Unités）のC/kgに切り替えられた．

期間（通常は2〜3週間）をおいてから，有害事象や腫瘍縮小効果が現れることが多い．

放射線治療に用いられる単位

- 放射線治療で用いられる単位を**表1**に示す．

放射線感受性

- 細胞や組織の放射線に対する障害の起こりやすさを「放射線感受性」という．
- ベルゴニー・トリボンドー（Bergonie Tribondeau）の法則は1906年に発表された．組織の放射線感受性を予測するのに重要な法則である．フランス人のベルゴニーとトリボンドーはラットの精巣にガンマ線を照射し，分化の過程における生殖細胞に対する放射線の影響を顕微鏡で観察し，下記3つの法則を導き出した．

1. 細胞分裂の頻度が高い組織では放射線感受性が高い．
2. 将来的に長期にわたり細胞分裂する組織は放射線感受性が高い．
3. 形態あるいは機能が未分化な細胞ほど放

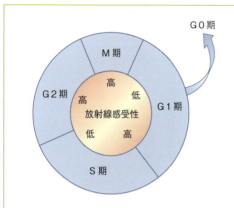

図2 細胞周期と放射線感受性

G2からM期で放射線感受性が最も高くなる．M期後半から低下し，G1前半，S期後半では放射線感受性は低い．

射線感受性が高い．
この法則は，多くの場合に成り立ち，現在でも利用されている．

- 放射線感受性は細胞周期によっても影響される．
- 細胞周期とは，細胞分裂で生じた細胞が，新たに分裂するまでの周期であり，以下の時期に分類される（図2）．
  M期：細胞分裂期．細胞の成長は停止し，有糸分裂が起こり次いで細胞分裂が起こる．
  G1期：M期からS期の間．この期間に細胞内でDNA複製に必要な酵素や細胞小器官の合成が活発に行われる．
  S期：DNA合成期．この期間でDNAの複製が行われ，細胞内のDNAの量は2倍になる．また複製が完了するとともにDNAの損傷部位に対する修復が始まる．
  G2期：S期からM期の間．タンパク質合成が盛んに行われる．なおG1～S～G2期は間期ともよばれる．
  G0期：細胞分裂が止まっている休止期
- 顕微鏡での観察では間期（G1期，S期，G2期）と分裂期（M期）に分けられる．間期はさらに細胞が分裂してから次に分裂するまでの周期である．
- 細胞の種類により多少の差はあるが，G1後期，G2期，M期の細胞は放射線感受性が高く，G1初期，S期後半では抵抗性である．

放射線の修飾効果

- 放射線の効果はさまざまな要因により影響される．

酸素効果

- X線やγ線などの低LET[※1]放射線での生物学的効果は，酸素分圧によって変化する．
- 無酸素下での放射線感受性を1とした場合，高酸素下での放射線感受性は約2.5～3倍にもなる．
- 臨床的には，腫瘍が大きく内部に血流が届かない（＝酸素が少ない）場合や，貧血の場合などで放射線の効果は低下することが問題となる．

温度効果

- 温度が42℃以上に上昇すると細胞の放射線感受性が増加する．
- なお，温度が42.5℃以上に上昇するとがん細胞は死滅するといわれている．

放射線の種類（線質の違い）

- 放射線にはX線，陽子線，中性子線，重粒子線，α線などのさまざまな線質がある．
- 線量が同じでも放射線の種類（線質）が異なると生物学的効果が異なる．
- 線質が異なる放射線の生物学的効果を比較する指標として生物学的効果比（RBE：

※1 LET（linear energy transfer） 線エネルギー付与．荷電粒子が物質を通過する際に，一定の距離（飛程）に，どれだけ物質に対してエネルギーを与えたかを表している．X線やγ線，電子線はLETが小さく，低LETとよばれ，中性子線，重粒子線はLETが大きく高LETといわれる．陽子線はエネルギーにより高LET領域もあるが，その範囲が狭いため臨床上では低LET放射線として扱われている．高LET放射線では直接作用が主であり，修復不能なDNA二本鎖切断が多くなる．低LET放射線ではラジカルを形成する間接作用が中心である．

relative biological effectiveness）が用いられる．
- RBE は200〜250kV の X 線の生物学的相対効果を1として，同じ生物学的変化を起こさせるのに必要な吸収線量の逆比で示される[※2]．

線量率効果
- 単位時間あたりに照射される放射線量を線量率という．
- 一般的には，同じ線量では1度に高い線量を照射されたほうが（高線量率照射），低い線量を長い時間照射される（低線量率照射）より生物学的効果も高くなる．
- 子宮頸がんの腔内照射では，低線量率照射ではA 点（線量評価点）に対し40〜50Gy を3〜4分割で照射するが，同程度の治療効果と考えられる高線量率照射ではA 点線量は23〜29Gy の4〜5分割照射となる．

2 放射線治療の分割照射の理論

- がん細胞の周囲は正常組織に囲まれており，がん細胞と正常組織の境界が不明瞭である一般的ながんでは，分割照射法という，1回に少ない線量を数週間かけて照射していく方法が用いられる．
- 放射線損傷からの回復と再増殖は，分割照射の理論を考える上で基本となる現象である．
- 分割照射の利点は，以下の4つの項目にある．これらはその頭文字から「4つのR」と称される．
  1. 正常組織の亜致死損傷からの回復（Recovery）
  2. 細胞周期の同調（Reassortment もしくは Redistribution）
  3. 再酸素化（Reoxigenation）
  4. 再増殖（Repopulation）

1. 回復：放射線を照射された細胞は，致死的損傷か，細胞自身で致死的でない状態までに回復される回復性損傷（亜致死損傷など）を受ける．一般的には腫瘍細胞のほうが正常細胞より放射線感受性が高く，回復に時間がかかることが多いため，分割照射では照射の回数が増えるにしたがって，腫瘍と正常細胞の障害の差が大きくなる（**図3**）．
2. 同調（再分布）：細胞が照射されると細胞周期を一度 G2 期で停止するため，細胞周期が G2 期に集まる．G2 期は放射線感受性が良好であり，放射線照射で感受性が改善する．
3. 再酸素化：腫瘍が大きく，腫瘍を栄養する血管と腫瘍細胞の距離が離れている場合では，当初は低かった腫瘍内の酸素濃度（壊死や血流障害などによる酸素不足など）が腫瘍の縮小とともに照射期間中に回復し，放射線感受性が高くなることがある．
4. 再増殖：照射期間中にも細胞分裂は生じており，通常は正常細胞でより起こりやすいが，治療期間が長くなると，腫瘍細胞でも再増殖が生じる．照射の途中休止などによる総治療期間の延長は，治療効果を低下させることにつながるため，極力避けるべきである．

※2　RBE ＝ $\dfrac{\text{ある生物学的効果を起こすために必要な基準放射線の吸収線量}}{\text{同じ効果を引き起こすために必要な放射線の吸収線量}}$

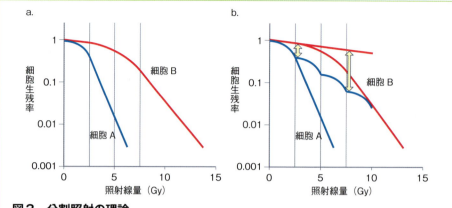

図3　分割照射の理論
a. 細胞Aは低線量で細胞死を生じる．細胞Bは低線量では細胞死は生じにくいが，高線量になると細胞死を生じる．
b. 分割照射により細胞Aでは照射回数が増えるとともに細胞死を生じるが，細胞Bでは細胞死は生じにくく，結果として細胞AとBの生存率に大きな差が生じる．細胞Aが腫瘍細胞で，細胞Bが正常組織であれば，分割照射により腫瘍細胞は大きなダメージをうけ，正常組織は小さなダメージですむ．

3 治療可能比とは

- 放射線治療においては，腫瘍に対する治療効果と，腫瘍周囲の正常組織のダメージとのバランスを上手くとることが治療成功のカギとなる．
- 腫瘍の治癒に必要な線量はS状カーブを示し，腫瘍の致死線量はこのS状カーブの肩のところであり，大部分の症例（80あるいは90%以上）が治癒する線量をいう（**図4**）．
- 正常組織の耐容線量との比を治療可能比（TR：therapeutic raitio）とよび，式は下記のように表わされる．

$$治療可能比（TR）＝\frac{正常組織の耐容線量}{腫瘍の致死線量}$$

- 放射線治療の適応となるためにはTRが1より大きい，すなわち腫瘍の致死線量を正常組織の耐容線量が上回ることが必須である．
- TRが1未満の場合は，腫瘍致死線量を下げる工夫，たとえば化学療法の併用などが必要である．ただし，腫瘍だけではなく正常組織の耐容線量も下げてしまう可能性があり，注意が必要である．
- 正常組織の晩期有害事象発生率もS状カーブを呈するが，有害事象発生率を何%まで許容するかが臨床的には重要である．通常は，重篤な晩期有害事象の発生確率を5%以下に抑えられる線量を考慮する．

4 腫瘍の放射線感受性

- 腫瘍の放射線感受性は，臨床では照射された腫瘍が縮小もしくは消失に必要な線量で示される（**図5**）．
- 放射線感受性は腫瘍の組織型，原発部位，腫瘍の大きさ，他治療法との併用などにより異なる．
- 一般的に，扁平上皮がんのほうが腺がんより感受性が高く，低分化のがんのほうが高分化のがんより感受性が高い．
- 臨床では，放射線感受性が高いがんが，必ずしも予後良好というわけではない．放射線感

受性が高いがんは早期に遠隔転移をきたす危険性もあるためである.

5 正常組織の耐容線量

- 腫瘍を取り囲むようにして正常組織が存在するため,実際に投与される放射線の線量は,実質的には周囲の正常組織の耐容線量,とくに晩期有害事象に対する耐容線量によるところが多い.
- 比較的放射線感受性が高い腫瘍でも,腫瘍に隣接してさらに放射線感受性が高く,過線量の照射により重篤な晩期有害事象を生じる重要臓器がある場合は,根治目的での放射線治療が困難となる場合もある.
- ただし,3次元原体放射線治療(3DCRT:three-dimensional conformal radiation therapy)では正常臓器を避けることが難し

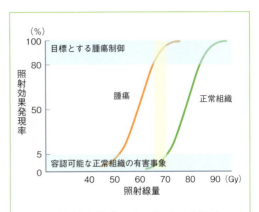

図4 放射線治療による腫瘍の制御と正常組織障害とのバランス

容認可能な正常組織の有害事象の発生率を5%以下,腫瘍制御の確率を80%以上とした場合,腫瘍制御が得られ,かつ有害事象の発生率が許容される線量はオレンジの帯の範囲内となる.腫瘍細胞と正常組織のS状カーブが近い場合は,治療可能な線量域はより狭くなり,腫瘍と正常組織のS状カーブが左右逆に位置する場合は,放射線抵抗性腫瘍であり放射線治療に適さない.

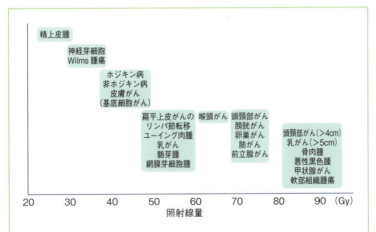

図5 X線による腫瘍の制御に必要な線量

(Rubin P, ed [Rubin P, et al]:Principles of Radiation Oncology and Cancer Radiotheraphy. Clinical Oncology for Medical Students and Physicians. 5th ed. p.33, The University of Rochester, School of Medicine, 1978を改変)

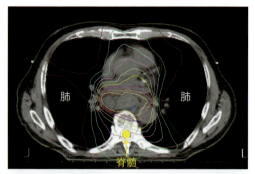

図6 強度変調放射線治療により根治線量の照射が可能となった1例

食道がんで原発巣が大きく、かつ左右にリンパ節転移を生じていた。通常の3次元照射では脊髄と肺を安全な耐容線量に抑えて、食道に根治的線量の投与を行うことは難しいが、強度変調放射線治療では可能である。

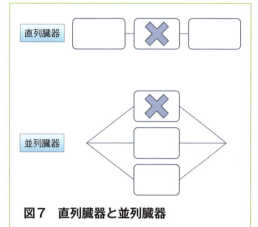

図7 直列臓器と並列臓器

直列臓器では、1か所に障害が生じると、臓器全体の機能が失われる。
並列臓器では、1か所に障害が生じても、他の部位の機能が残っていれば、臓器としての機能は保たれる。

く、根治的放射線治療の適応とならなかった症例でも、放射線治療計画装置・治療装置の発展により強度変調放射線治療（IMRT：intensity-modulated radiation therapy）が行われるようになり、根治線量の投与が可能となった症例も増えている（図6）。

- 正常組織にはそれぞれの組織に特有の耐容線量（TD：tolerance dose）がある。それぞれの臓器のどれくらいの容積にどれくらいの線量が照射されると、どの程度の有害事象が発生するかが推定される（表2）。
- 耐容線量の指標としては、通常 $TD_{5/5}$ や $TD_{50/5}$ が使用される。$TD_{5/5}$ は5年以内に2〜5％の確率で有害事象が生じる線量であり、$TD_{50/5}$ は5年以内に25〜50％の確率で有害事象が生じる線量である。
- 正常組織の耐容線量は、前述の「ベルゴニー・トリボンドーの法則」に則っている。骨髄、粘膜や腺組織などの分裂活動が盛んな組織は放射線の耐容線量が低い。一方、筋肉や神経などの分裂活動が少ない組織は耐容線量が高い。また成長期にある組織は放射線感受性が高く、小児では年齢が低くなるほど上記の正常組織の耐容線量より低い線量が耐容線量となる。
- 正常臓器には、局所に高線量を照射されても症状が出現することはないが、比較的低線量でも照射範囲が広いと障害が生じやすい臓器（並列臓器：肺や腎臓、肝臓など）と、どこか1か所でも障害を受けた場合に障害が生じる臓器（直列臓器：神経（脊髄）、消化管など）がある（図7）。直列臓器では局所に高い線量を照射されると線量に応じて症状がでる可能性が高くなるが、低線量であれば照射範囲が広くても症状が起こりづらい。
- ただし直列臓器でも、照射範囲が広い場合は、狭い場合よりも少ない線量で障害が出現しうる（体積効果）。

引用・参考文献
1) Rubin P, ed [Rubin P, et al]：Principles of Radiation Oncology and Cancer Radiotheraphy. Clinical Oncology for Medical Students and Physicians. 5th ed. p.33, The University of Rochester, School of Medicine, 1978.
2) Emami B, et al：Tolerance of normal tissue to therapeutic irradiation. Int J Radiat Oncol Biol Phys, 21 (1)：109-122, 1991.

表2　通常分割照射（1回2Gy）における正常組織の耐容線量

		TD5/5（5年間で5%に副作用を生ずる線量）			TD50/5（5年間で50%に副作用を生ずる線量）			判定基準
	体積	1/3	2/3	3/3	1/3	2/3	3/3	
骨	大腿骨頭	−		52Gy	−		65Gy	壊死
	顎関節	65Gy	60Gy		77Gy	72Gy		著明な開口障害
	肋骨	50Gy	−		65Gy	−		病的骨折
	皮膚	10cm²	30cm²	100cm²	10cm²	30cm²	100cm²	毛細血管拡張
		−	50Gy		−	65Gy		
		70Gy	60Gy	55Gy	−		70Gy	壊死, 潰瘍
脳・神経	脳	60Gy	50Gy	45Gy	75Gy	65Gy	60Gy	壊死, 梗塞
	脳幹	60Gy	53Gy	50Gy	−		65Gy	壊死, 梗塞
	視神経	50Gy	体積効果なし		−		65Gy	失明
	視交差	50Gy	体積効果なし		65Gy	体積効果なし		失明
	脊髄	5cm	10cm	20cm	5cm	10cm	20cm	脊髄炎, 壊死
		50Gy		47Gy	70Gy		−	
	馬尾神経	60Gy	体積効果なし		75Gy	体積効果なし		臨床的に明らかな神経損傷
	腕神経叢	62Gy	61Gy	60Gy	77Gy	76Gy	75Gy	臨床的に明らかな神経損傷
	水晶体	10Gy	体積効果なし		−		18Gy	手術を要する白内障
	網膜	45Gy	体積効果なし		−		65Gy	失明
頭頸部	中耳・外耳		30Gy	30Gy*		40Gy	40Gy*	急性漿液性耳炎
			55Gy	55Gy		65Gy	65Gy	慢性漿液性耳炎
	耳下腺		32Gy*			46Gy*		口内乾燥症（TD100/5は50Gy）
	喉頭	79Gy*	70Gy*		90Gy*	80Gy*		軟骨壊死
		−	45Gy	45Gy*	−		80Gy*	喉頭浮腫
胸部	肺	45Gy	30Gy	17.5Gy	65Gy	40Gy	24.5Gy	肺炎
	心臓	60Gy	45Gy	40Gy	70Gy	55Gy	50Gy	心外膜炎
	食道	60Gy	58Gy	55Gy	72Gy	70Gy	68Gy	臨床的な狭窄, 穿孔
腹部	胃	60Gy	55Gy	50Gy	70Gy	67Gy	65Gy	潰瘍, 穿孔
	小腸	50Gy		40Gy*	60Gy		55Gy	閉塞, 穿孔, 瘻孔
	大腸	55Gy		45Gy	65Gy		55Gy	閉塞, 穿孔, 潰瘍, 瘻孔
	直腸	100cm³では体積効果なし		60Gy	100cm³では体積効果なし		80Gy	高度の直腸炎, 壊死, 瘻孔, 狭窄
	肝臓	50Gy	35Gy	30Gy	55Gy	45Gy	40Gy	肝不全
	腎臓	50Gy	30Gy*	23Gy	−	40Gy*	28Gy	臨床的腎炎
	膀胱	−	80Gy	65Gy	−	85Gy	80Gy	症候性の膀胱萎縮・体積減少

*50%以下の体積で明らかな変化は認めない

（Emami B, et al：Tolerance of normal tissue to therapeutic irradiation. Int J Radiat Oncol Biol Phys, 21(1)：109-122, 1991. 日本放射線腫瘍学会編：放射線治療計画ガイドライン2012年版. 第3版, p.302-303, 金原出版, 2012より引用）

3 放射線治療に使う放射線の種類と装置

Main Point

- 放射線治療では，数種類の放射線を使う．最も多く使われるのはX線で，次いで電子線の使用頻度が高い．そのほか，γ（ガンマ）線，陽子線，重粒子線（炭素イオン線），中性子線などが使われている．
- 放射線治療を施行するには，照射装置以外にも多くの装置が必要である．
- 外部照射装置では，リニアック（LINAC：linear accelerator，直線加速器）が最も一般的である．

1 放射線の種類

- 放射線（図1）とは，一般に空間や物質を通じてエネルギーを与える能力をもつ電磁波や粒子の流れのことである．とくに，医療で用いる放射線とは，「物質と反応して電離を起こすもの」をさす．
- 原子はマイナスの電荷をもつ電子と，プラスの電荷をもつ原子核（正確には，プラスの電荷をもつのは原子核中の陽子）からなる．通常の状態では，原子は電子のもつ電荷と原子

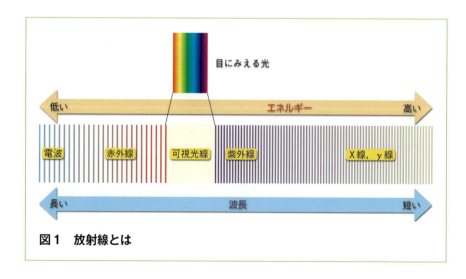

図1　放射線とは

核のもつ電荷が等しいために電気的に中性となるが，放射線によって電子がはじき飛ばされると，原子のマイナス電荷が減るために，原子全体としてはプラスの電荷を帯びることになる．これを電離（またはイオン化）とよぶ（図2）．
- 電離を起こす放射線には，α（アルファ）線，β（ベータ）線，γ（ガンマ）線，X線，中性子線などがある（図3）．
- たとえば，ラジウム温泉やラドン温泉は大地からの放射線を利用している．さらには，食物にも放射線を出す物質が含まれており，人間は自分の体内にも放射線を出す物質をもっている．
- 自然放射線は宇宙線や大地からの放射線，体内や食物などからの放射線をいい，世界平均で2.4mSv/年である．ただし日本では1.4mSv/年とされている．
  - 宇宙からの放射線は，0.39mSv/年で，空気の層で遮られるため高度が高くなるほど増加する．
  - 建材,大地からの放射線は,0.48mSv/年で,天然の鉱物のなかの放射性物質からうける放射線や温泉などに含まれるラジウムなどがある．
  - 空気中には，ラドン1.26mSv/年が含まれる．
- 放射線による影響は放射線の量や種類による．
- がんの放射線治療では，放射線のもつ電離作用を利用して，適切な量を腫瘍細胞に照射し，

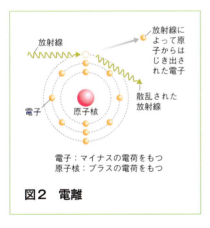

図2 電離

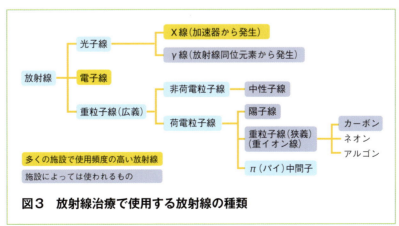

図3 放射線治療で使用する放射線の種類

細胞を致死させてがんを根治させ，症状を緩和することが目的である．

光子線（X線，γ線）

- X線とγ線はともに電磁波（光子線）で，私たちの身近に知られている赤外線や紫外線などの仲間だが，これらに比べエネルギーが高く，電離作用が強いのが特徴である．

性質

- X線，γ線は質量をもたず，ほかの放射線（電子線や陽子線，重粒子線）に比べて，身体の中で緩やかに強度が落ちていき，物質を透過する能力が高い（**図4**）．
- X線，γ線が物質内を通過するとき，その量（線量）が最大となる深さはエネルギーが高いほど深くなる．したがって，高エネルギーのX線を使用すれば，より身体の深部の腫瘍が治療できる[※1]．

電子線

- X線，γ線と並んで，医療で頻繁に使用される放射線が電子線である．電子線は電子の流れであり，質量と負の電荷をもつ．

性質

- X線やγ線と異なり，エネルギーに依存して一定の深さまでしか到達しえず，同じエネルギーをもつX線やγ線と比べると表層で止まってしまう．
- X線に比べてビームが広がる傾向にある．
- このような特徴を利用して，電子線治療では表面から約5cmの深さまでに存在する表在性疾患が主な対象となっている．とくに，電子線は腫瘍よりも深部に存在する放射線感受性の高い正常臓器を避ける場合に有用である．

粒子線（陽子線，重粒子線など）

- 粒子線とは，陽子，中性子，π中間子，重荷電粒子などの粒子の流れをさす．このなかで，放射線治療に使われているのは，主に陽子線や炭素イオン線である．

性質

- 腫瘍細胞を直接致死させることができる．
- 腫瘍部分に急激に高いエネルギーを与え，その周囲の正常組織には放射線の影響をあまり与えずにすむ（**図4**）．
- このような特徴を利用し，粒子線治療が行われているのは，頭頸部，肺，肝臓，前立腺，直腸などの局所的な腫瘍に対してである．
- X線に比べて粒子線は発生させる装置が巨大であるため，治療できる施設がかぎられていたが，最近では小型化された粒子線治療装置も開発されている．

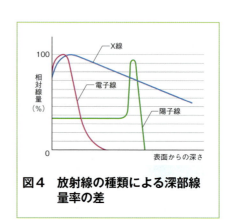

図4　放射線の種類による深部線量率の差

※1　皮膚面から深さ約2～10cmの頭頸部腫瘍などには3～6MVX線，深部の腫瘍には6～15MVX線が使われる．1MV（1メガボルト）は1V（1ボルト）の100万倍の電圧であり，3MVX線とは3MVの電圧で加速された電子によって発生したX線をさす．

第2章 がん放射線治療の基礎知識

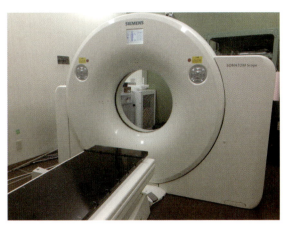

図5 CTシミュレータ

2 放射線治療に使う装置

- 放射線は腫瘍に対する高い治療効果をもつと同時に，正常な組織にも影響を与える可能性を含んでいるため，いかに悪性腫瘍に対する治療効果を高め，正常組織への有害事象を最小限にとどめるかが重要となる．
- そのためには以下の2点に注意し，放射線をあてる範囲，時間，量などをあらかじめ正確に求めておかなければならない．
  ①腫瘍周囲の正常組織（とくに，リスクのある臓器）の解剖学的配置，患者体内の情報（体輪郭，周囲臓器，骨・肺野・空洞の解剖学的配置と電子密度など）を正しく得る．
  ②上記のデータをもとに放射線をあてる領域（照射野），入射方向，線質（エネルギーなど）を決定し，患者へ照射する放射線の量と分布を計算する．
- ①，②の過程でそれぞれ用いる装置がシミュレータ，治療計画装置である．

シミュレータ

- 治療体位と装置の幾何学的な位置関係が実際の治療装置（リニアック）と同じに作られており，診断用低エネルギーのX線を照射して患者体内の情報を得る装置である．
- ここで取得した画像をもとに放射線治療計画を立て，どのように放射線を照射して治療するかを決定する．

X線シミュレータ

- 単純X線撮影で治療シミュレーションを行う装置．

CTシミュレータ

- CTにてシミュレーションを行う装置（**図5**）．CTシミュレータは，CTスキャナ（撮影装置），治療用寝台，レーザー投光器（皮膚にレーザーを投光）から構成される．
- CTシミュレーションでは360°の方向から低いエネルギーのX線を照射することで，体内の3次元画像を得ることが可能である．また，腫瘍の呼吸性移動まで考慮した照射（動体追跡照射[※2]など）を行うため，赤外線反射マーカーなどの呼吸波形を取得できる外部装置を用いた4次元CT撮影を行うこともできる．

※2 動体追跡照射 動く腫瘍に対して照射範囲も移動する照射技術のこと．これにより，腫瘍近傍の正常組織への線量を低く抑えることが可能である．

放射線治療計画装置

- 線量計算を行い，照射方法を決定するためのコンピュータで，CT シミュレータで得られた画像を2次元，3次元の画像として再構成し，その画像をもとに，標的（腫瘍）体積およびリスク臓器の輪郭をCT画像に入力し，標的体積の形状，位置，リスク臓器との位置関係によって，治療する放射線の線質，入射方向，照射野などを決定する（**図6**）．
- X線シミュレータを用いる場合は，X線透視像における骨格などをもとに標的体積およびリスク臓器の位置を想定し，照射法を決定する．

放射線治療装置

- 放射線治療計画装置により完成した治療計画を転送して，実際の治療を行う装置である．大別して，身体の外から経皮的に照射する外部照射装置と，放射線の線源を直接身体の組織や体腔に挿入して治療する小線源治療（組織内照射，腔内照射）装置の2種類がある．

①外部照射装置

- 外部照射装置として一般的に使用されているのは，リニアック（直線加速器）である．リニアックでは，X線と電子線による治療が行われる．以前は，コバルト遠隔治療装置，マイクロトロン，表在X線治療装置等も使用されていたが，現在はほとんど使用されていない．そのほか，定位外部照射用の治療装置や，粒子線治療装置としてサイクロトロンやシンクロトロンといった大型の加速器を用いた照射装置がある．これらの装置操作はすべて，患者の位置決め後，医療従事者の被ばくを避けるために別室（操作室）から遠隔操作で行う．

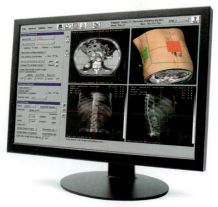

図6　放射線治療計画装置

〔写真提供：（株）日立製作所〕

リニアック

- 放射線発生部，照射ヘッド，治療用寝台，位置決め用画像取得装置（コーンビームCT），操作部などからなる（**図7**）．
- 照射ヘッドは360°回転し，あらゆる方向からX線，電子線を照射できるように作られており，複雑な形の照射野に対応することが可能である．
- X線は4〜25MV（メガボルト）のうち2〜3種類のエネルギーが，電子線は約3〜22MeV（メガエレクトロンボルト）の数MeVおきの数種類のエネルギーが使用できるものが普及しており，皮膚面から腫瘍までの深さに従って使い分けられている．放射線の種類でも述べたとおり，X線，電子線ともに，エネルギーが高いものがより深部まで到達することが可能である．
- リニアックを用いた特殊な照射方法として，強度変調放射線治療（IMRT[※3]，**図8**）がある．

第2章 がん放射線治療の基礎知識

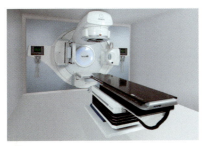
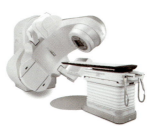

図7　リニアック（左はElekta社製，右はVARIAN社製）

〔写真提供：左　エレクタ（株），右　Varian Medical Systems〕
Copyright ©2016, Varian Medical Systems, Inc. All rights reserved.

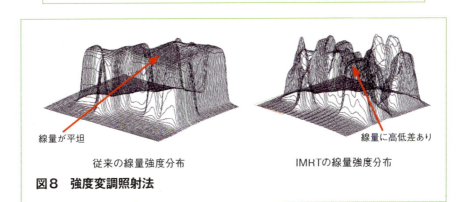

　　　　線量が平坦　　　　　　　　　　　線量に高低差あり

　　　従来の線量強度分布　　　　　　　IMRTの線量強度分布

図8　強度変調照射法

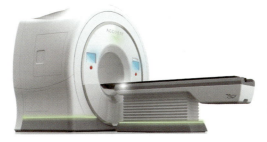

図9　トモセラピー

〔写真提供：（株）日立製作所〕

　IMRTでは，リニアック照射ヘッド内のマルチリーフコリメータ（MLC：multi-leaf collimator）とよばれる細い金属のリーフや金属製のコンペンセータを用いて線量の強度を変調させることで，腫瘍と正常組織が近接する場合でも腫瘍へ十分な線量を投与しつつ，正常組織への線量を最小限に抑えることが可能である．IMRT専用の治療装置として，トモセラピーとよばれる装置もある（**図9**）．トモセラピーでは，CT装置の技術を応用し，腫瘍の位置の特定と治療が同じ装置ででき，精密な治療が比較的容易にできる．

- コーンビームCT（CBCT：cone beam CT）とは，低エネルギーX線発生装置（X線管球）から生成される円錐状（コーン状）のX線を用いて，3次元のX線画像を得ることができ

※3　IMRT（intensity-modulated radiation therapy）　強度変調放射線治療．患者の輪郭や目的臓器の形状，照射線に対する感受性の高い臓器への被ばく低減などを加味して放射線を不均一に照射する．

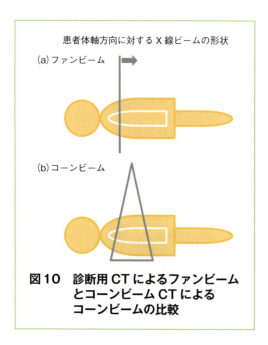

図10　診断用CTによるファンビームとコーンビームCTによるコーンビームの比較

る装置である（**図10**）．コーンビームCTはリニアックに搭載されているため，治療直前，直後に画像を取得することが可能であり，照射位置確認の精度を向上させることができる．

- 最近のリニアックでは，通常の照射で用いられる線量率（MU／分）に加えて，フラットニング・フィルター・フリーモード（FFFモード）とよばれる高い線量率のモードでの治療が可能である．FFFモードでは，リニアック照射ヘッド内にある金属製のフィルター（フラットニングフィルター，または，平坦化フィルター）を取り除くことにより通常の2～4倍程度の線量率で治療することができ，短時間で治療を完了できる．

コバルト遠隔治療装置

- 放射性同位元素である^{60}Co（コバルト-60）を使用する．そのため，放射線を発生させる機構がなく，シンプルな構造をしており，出力も安定している．
- 1.17と1.33MeVのγ線を出す．深部到達度が浅いため，浅在性腫瘍の治療には適するが，より深部の体部腫瘍の治療には不向きである．そのため，現在はほとんど使われなくなってきている．
- ^{60}Coの半減期（放射線の量が半分になるまでにかかる期間）が約5.2年であるため，3～5年ごとに線源を交換しなければならない．

定位外部照射装置

- 定位外部照射とは，きわめて高い位置精度を保ちながら，腫瘍に対して多方向から放射線を集中させる方法であり，通常の外部照射に比べて周囲の正常組織にあたる線量を極力減少させることが可能な装置である．
- 1回照射の定位手術的照射（SRS：stereotactic radiosurgery）と，数回に分割して照射する定位放射線治療（SRT：stereotactic radiotherapy）がある．
- 定位照射では，小さな領域に対して多方向から照射することで，誤差が1mm以下の正確な照射を行う．大きい病変では放射線ビームを集中させても周辺組織への線量も増えてしまうので，小さい病変のみが適応となる．
- SRSで用いられる代表的治療装置として，ガンマナイフ（**図11**）がある．
- ガンマナイフは，201個のコバルト線源をヘルメット状の照射ヘッドに半球状に配置（**図12**）した放射線照射装置であり，各線源から放出されるγ線がヘルメット内の小さな穴を通過することで，腫瘍に集まるように作られており，頭蓋内の3cm以内の腫瘍に用いられている．
- その他，頭蓋内だけでなく，頭頸部領域の定

第2章 がん放射線治療の基礎知識

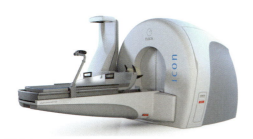

図11 ガンマナイフ（Icon）
〔写真提供：エレクタ（株）〕

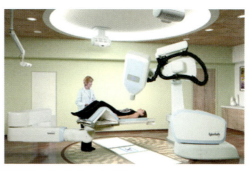

図13 サイバーナイフ
〔写真提供：（株）日本アキュレイ〕

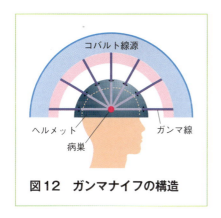

図12 ガンマナイフの構造

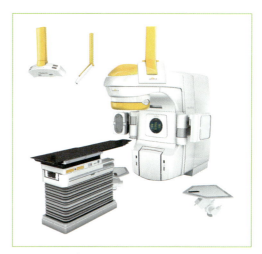

図14 ノバリスTx
〔写真提供：（株）ブレインラボ〕

位外部照射も行う装置であるサイバーナイフ（小型リニアックと動体追跡装置［赤外線カメラを用いて設定したターゲットの動きを追跡］を用いた装置，**図13**）や，頭部・胸部・腹部の治療を行うことができるノバリス（**図14**）といった定位外部照射装置が開発され，現在使用されている．

その他の照射装置
- 最近では，MRI装置がリニアックに搭載されたMRIリニアックという装置が開発されている（**図15**）．MRIリニアックでは，治療直前や治療中にMRIの画像を取得できるため，X線画像では不鮮明であった解剖情報を得て，治療位置の補正を行うことが可能である．

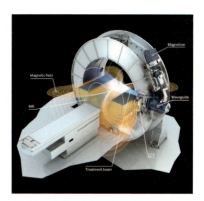

図15 MRIリニアック
〔写真提供：エレクタ（株）〕

3 放射線治療に使う放射線の種類と装置

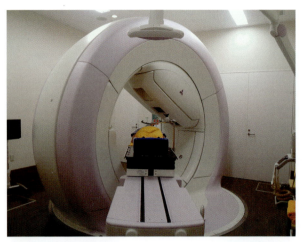

図16　Vero4DRT

- Vero4DRT（図16）は三菱重工業が開発したX線治療装置である．Vero4DRTにはジンバル機構（首振り機構）や，X線透視装置，スイングタイプのガントリーシステムが導入されており，とくに高精度治療である強度変調放射線治療や定位放射線治療，4次元放射線治療（動体追尾照射機能）を容易に行うことができるよう開発されている．

粒子線治療装置

- 電子を加速させるX線治療装置（リニアック）に対して，粒子線治療装置は電子に比べて非常に重い陽子や炭素イオンを加速するため（陽子は1,840倍，炭素イオンは約22,000倍の質量をもつ），大規模な加速器が必要となる．現在用いられている粒子線治療装置は，加速器として陽子線ではシンクロトロンとサイクロトロン，重粒子線ではシンクロトロンを用いている．
- 中性子を用いたホウ素中性子捕捉療法（BNCT：boron-neutron capture therapy）では，これまで原子炉から発生する中性子が使われてきたが，より身体の深部まで届く高いエネルギーの中性子を得るため，加速器による中性子の生成も行われている．

小線源治療装置

- 小線源治療には，組織内照射（腫瘍内に線源を挿入），腔内照射（子宮腔など正常に存在する腔内に線源を照射），表面照射（モールド[※4]を作り，モールドの表面または内部に線源を配置）がある．
- 用いる線源の種類により短時間で高い線量の放射線を照射する"高線量率（HDR：high dose rate）"と，比較的長い時間をかけて少しずつ放射線を照射する"低線量率（LDR：low dose rate）"に大別される．

放射線源（密封小線源）

- 形状で分類すると，針・管状，ピン・ワイヤ，シードがある．
- 線源は^{137}Cs（セシウム-137），^{192}Ir（イリジウム-192），^{125}I（ヨウ素-125），^{198}Au（ゴールド-198）などがある．

※4　モールド　表面照射で用いられる補綴装置．さまざまな物質（プラスター，ラバーフォームなど）を用いてつくられ，この表面または内部に線源を配置し，病巣に密着させて治療を行う．

- ^{125}I シードは前立腺がんに対して使われる.
- ^{137}Cs 針あるいは ^{192}Ir ヘアピンは頭頸部がんなどに使用される.

小線源治療装置 (HDR, LDR)
- 遠隔操作式後充填装置（RALS：remoto afterloading system）は，充填された小線源を遠隔操作で，ガイドチューブを介して組織内あるいは腔内に設置された保持具（アプリケータ）に一定時間導入し，小線源から放出される γ 線で照射する装置である（図17）.

画像誘導放射線治療

- 放射線治療では，治療効果を高めつつ副作用を減らすために，腫瘍位置に的確に照射することが必要不可欠である．そのため，患者が治療用寝台に寝ている状態で，腫瘍位置についての画像を取得し，それを参照して照射位置の補正を行う必要がある．このように撮影された画像情報をもとに，照射位置を補正しながら正確に腫瘍へ照射する治療を画像誘導放射線治療（IGRT：image-quided radiotherapy）とよぶ.
- IGRT はとくに高精度治療である IMRT や定位放射線治療では重要となる.
- 画像取得の方法としては，リニアックに搭載されたコーンビーム CT，X 線透視装置[※5]，超音波装置，などがある．IGRT は，外部照射のみならず，近年は小線源治療においても適用されている（画像誘導小線源治療，IGBT：image-quided brachytherapy）．IGBT では，アプリケータを患者に挿入した状態で，CT や MRI 画像によって3次元画像を取得し，それをもとに治療計画を行う.

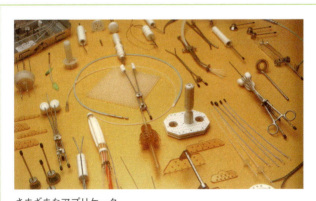

さまざまなアプリケータ

アプリケータを患部に挿入し，ガイドチューブで装置とアプリケータを接続し，線源を患部に送り込む

図17　小線源治療装置

〔写真提供：(株) 千代田テクノル〕

※5　X 線透視装置による IGRT は，診断用の低エネルギー X 線を用いて，治療直前や治療中のリアルタイムの患者画像を取得し，腫瘍位置の確認を行うことができる．X 線不透過である金属マーカーを前もって腫瘍近傍に留置し，それを目印として位置情報を得る場合もある．サイバーナイフや Vero4DRT，一部のリニアックに搭載されている.

放射線治療の方法

> **Main Point**
> - 放射線治療に大切なのは，いかに線量（身体の組織が放射線から受け取るエネルギーの量）を腫瘍部分に集中させ，正常組織への線量を抑えるかである．
> - 放射線治療の方法を患者に正しく説明するために，放射線治療の代表的な3つの方法である「外部照射」「小線源治療」「内用療法」，これらの特徴を理解する必要がある．
> - 同時に放射線防護の概念を十分に理解することにより，患者やその家族だけでなく，自分自身を含めた医療従事者を，放射線による健康被害から守ることができる．

1 放射線治療の方法

- 放射線治療を大きく分けると，体外からリニアック（LINAC：linear accelerator，直線加速器）等の遠隔照射装置を用いて照射する「外部照射」，体内に密封線源を留置または刺入する「小線源治療」，非密封線源を静脈内あるいは経口投与する「内用療法（内部照射療法）」の3種類（**図1**）がある．

2 通常の外部照射

- 外部照射とは，光子線（γ線やX線），電子線，粒子線（陽子，重イオン）などの放射線を体外から照射する方法の総称である．
- 腫瘍位置の深さ（皮膚から腫瘍までの距離）によって放射線のエネルギーを使い分ける．
- 放射線の照射野の形を，金属製のコリメータ（ブロック）やMLC（multi-leaf collimator：マルチリーフコリメータ，第2章-5「放射線治療の実際」参照，**図2**）を用い，腫瘍の形と同一にすることで，放射線を腫瘍部分に集中させ，正常組織への影響を最小限にする（3次元原体照射，**図3**）．
- 外部照射では，複数のX線ビームを使った多門照射[※1]により，腫瘍内の均一な分布を得る（**図4**）．
- 通常の外部照射では，1回1.8〜2.0Gyを週5回の5〜7週間で照射する（総線量は50〜70Gy）．1回の照射量や治療期間，総線量は治療内容（がんの種類，部位，進行度，治療方法など）によって異なる．
- 外部照射の場合には，小線源治療とは異なり，治療後に患者の体内から放射線が発することはない．

※1 多門照射（ビームの本数を増やす）によって，腫瘍への線量を減らすことなく，正常組織への影響を分散することができる．

第2章 がん放射線治療の基礎知識

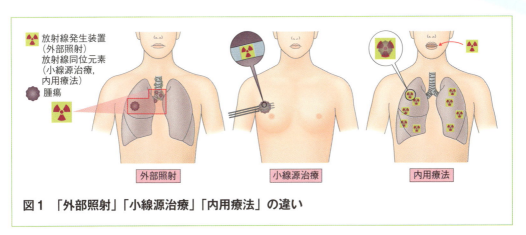

図1 「外部照射」「小線源治療」「内用療法」の違い

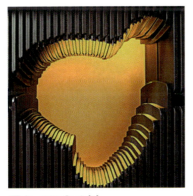

図2 MLCの例
〔提供：㈱バリアンメディカルシステムズ〕

定位放射線治療

- 定位放射線治療とは，きわめて高い位置精度で腫瘍周辺の正常組織への影響を少なくし，線量を腫瘍に集中させる外部照射の1つである．
- 比較的サイズの小さい腫瘍に対して適応となり，少ない治療回数で1回の照射量が多い方法である．
- 脳などに行う場合，1回照射の定位手術的照

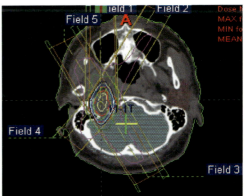

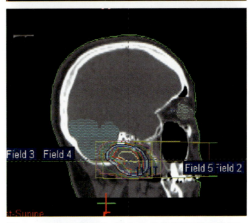

図3 聴神経鞘腫に対する3次元原体照射の線量分布図

47

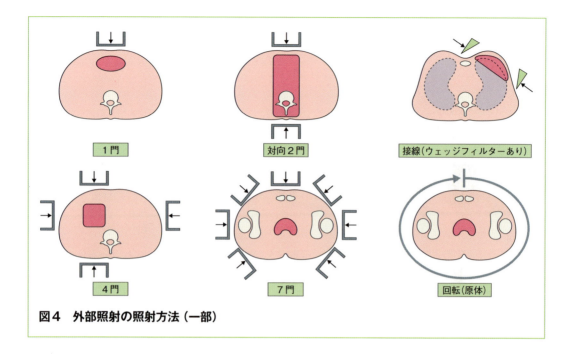

図4 外部照射の照射方法(一部)

射（SRS：stereotactic radiosurgery）と，数回の治療を行う定位放射線治療（SRT：stereotactic radiotherapy）がある．
- 体幹部に対して行う体幹部定位放射線治療（SBRT：stereotactic body radiation therapy）は，一般的に肺や肝臓，脊椎が適応となる．
- 定位放射線治療では高い照射位置精度を要求するために，通常の外部照射と異なり，治療時の患者固定方法と後述の画像誘導放射線治療（IGRT：image-guided radiotherapy）の併用が重要となる．
- 最新のリニアックでは高線量率X線モードを備えているものがあり，最大で4倍ほどのスピードでX線を照射できるため，照射時間の短縮が可能であり，1回線量の多い定位放射線治療での適応が進んでいる．

強度変調放射線治療（IMRT）

- IMRT（intensity-modulated radiation therapy）はMLCによって作られる異なった照射野の重ね合わせにより，3次元的に複雑な線量分布を得られる高精度な外部照射である（図5）．
- IMRTによって正常組織の線量が従来の外部照射よりも抑えられるため，腫瘍へ投与する処方線量を効果的に増やすこと（ドーズエスカレーション）が可能であり，これによって良好な治療成績が得られるようになった．
- 実際の線量分布が患者の動きに敏感であるため，患者固定精度の管理と後述のIGRTの併用が必要になる．
- IMRTは複雑な放射線治療技術であるため，これを安全に実施するには，放射線腫瘍医と診療放射線技師だけでなく，品質管理を専らの業務とする医学物理士などの協力が必要である．
- ガントリーを回転させながらMLC形状，線量率，ガントリー回転速度を変化させるIMRTはVMAT（volumetric-modulated

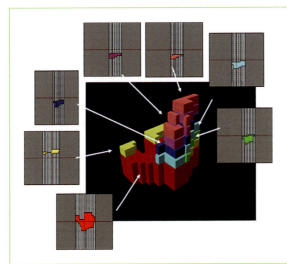

MLCが腫瘍の形に合わせて次々に形を変え，かつ照射量を積み重ねていくことで任意の線量分布を作り出すことが可能となる．

図5　IMRTの原理

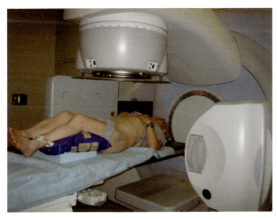

コーンビームCTつきのリニアックにより前立腺がんの治療をしている様子．患者の左右にあるのがコーンビームCTで，CT撮影により位置を精密に合わせてから，上部にあるリニアックによる照射を行っている．

図6　IGRTによる治療風景

arc therapy）とよばれる．

画像誘導放射線治療（IGRT）

- IGRT（image-guided radiotherapy）とは，各種画像技術と放射線治療を組み合わせ，治療時に腫瘍位置や正常臓器の位置を画像上で確認し，放射線の照射を行う新しい技術である（**図6**）．
- IMRTや定位照射の際に，IGRTを併用することが高精度放射線治療を実施するうえで重要である．
- 現在，IGRTに使用される画像装置としては，超音波，CT，透視装置などがあげられるが，近年，MRIやPETを用いたIGRT装置の開発も進んでいる．
- 呼吸運動による腫瘍の移動量が大きい肺や腹部の腫瘍には，呼吸同期照射（患者は自由呼吸で，ある領域に腫瘍が入ったときだけ照射を行う）や，息止め照射（ある領域に腫瘍が入ったときに患者が息を止めて照射を行う）の技術と，IGRTの組み合わせが利用される．
- IGRTの技術向上によって，呼吸運動による移動量が大きい腫瘍への動体追尾治療が広がりつつある．

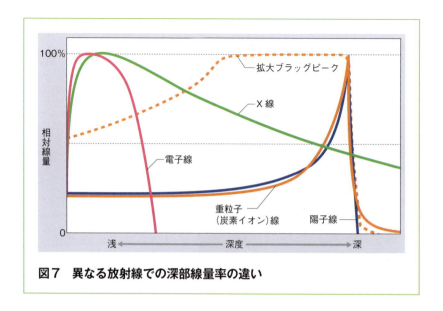

図7 異なる放射線での深部線量率の違い

3 粒子線治療

- 粒子線治療には，水素イオンを用いた陽子線治療，炭素イオンを用いた重粒子線治療（炭素イオン線治療），中性子を用いたホウ素中性子捕捉療法（BNCT：boron-neutron capture therapy）がある．
- 日本は諸外国に比べ粒子線治療施設の割合が高い．
- 陽子線や重粒子線では深部線量において，ブラッグピーク（図7）が得られるのが特徴である．
- ブラッグピークは非常に細いピーク幅であるため，腫瘍サイズに合わせてブラッグピークを広げ，拡大ブラッグピーク（SOBP：spread-out Bragg peak）にして治療に用いる（第2章-7「粒子線治療」参照）．
- SOBPを用いることでX線とは異なり，1門のビームでも正常臓器を守り，腫瘍に均一な線量分布を得ることができる（図8）．
- 重粒子線はX線に比べ生物効果が強く，X線の有効性が低い骨肉腫や悪性黒色腫などにも効果がある．
- BNCTは，腫瘍細胞に取り込まれたホウ素と中性子との反応で発生する粒子線（アルファ線，リチウム線）によって治療を行う方法であり，脳腫瘍への治療の研究が進められている．

4 小線源治療

- 体内に放射線の発生源である小線源（放射性同位元素）を組織内や腔内に挿入し，腫瘍に対する照射を行う方法である．
- 適切な放射性同位元素を用い，治療時間を最適化することで，線量分布を腫瘍部分に限定し，正常組織への影響を最小限に抑えることが可能である（図9，10）．
- 一般的に，外部照射に比べ正常組織への影響が少ない．
- 腔内照射では，治療後に腔内に小線源は残らないため，患者体内から放射線は発生しない．
- 組織内照射であっても，治療後，小線源を取

第2章 がん放射線治療の基礎知識

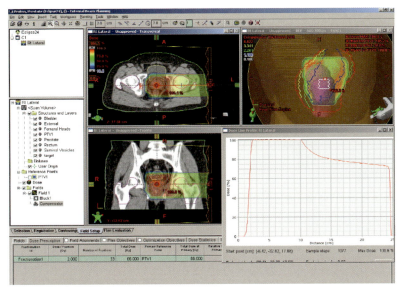

図8 粒子線による治療計画
1方向からのビームだけで前立腺に均等な線量が与えられている.
〔提供：㈱バリアンメディカルシステムズ〕

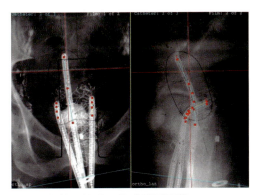

図9 小線源治療の治療計画画像

〔提供：㈱バリアンメディカルシステムズ〕

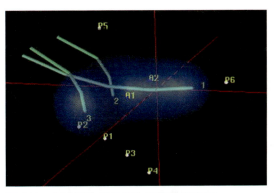

図10 小線源治療の3次元線量分布図

〔提供：㈱千代田テクノル〕

り出した場合には，外部照射と同様に治療後に患者体内から放射線が発生することはない．
- 小線源治療や内用療法で，体内に放射性同位元素が残っている場合は，患者体内で放射線が発生しており，治療内容に応じた放射線防護対策と患者説明が必要である．

組織内照射

- 腫瘍に対し直接，小線源を刺入して照射する小線源治療である．
- HDR（high dose rate，高線量率）とLDR（low dose rate，低線量率）の2種類の治療法がある．
- 外部照射と比べると，部位，大きさにより適

4 放射線治療の方法

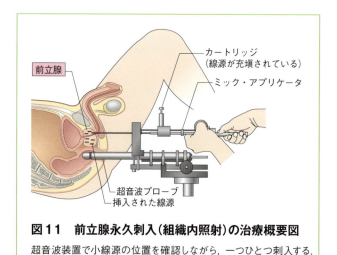

図11 前立腺永久刺入（組織内照射）の治療概要図
超音波装置で小線源の位置を確認しながら，一つひとつ刺入する．

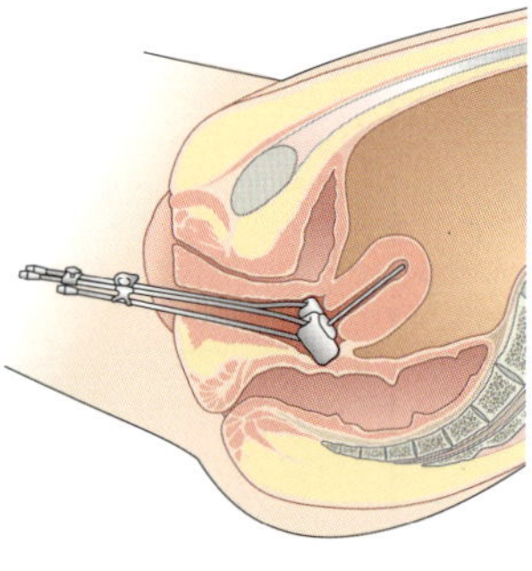

図12 腔内照射の1例
（子宮頸がん）

用疾患が限定されるが，照射体積が限局され，治療日数が短い利点がある．
- 一時的に放射性同位元素を刺入する方法と，永久刺入による方法がある．
- 舌などの頭頸部腫瘍で古くから行われている．
- 近年，前立腺への永久刺入による小線源治療が良好な治療成績をあげている（図11）．
- 小線源治療単独の場合と，外部照射と併用する場合がある．

腔内照射

- 体内に本来存在する腔内にアプリケータを挿入し，その後，アプリケータ内に小線源を一定時間充填して照射を行う小線源治療の1つである（図12）．
- 子宮腔内，腟腔内，上咽頭，胆道，食道，気管支などに適応される．
- 組織内照射同様，HDRとLDRの2種類の治療法があるが，近年では，HDRが主流である．
- 小線源治療単独の場合と，外部照射と併用する場合がある．

5 内用療法

- 放射性同位元素を含む薬剤を経口的または経静脈的に投与し，体内から照射を行う治療法である．
- 放射性同位元素が腫瘍部分に集積する性質を利用して腫瘍部のみに照射を行う．たとえば，甲状腺がんの場合，甲状腺のもつヨウ素集積機能を利用して，甲状腺のがん細胞に選択的にヨウ素の放射性同位元素（β線を放出する）を取り込ませ，高線量を内部照射する．
- β線は透過力が弱いので，周辺臓器組織に対してほとんど影響を及ぼさない．
- 現在用いられている部位としては，甲状腺がん術後あるいは肺転移，骨転移，副腎腫瘍，悪性リンパ腫などがある（第2章-6「核医学治療（内用療法，内部照射療法）」参照）．

6 放射線防護

- ALARA（アララ）とは1977年に国際放射線防護委員会が示したもので，「as low as

表1　法令などで定められた線量限度

・実効線量限度	確率的影響（がん，遺伝的影響）	
	職業被ばく（放射線作業従事者）	公衆被ばく
	100mSv*/5年 ただし，いかなる1年も50mSvを超えない	1mSv/年
女子（妊娠不能と診断された者，妊娠の意思のない旨を書面で申し出た者を除く）	5mSv/3か月	
・等価線量限度	確定的影響（白内障，脱毛，不妊など）	
	職業被ばく（放射線作業従事者）	公衆被ばく
眼の水晶体	150mSv/年	15mSv/年
皮膚	500mSv/年	50mSv/年
妊娠中女子の腹部（出産までの期間）	2mSv	

＊mSv…ミリシーベルト

reasonably achievable」の略であり，「すべての被ばくは社会的，経済的要因を考慮に入れながら合理的に達成可能なかぎり低く抑えるべきである」という放射線防護の基本概念を表している．

- 放射線の利用に伴う健康影響（放射線障害）を防ぐため，三原則は以下の通りである．
  ①遮蔽：放射線を遮る（アルミなどの軽い金属より鉛などの重い金属が効果的である）．
  ②距離：放射線の発生源との距離をとる（放射線の強さは距離の2乗に反比例するため，距離が3倍になると，放射線の強さは1/9になる）．
  ③時間：放射線に照射される時間を可能なかぎり短くする．
- 放射線防護については各人で判断せず，必ず担当医および放射線取扱主任者の指示に従う．
- 放射線作業従事者および公衆の線量限度を**表1**に示す．
- 個人被ばく線量管理のためにガラスバッジなどの個人線量計を使用する．
- 放射線の影響には，受けた線量によって発生頻度が上がる「確率的影響」（がん，遺伝的影響）と，一定の線量を受けた場合，確実に影響が出て（しきい値が存在）線量の増加により症状の重篤度が上がる「確定的影響」（白内障，脱毛，不妊など確率的影響以外のすべての影響）の2種類がある．
- 実効線量限界とは，放射線作業従事者が一定期間，全身に受ける線量の限度を示し，確率的影響を抑制するのが目的である．
- 等価線量限界とは，各組織に対する一定期間内の線量の限度を示し，確定的影響を抑制するのが目的である．

5 放射線治療の実際

Main Point

- 放射線治療は外科手術，薬物療法と同様，その適応決定から治療後の経過観察まで多くの手順をふんでいる．この手順を理解することが，患者へのよりよいケアとサポートにつながる．
- 放射線治療の目的は，①根治的放射線治療，②準根治的放射線治療，③姑息的放射線治療，④予防的放射線治療，の4つに大きく分けられる．
- 放射線治療の適応が決定すると，放射線腫瘍医は患者に対し現在の病状と治療方針について説明し，患者にどのような利益をもたらすのか，一方でどのような有害事象が起こりうるかを具体的に説明し，患者本人あるいは家族の同意を必ず得なければならない．
- 放射線治療期間中，患者は放射線腫瘍医よりも看護師や診療放射線技師と接する時間が多いため，治療に関する症状，不安について患者から尋ねられることがある．放射線治療の基礎知識を身につけ，患者一人ひとりの治療内容を把握しておく必要がある．

1 放射線治療の手順

- 放射線治療の基本的な手順を**図1**に示す．図1のように放射線治療は，いくつもの過程が"鎖"のような関係で成り立っている．すなわち，これらのうちの1つでも抜け落ちると放射線治療は成り立たない．
- 放射線治療は外科手術，薬物療法のような治療手段と同様，その適応決定から治療後の経過観察まで，多くの手順をふんでいる．この手順を理解することが，患者へのよりよいケアとサポートにつながる．
- 以下，主な手順を説明する．

2 放射線腫瘍医による適応の決定

- 放射線腫瘍医は放射線治療の適応の有無を決定するため，治療部位となる疾患情報（がんの種類，病期，病理所見，治療部位に対する過去の治療履歴など），患者の現在の症状と全身状態（PS：performance status）など，患者についてのすべての情報を把握する必要がある．
- たとえ病変に対して放射線治療の適応があったとしても，放射線治療時に動いてしまうような患者[※1]であれば治療が困難になることがある．

※1　放射線治療時に不動でいることが理解できなかったり，疼痛により体勢を維持できない患者の場合は，不適となることがある．

第 2 章　がん放射線治療の基礎知識

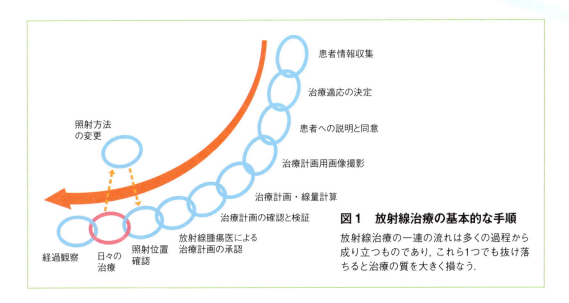

図1　放射線治療の基本的な手順
放射線治療の一連の流れは多くの過程から成り立つものであり，これら1つでも抜け落ちると治療の質を大きく損なう．

- これらの情報をもとに適応の有無を決定するが，放射線治療の目的には大きく分けると以下の4つがあげられる．これら4つのうち，どの治療目的に適応があるかを判断する．

①根治的放射線治療

- 治療部位の腫瘍を完治させるための治療である．
- 主な適応条件は以下の3つである．
  1. 照射野内に原発巣や所属リンパ節が含まれるもの．
  2. 播種や遠隔転移がないもの．
  3. 正常組織の耐容線量内で治癒に必要と考えられる線量が照射可能なもの．
- 手術により機能や形態が損なわれるもの（咽喉頭，口腔，食道，子宮）に対しては，根治的放射線治療が検討される．
- 手術と同等の治療成績があるものも多い[※2]．

②準根治的放射線治療

- 遠隔転移はないが原発巣の局所進行が著しいため，治癒手術が不能の場合に，放射線治療が適応となることがある．
- 照射野内に腫瘍は含まれるが，正常組織の耐容線量内での制御が難しい場合は準根治的放射線治療が検討される．
- 根治を目指した集学的アプローチ（薬物療法との併用）が必要である．

③姑息的放射線治療

- 根治性は期待できないが，患者のQOL（quality of life，生活の質）向上のために放射線治療を行うことがある．
- 骨転移に対する疼痛緩和，麻痺の改善などが代表的である．
- ほかには，脳転移に対する神経症状改善，進

※2　咽喉頭，口腔，子宮，前立腺などの治療成績は手術と同様である．国際的ガイドラインでは，子宮頸がんの治療の第一選択は手術ではなく放射線治療である．米国では，早期前立腺がんの根治治療の2/3は放射線治療で，手術を受ける例は1/3にすぎない．それは治療成績が同等で，有害事象が手術のほうが多いことによっている．

行食道がんに対する通過障害の改善，上縦隔腫瘍による上大静脈症候群の気道，上大静脈の狭窄改善目的の照射があげられる．

④予防的放射線治療

- 可視的には腫瘍は存在しないが，ミクロレベルの残存腫瘍を制御するための治療である．根治手術後の領域照射などがこれに相当する．
- 乳がんの乳房温存術後の全乳房照射，乳房切除術後の領域リンパ節照射，食道がんや肺がん根治術後の縦隔・鎖骨上窩への照射などがあげられる．

3 病状と治療法の説明と同意

- 放射線治療の適応が決定し，さらに上記の治療目的のうちどれに当てはまるのかを判断したのち，放射線腫瘍医は患者に対し，現在の病状と決定した治療方針についての説明を行う．
- 放射線治療は標的とする腫瘍に対しては効果的であるが，その周囲正常組織の有害事象の可能性を考慮する必要がある（第2章－2「放射線治療の原理」参照）．
- そのため，適切な治療効果比（治療効果と有害事象のバランス）のもとに治療を行うことを説明する．放射線治療を行うことで患者にどのような利益をもたらすのか，一方でどのような有害事象が起こりうるかを具体的に説明し，患者本人，あるいはその家族の同意を得なければならない．

4 治療計画用画像撮影

- 現在，一般に行われている放射線治療計画はCT画像を利用したものである．
- CT画像上で標的となる腫瘍の位置および形状，またその周囲正常組織との位置関係を把握した上で，腫瘍には高線量，かつ正常組織には可能な限り低線量となるような計画を立てる※3．
- このような治療方法を3次元原体放射線治療（3DCRT：three-dimensional conformal radiation therapy）という．
- 近年では腫瘍を十分に識別するために，CT画像のほかにMRI，PET-CT（**図3**）※4などの画像も治療計画に利用されることがある．

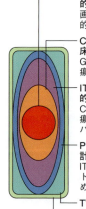

GTV（gross tumor volume）：肉眼的腫瘍体積
画像などで肉眼的に判別できる標的とする腫瘍の範囲

CTV（clinical target volume）：臨床標的体積
GTVに加えてミクロのレベルで腫瘍が存在すると考えられる範囲

ITV（internal target volume）：内的標的体積
CTVに対して体内臓器の動きや腫瘍サイズ，および形状の変化をカバーするための適切なマージン

PTV（planning target volume）：計画標的体積
ITVに対して，患者の動きやセットアップの不確かさを補償するためのマージンを加えた体積

TV（treated volume）：治療体積
PTVに照射技術の限度を考慮したマージンを追加した範囲

IV（irradiated volume）：照射体積
投与線量の50％以上の線量で囲われる体積

図2　照射の範囲の定義

※3　治療計画では照射の範囲を**図2**のように定義している．
※4　PET-CT　PET（positron emission tomography）とは，代謝情報を得ることができる核医学検査の一種である．これに，形態情報の表現に優れるCTを組み合わせた融合画像が，PET-CTである．

第 2 章 がん放射線治療の基礎知識

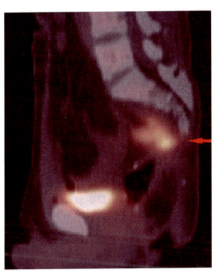
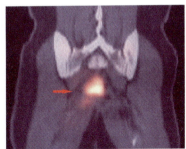
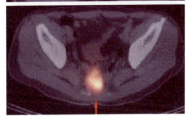

図 3　PET-CT 画像
直腸がん局所再発例．仙骨前方に取り込みを認める（矢印）．

- CT 撮影を行う上で重要なのは，主に以下の 2 点である．

①体位の再現

- 実際の治療と同一の体位で撮影する．いいかえれば，毎日の治療では CT 撮影時の体位を正確に再現することが重要である．
- そのため，撮影時には毎回の治療時の体位の再現性を維持できるように，患者体表にペンで印（皮膚マーカー）をつける（**図 4**）．

②体位の維持

- 放射線治療では，わずかな体位のずれによる照射位置の違いが，腫瘍および正常組織に大きな影響を及ぼす．毎日の治療で同じ体位を維持するために，患者をしっかりと固定する必要がある．このとき，患者にとって無理のない体位で固定することが重要となる．
- 治療時の体位を固定するために，さまざまな

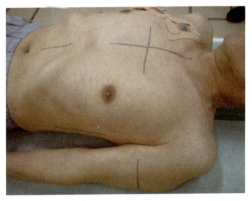

図 4　皮膚マーカーの様子
皮膚マーカーは毎日の治療位置を再現するためには欠かせないものである．患者へは「できるだけ消えないように入浴時などには気をつけてください」と説明する．

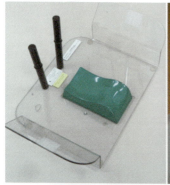
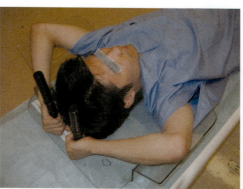

a. 手あげ台（肩・上肢の固定）

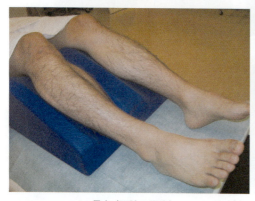

b. 足台（下肢の固定）

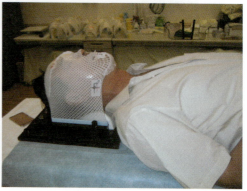

c. シェル（頭部の固定）

図5　放射線治療に用いられる主な患者固定具

道具（固定具）が使用される．主な固定具を**図5**に示す．

5 治療計画と線量計算

- 治療計画用CT画像をもとに，治療計画を立てる．
- 計画は，専門のソフトウェアを搭載したコンピュータを用いて行う．これを放射線治療計画装置（RTPS：radiation treatment planning system）[※5]という．

- 治療計画の主な流れを以下に示す．
  ①モニタ上で腫瘍とその周囲正常組織の輪郭を描く．
  ②照射する領域を決定し，輪郭を描く．
  ③使用する放射線の種類（X線，電子線など），およびエネルギーを決定する．
  ④照射方法を決定し，放射線を入射する角度を決定する．
  ⑤照射する形状（照射野）にあわせてマルチリーフコリメータ（MLC：multi-leaf collimator）[※6]（**図6**），あるいは鉛ブロッ

[※5] 放射線治療計画装置（RTPS：radiation treatment planning system）　装置内に入力されたリニアック（LINAC：linear accelerator, 直線加速器）の放射線データ，および計算プログラムを用いて，患者に処方線量を投与するのに必要となる放射線量，また患者に放射線が入射した際の体内における線量分布を計算するシステムのこと．

第2章 がん放射線治療の基礎知識

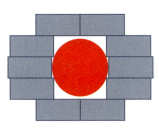
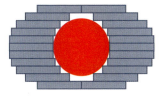

図6 マルチリーフコリメータ（MLC）
赤い部分が照射したい形である．MLCが薄いほうが無駄に照射される領域（白色）が少なく，不整形照射野を忠実に再現できている．

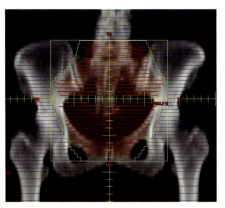

図7 MLCを使った照射野の作成
図中，青線で示すのが1枚1枚のMLCに相当する．これらを左右に動かして形状を決めていく．図は全骨盤照射の治療で用いられる照射術である．標的（赤色）が含まれるように照射野が作られる．

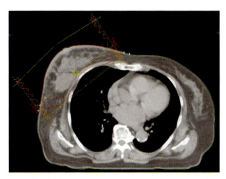

図8 治療計画
乳房照射の計画．一般に乳房照射の場合，肺への線量を下げるために放射線の方向を斜入にする．

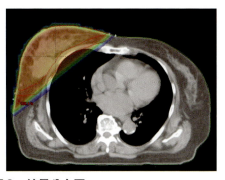

図9 線量分布図
図8の線量計算結果を示す．線量が投与される場所を色（線量分布図）で示している．肺への線量を抑え，乳房一面に均一に線量が投与されていることがわかる．

ク※7を挿入する．MLCで作成された照射野を**図7**に示す．

⑥RTPS内に組み込まれた演算手法（アルゴリズム）を用いて線量計算を行う．

- 治療計画の一例を**図8**に示す．
- 線量計算をすることで，標的となる腫瘍に目的の線量を投与するにはどれだけの放射線が必要なのかを知ることができる．
- さらに標的部位のみならず，放射線を照射することで体内にどのように線量が広がる（線量分布）のかを算出することができる．
- RTPSにより算出された線量計算結果（線量分布図）を**図9**に示す．

※6 **マルチリーフコリメータ（MLC：multi-leaf collimator）** 不整形の照射野を再現するために作られた薄い板状のコリメータ．**図6**に示すようにMLCの厚さが薄ければ薄いほど不整形照射野を忠実に再現できる．通常，0.5cmや1.0cmの厚さのMLCがリニアックに装備されている．

6 治療方法の決定と治療計画の検証

治療方法の決定

- 標的部位，また正常組織に照射される線量が計算されると，その計算結果が放射線腫瘍医が望んだとおりになっているのかを評価しなければならない．
- 主な評価項目を以下にあげる．
  1. 標的となる腫瘍に十分に線量が投与されているかどうか．
  2. 正常組織への線量が耐容線量以下であるかどうか．
  3. 過剰な線量が投与されていないかどうか．

治療計画の検証

- これらの評価項目がすべて達成されたことを確認した後，RTPSにより算出された結果が適切であるかどうかを検証する必要がある．
- 治療計画の検証には，一般に以下の2つの方法がある．
  1. 医学物理士および診療放射線技師による手計算にて，必要とする放射線量が治療計画装置から算出されたものと同様に導かれるかを確認する．
  2. 実際に治療計画どおりに放射線を照射し，測定器を利用して目的の線量，あるいは線量分布を測定する（実測）．実測には，人体を模擬したモデルに照射することで行う．このモデルには通常，患者体内組成に近い「水」を利用する．
- 実測結果の一例を図10に示す．

- 治療方法の決定と治療計画の検証の過程が完了することで，初めて放射線腫瘍医が治療計画を承認することができる．

初回治療

- 初日の放射線治療では，すぐに放射線治療が開始されるわけではない．治療計画どおりに放射線が標的となる腫瘍をとらえているかどうか，すなわち放射線を照射する位置が合っているかどうかの確認を行う必要がある．
- このときに撮影するのが「リニアックグラフィ」とよばれるX線写真（"リニアックで撮る"X線写真）である．リニアックグラフィと，治療計画時にRTPSでシミュレーションされた画像（DRR：digitally reconstructed radiography）※8を比較することで，治療する部位の位置合わせを行う．それぞれの画像を図11に示す．
- この位置合わせは初回のみならず，治療期間中，定期的※9に行われるのが一般的である．

日々の照射と診察

- 放射線治療は1日で終わるような照射はきわめて少なく，一般には2週間〜2か月弱の期間で行われる．
- そのあいだの症状の変化や有害事象，また治療中に患者が抱く不安について診察を行い，治療中の経過観察と評価を行うことが重要となる．
- 放射線治療期間中，患者は放射線腫瘍医よりもむしろ看護師や診療放射線技師と接する時間が多いため，放射線治療に関する症状・不

※7　鉛ブロック　MLCが開発される以前は，患者ごとに鉛のブロックを作り，照射野を再現していた．そのため細かな形は再現できず，手間もかかった．X線の照射に関してはMLCの普及に伴い，鉛ブロックの使用頻度は減少している．電子線の照射に関しては鉛ブロックが現在も使われる．

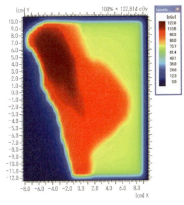 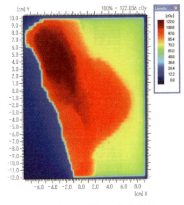

a. 治療計画による線量分布図　　　b. 実際に照射した線量分布

図10　治療計画の検証
X線フィルムを使用した測定の結果．aが治療計画が算出した線量分布であり，bが実際にフィルムに照射することで得られた線量分布である．ほぼ等しい線量分布を示している．

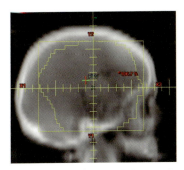 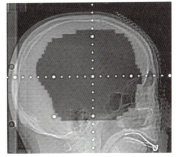

a. 治療計画から得られたシミュレーション画像（DRR）　　b. 実際に位置合わせを行った際のリニアックグラフィ

図11　放射線照射部位の位置決め写真

安について患者から尋ねられることがある．したがって，放射線治療にかかわるスタッフ全員が放射線治療の基礎知識を身につけ，各患者ごとの治療内容を把握しておく必要がある．

9　照射法の変更

- 腫瘍のなかには，初回に作成した治療計画での治療経過で腫瘍の縮小がみられ，放射線を照射する範囲を縮小できることが多々ある．
- あるいは，初回の治療計画で照射範囲に含まれていた正常組織についてその耐容線量を超えないよう，途中で正常組織に放射線が照射されないような計画に変更することもある．
- 変更後も，もちろん前述した評価→検証→承認の過程を経て，再度リニアックグラフィを撮影し，位置の確認を行わなければならない．

※8　DRR（digitally reconstructed radiography）　CT画像を再構成して作られる画像．この画像を作成することで，実際に放射線を照射する方向から見た患者の透視像（主に骨構造）が把握できる．
※9　施設によりさまざまであるが，通常，週に1回治療位置の確認を行う．

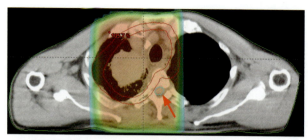
a. 変更前

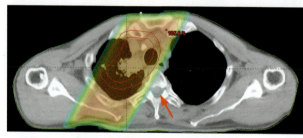
b. 変更後

図12　治療計画の変更

肺がんの放射線治療計画を示す．変更前は，患者の前方，および後方より放射線を照射している．しかし，正常肺組織への線量，および脊髄〔図中，水色（矢印）〕への線量を下げるため，治療の途中で計画の変更を行った．放射線を斜入させることにより，対側肺へ照射される体積が減り，また脊髄には放射線が照射されていないことがわかる．また，変更前に比べると，腫瘍が縮小していることも明らかにわかる．

- 治療計画変更の1例を**図12**に示す．

10 治療終了とその後の経過観察

- 放射線治療が終了しても，その後の経過観察を定期的に行う必要がある．放射線治療の効果や，その後の患者の症状を観察しなくてはならないからである．
- 放射線治療の効果は照射終了後，数週間から数か月で出現するのが通常である．
- なかには，放射線治療後，数年を経過して発症する有害事象もある．これらの変化を見逃さないためにも治療終了後の経過観察は不可欠となる．

＊　＊　＊

- 以上のように放射線治療の一連の流れは，手術とは異なり，その計画から治療終了，経過観察までが比較的長い[※10]のが特徴である．
- 忘れてはいけないことは，放射線治療で使われる放射線は，診断で使われるような放射線とは量が違い，操作を間違えれば患者への生命を脅かすものになることである[※11]．
- これらの事故を未然に防ぐためにも一つひとつの手順において，各スタッフの慎重な対応，また各行程で適切に決められたルールの遵守が重要である．

※10　晩期有害事象は治療後10年以上経過してから発症することもあり，長い観察が必要である．
※11　実際，過去に放射線治療に関する医療事故が多数の施設で報道された．
● 参考：放射線治療品質管理機構ホームページ　http://www.qcrt.org （2016年8月31日検索）

6 核医学治療
（内用療法，内部照射療法）

Main Point

- 放射性医薬品（非密封放射性核種あるいはその標識化合物）を用いた内部照射療法である．
- 放射性医薬品が病巣に選択的に集積し，病巣内から放射線を照射する．
- 非密封放射性核種として従来β線放出核種が用いられてきたが，最近α線放出核種も利用されている．
- 外部照射に比べて，低線量率かつ持続照射となる．
- わが国では分化型甲状腺がん，悪性リンパ腫，骨転移，神経内分泌腫瘍などへの放射性医薬品が使用可能である．

1 核医学治療とは

- ある病巣に選択的に取り込まれる放射性医薬品を，経静脈的あるいは経口的に投与して目的病巣に集積させ，放射線照射を行う治療方法である．
- 放射性医薬品に含まれる非密封放射性核種として従来β線放出核種（^{131}I［ヨウ素-131］，^{90}Y［イットリウム-90］，^{89}Sr［ストロンチウム-89］，^{177}Lu［ルテチウム-177］など）が用いられてきたが，近年α線放出核種（^{223}Ra［塩化ラジウム-223］）も利用されている．なお，^{131}I，^{177}Lu，^{223}Raはγ線も放出するため，シンチグラフィ（シンチ）の撮像が可能である．γ線からの放射能量が多い場合は，全身被ばくや周囲の被ばくに留意しなければならない．
- 外部照射に比べ低線量率かつ持続照射となるため，生物学的効果が異なる．
- 病変の部位や個数にかかわらず治療が可能で，多発骨転移や多発肺転移など多部位に病巣をもつ患者で有用である．
- 一般に有害事象の発現は軽微であり，通常の使用量では白血病や二次がんの発生頻度に有意な増加はみられない．患者にとって侵襲が低く，高齢者でも安心して用いられる．
- 放射能量が多い場合は放射線治療病室への入院が必要となることもある．
- わが国では2016年6月現在，分化型甲状腺がんに対する放射性ヨウ素治療，CD20陽性の再発または難治性の低悪性度B細胞性非ホジキンリンパ腫に対するイットリウム-イブリツモマブチウキセタン治療（ゼヴァリン®），有痛性骨転移に対するストロンチウム治療（メタストロン®），去勢抵抗性前立腺が

6 核医学治療（内用療法，内部照射療法）

表1　保険診療で用いられるβ線およびα線放出核種

	β線放出核種			α線放出核種
放射性核種	^{131}I	^{90}Y	^{89}Sr	^{223}Ra
半減期（日）	8	2.7	50.5	11.4
主なγ線（keV*1）	+（364）	−	−	+（83.1，特性X線）
主なβ線またはα線のエネルギー（MeV*2）	0.61	2.28	1.49	5.72
組織中での最大（平均）飛程（mm）	2（0.6）	11（5.3）	8（2.4）	<0.1
シンチでの画像化	可	不可	不可	可
入院	投与量が30mCi*3を超える場合，要	不要	不要	不要

*1　keV：キロエレクトロンボルト　　*2　MeV：メガエレクトロンボルト　　*3　mCi：ミリキューリ

んの骨転移に対する塩化ラジウム-223治療（ゾーフィゴ®）が悪性腫瘍に対する核医学治療として保険適応となっている．保険診療可能なβ線およびα線放出核種の特徴を**表1**に示す．今後，神経内分泌腫瘍に対する^{131}I-MIBG（meta-iodobenzyguanidine）治療，^{177}Lu-DOTATATE治療などが保険適応となることが期待される．

- 有効な治療法であるが，使用に伴う手続きが煩雑であることや設備投資に見合う保険点数が得られないことなどから，施行できる施設が限られている．しかし，利用可能なα線放出核種の種類の拡大やペプチド受容体放射性核種療法（PRRT：peptide receptor radionuclide therapy）の応用など，今後さらなる発展が期待される分野である．

2 分化型甲状腺がんに対する放射性ヨウ素治療

- 甲状腺がんの95％程度を占める分化型甲状腺がん（乳頭がん，濾胞がん）はヨウ素を取り込む性質をもっており，内服投与された放射性ヨウ素（^{131}I）ががん病巣に集まり，病巣内からβ線を放出して治療を行う．

- 甲状腺全摘後の分化型甲状腺がん患者で，肺・骨などの遠隔転移があるもの，非治癒切除であったもの，術後再発が認められたものなどが適応である．なお，遠隔転移のない患者に対して，サイログロブリン測定による再発の検出を容易にするため残存甲状腺の破壊を目的に施行される場合があり，アブレーションとよばれる．

- 腫瘍に効率よく放射性ヨウ素を取り込ませる目的で，甲状腺刺激ホルモン（TSH：thyroid stimulating hormone）の上昇をはかり（**図1**），ヨウ素禁食などでヨウ素制限を行う．TSHを上昇させるためには通常1か月前から甲状腺ホルモン剤を休薬するが，アブレーション目的であれば休薬せずに遺伝子組み換え型TSH製剤（タイロゲン®）の投与が可能である．治療前のTSH値は30μU/mL以上であることが望ましい．

- 一般的な投与量は3,700MBq（100mCi）であるが，病状に応じて1,110〜7,400MBq（30〜200mCi）が経口投与される．

- ^{131}Iの物理的半減期は8日である．放出されるβ線の最大エネルギーは0.61MeVで平

均組織内飛程は0.6mmであるため，体外へのβ線の影響はほぼ体液を介するもの（尿，便，汗，唾液など）に限られる．しかし，同時にγ線も放出されるため1,110MBq（30mCi）を超える放射能量を投与する場合は放射線治療病室への入院が必要である．
- 甲状腺ホルモン剤休薬の場合，全身倦怠感，むくみ，体重増加，徐脈，便秘などの甲状腺機能低下症状が出現する．また，投与放射能量に応じて嘔気，嘔吐，唾液腺の腫脹や発赤などが出現するが，利尿や唾液分泌を促進して余剰の放射性ヨウ素を洗い流すことで軽減できる．
- 治療後5〜7日頃に全身ヨウ素シンチを行い，転移巣を含めたヨウ素集積を確認する．
- 放射線治療病室に入院した場合，患者の体表面から1mの距離で1cmの線量等量率で30μSv/h以下となれば退出が許可される．
- 治療後シンチや血中サイログロブリン値などの結果により，半年〜1年の間隔で再治療を行う場合がある．
- 若年，小さな病変をもつ症例で有効で，一般に濾胞がんより乳頭がんのほうが予後がよい[1]．

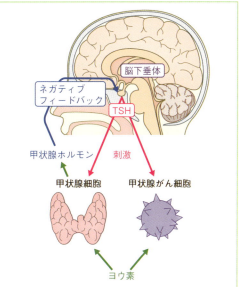

図1 甲状腺ホルモンによる甲状腺刺激ホルモン（TSH）の調節

正常では，甲状腺ホルモンが下垂体や視床下部に作用して，下垂体で産生される甲状腺刺激ホルモン（TSH）の分泌を調節している．放射性ヨウ素治療を受ける患者は甲状腺全摘が原則であるため，甲状腺ホルモンはチラーヂン®などのホルモン剤で補われている．ヨウ素の取り込みを促進させるためには，血中TSHを上昇させる必要があり，そのためには甲状腺ホルモン剤であるチラーヂン®を休薬する．

3 CD20陽性悪性リンパ腫に対するイットリウム-イブリツモマブチウキセタン治療

- イブリツモマブはマウス抗CD20モノクローナル抗体であり，キレート剤であるチウキセタンを介して^{90}Y（イットリウム-90）で標識されている．免疫反応によって集積するため放射免疫療法ともよばれる．ヒト抗マウス抗体（HAMA：human anti mouse antibody）が出現する可能性があるため，1人の患者に1度しか使用できない．
- ^{90}Yは，物理的半減期2.7日，最大エネルギー2.28MeVのβ線放出核種で，組織中の平均飛程は5.3mmである．
- CD20抗原は成熟B細胞と大半のB細胞性リンパ腫に発現しており，幹細胞や形質細胞には発現していない．造血器系細胞以外での発現がみられないため，造血器以外の正常組織に与える影響が少ないと考えられる．
- リンパ腫細胞上のCD20抗原に集積してβ線

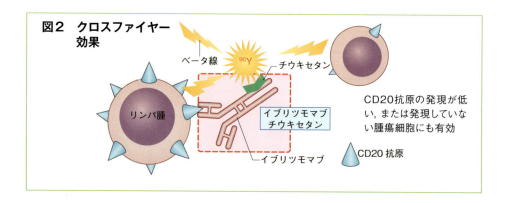

図2 クロスファイヤー効果

により腫瘍細胞を破壊するが，^{90}Yは比較的飛程が長いため，CD20抗原の発現が低いあるいは発現がほとんどない近傍のリンパ腫細胞も破壊することができる（クロスファイヤー効果，**図2**）．

- 病院内でRI標識を行う必要があり，放射線科スタッフに加え血液腫瘍医と薬剤部を含む協力体制が必要である．
- ^{90}Y-イブリツモマブチウキセタン投与1週間前に，γ線を放出する^{111}In（インジウム-111）標識のイブリツモマブチウキセタンを用いて，骨髄を中心に腫瘍細胞の分布を確認する．いずれも経静脈的に10分かけて投与する．
- ^{111}In-および^{90}Y-イブリツモマブチウキセタンの投与にあたっては，直前に250mg/m^{2}のリツキシマブを投与し腫瘍以外への薬剤の集積を低下させる．
- ^{90}Y-イブリツモマブチウキセタンの投与量は，血小板数が15万/mm^{3}以上の患者で14.8MBq/kg（0.4mCi/kg）であり総投与量1,184MBq（32mCi）が上限である．なお，血小板数が15万/mm^{3}未満の患者の投与量は11.1MBq/kg（0.3mCi）であり，10万/mm^{3}未満の患者は治療適応とならない．
- 主な有害事象は骨髄抑制であり治療後5～9週で最低値（nadir）となる．骨髄抑制以外の有害事象は出現しても程度が軽く，脱毛もみられない．
- 67～90％の高い奏効率が報告されている．できるだけ病初期に施行したほうが奏効率が高く，欧米ではファーストライン治療における地固め療法として使用が認められている[2]．

4 有痛性骨転移に対するストロンチウム治療

- ストロンチウム治療の適応は，固形がん患者における有痛性骨転移で，骨シンチグラフィで疼痛部に一致する異常集積がみられることが条件である．ただし，重篤な骨髄抑制や腎不全がある場合は適応外となる．
- ^{89}Sr（ストロンチウム-89）は物理的半減期50.5日，最大エネルギー1.49MeVのβ線放出核種で，組織中の平均飛程は2.4mmである．
- 長期のカルシウム製剤投与による高カルシウム血症では，ストロンチウムの吸着を阻害する可能性があるので注意が必要である．
- 投与量は2.0MBq/kg，最大投与量141MBqで，2分以上かけて静脈投与する．入院は必要ない．
- 静脈内投与するとカルシウム代謝が亢進した骨転移部位に選択的に集積し，とくに造骨性

骨転移に多く取り込まれる．投与後はすみやかに尿中排泄され，正常組織への集積はきわめて少ない．

- ストロンチウム治療の疼痛緩和効果は投与後1〜2週で発現し3〜6か月持続する．投与後一過性に疼痛が増強するフレアー現象が起きる可能性がある．
- 骨髄抑制の出現は通常の化学療法と比べて遅く，投与後6〜12週とされるため適時確認が必要である．
- 7〜8割の患者で鎮痛剤の減量を含めなんらかの鎮痛効果が期待できるとされる[3]が，腫瘍の縮小や生存率の向上など抗腫瘍効果を示すエビデンスはない．
- 効果発現の機序は，放射線による細胞障害と局所の減圧，インターロイキン6やプロスタグランジン E_2 などの発痛物質の抑制，疼痛を伝達する神経細胞の障害などが考えられる．

5 去勢抵抗性前立腺がんに対する塩化ラジウム治療

- 去勢抵抗性前立腺がんの骨転移に対する放射性医薬品で，骨転移による疼痛緩和のみならず症候性骨関連事象（痛みの再増悪や病的骨折など）の発現を遅らせたり，生存率を向上させたりする効果がある．
- ^{223}Ra（塩化ラジウム -223）は物理的半減期11.4日の α 線放出核種である．子孫核種を含めた放出エネルギーの平均は27.4MeVで，組織中の平均飛程は0.1mm以下である．
- α 線の特徴として，飛程が短く正常組織の被ばくが少ないこと，単位長さあたりに与えるエネルギー（線エネルギー付与，LET：linear energy transfer）が高く，組織を障害する効果（生物学的効果比，RBE：relative biological effectiveness）が高いことがあげられる．
- ^{223}Ra は複数の壊変を行って最終的に安定の ^{207}Pb（鉛 -207）になるが，この間総エネルギーの95.3%が α 線として，4%以下が β 線として，2%以下が γ 線として放出される．
- 通常，成人には1回55kBq/kgを4週間隔で最大6回まで投与する．約1分間かけて緩徐に静脈内投与する．
- 集積機序はストロンチウムと同様で，カルシウムと同じ挙動を示す．投与後，腸管へすみやかに排泄され，血液中の放射能は投与24時間後に1%以下となる．
- 欧米での第3相試験では，全生存期間の中央値がプラセボ群11.3か月であったのに対し，^{223}Ra 投与群では14.9か月と有意に延長した（図3）[4]．
- 骨髄抑制が主な有害事象であり投与2〜4週で nadir となる．ただし，grade 3 または4でも1〜7%ほどの頻度と，β 線放出核種に比べてまれ．血液毒性以外の副作用は，悪心，嘔吐，下痢などである．
- わが国でも2016年6月に発売が開始され使用可能である．

6 神経内分泌腫瘍に対する ^{131}I-MIBG治療

- ^{131}I-MIBG (meta-iodobenzylguanidine) は神経伝達物質ノルエピネフリンの類似体である．ノルエピネフリンは副腎髄質や交感神経終末に豊富に分布しており，^{131}I-MIBG はこ

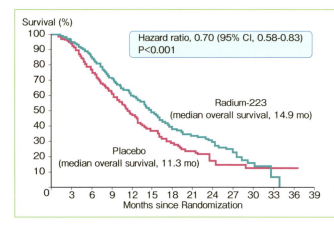

図3 塩化ラジウム-223による生存率向上

2か所以上の骨転移を有する去勢抵抗性前立腺患者を，無作為に塩化ラジウム治療群(n=614)とプラセボ群(n=307)に分け生存率を比較した．

(Parker C, et al：Alpha emitter radium-223 and survival in metastatic prostate cancer. N Engl J Med 369 (3)：213-223, 2013より引用)

れら器官由来のさまざまな神経内分泌腫瘍群に集積する．
- 代表的な神経内分泌腫瘍群は，褐色細胞腫，傍神経節腫，神経芽細胞腫，甲状腺髄様がん，カルチノイドなどである．
- わが国では薬事承認されていないため，ヨーロッパ諸国認可医薬品を個人輸入して施行される．国内の治療可能施設は数か所に限られている．
- 「難治性褐色細胞腫患者に^{131}I-MIBGを用いる内照射療法」に対する先進医療Bが2016年1月29日に告示され，現在，金沢大学他施設にて，先進医療による臨床試験が実施されている．
- 遊離した^{131}Iの甲状腺への集積を阻害する目的で，^{131}I-MIBG注射の1～3日前から治療7～14日まで経口的にヨウ化カリウム末300mg/日あるいはルゴール液1.5mg/日を投与する．
- わが国での至適投与量は成人では確立されていないが，現在実施されている先進医療B試験では，7,400MBq (200mCi) を経静脈的に投与されている．
- β線と同時にγ線を放出するため，放射線治療病室への入院が必要である．
- 腫瘍縮小効果は15～30%であるが，カテコラミンの低下，自覚的な症状の改善は60%程度に認められる[5]．
- 近年ソマトスタチンレセプターに集積する^{177}Lu-DOTATATEを用いた国際多施設共同研究が施行されており，神経内分泌腫瘍に対する^{131}I-MIBG治療に次ぐ治療手段として期待されている．

引用・参考文献

1) Shah JP, et al：Prognostic factors in differentiated carcinoma of the thyroid gland. Am J Surg 164 (6)：658-661, 1992.
2) Morschhauser F, et al：90Yttrium-ibritumomab tiuxetan consolidation of first remission in advanced-stage follicular non-Hodgkin lymphoma: updated results after a median follow-up of 7.3 years from the International, Randomized, Phase III First-Line Indolent Trial. J Clin Oncol 31 (16)：1977-1983, 2013.
3) Pons F, et al：Strontium-89 for palliation of pain from bone metastases in patients with prostate and breast cancer. Eur J Nucl Med 24 (10)：1210-1214, 1997.
4) Parker C, et al：Alpha emitter radium-223 and survival in metastatic prostate cancer. N Engl J Med 369 (3)：213-223, 2013.
5) 絹谷清剛ほか：I-131 MIBG内照射療法—現状とMIBG内照射療法ガイドライン．褐色細胞腫診療マニュアル，初版（成瀬光栄編），p.80-86，診断と治療社，2008.

7 粒子線治療

Main Point

- わが国は粒子線治療が盛んな国で、陽子線治療、炭素イオン線治療、ホウ素中性子捕捉療法（BNCT：boron-neutron capture therapy）などが行われている．
- 陽子線治療は放射線発がんなどの有害事象が少ないことにより、小児で保険適応になっている．
- 重粒子線治療は通常のX線治療では十分な効果が得がたい骨軟部組織腫瘍で保険適応になっている．
- 施設数は増加傾向であり、看護師は患者からの質問に対応できる知識を身につけておく必要がある．

1 粒子線治療とは

- 放射線治療で通常用いられているのは高エネルギーX線であるが、粒子線治療とは、サイクロトロンやシンクロトロンなどの大型加速器から得られる陽子、炭素イオンなどの重粒子を用いた放射線治療である（**図1**）．
- 利用する粒子の種類によって、陽子線治療、重粒子線治療、中性子線治療などに分けられる．
- 現在主に行われているのは、陽子線治療と重粒子線治療である．これらは、一定の深さ以上には進まず、ある深さにおいて最も強く作用するブラッグピークを形成するため、この特徴を応用すれば病巣に線量を集中させることができる（**図2**）．
- 停止する直前で単位距離あたりの線エネルギー付与（LET：linear energy transfer）は最大となり、重粒子線では生物学的効果比（RBE：relative biological effectiveness）も高い（**図3**）．
- 粒子線治療は、2003年10月に高度先進医療として認可され、2016年4月から一部の腫瘍で保険適応となった．
- 先進医療の場合は、施設により異なるが約300万円の患者負担があるため、健康保険の適用拡大が要望されている．

2 陽子線治療

- 陽子（水素から電子を取ったもの）を用いた治療で、日本では1979年に開始された．
- 陽子線のRBEは1.1とX線とほぼ同等で、

7 粒子線治療

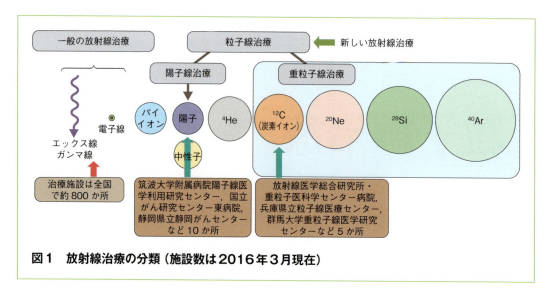

図1 放射線治療の分類（施設数は2016年3月現在）

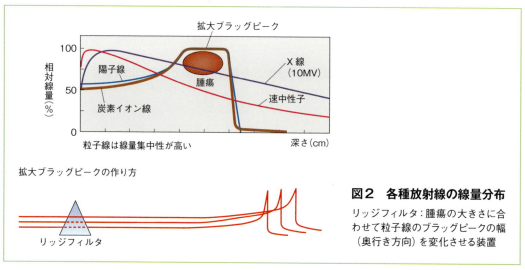

図2 各種放射線の線量分布

リッジフィルタ：腫瘍の大きさに合わせて粒子線のブラッグピークの幅（奥行き方向）を変化させる装置

低LETであるがブラッグピークを形成する.
- エネルギーが高いほど陽子線の飛程は長くなり深部まで到達するため，照射エネルギーに幅をもたせて照射すると拡大ブラッグピーク（SOBP：spread-out Bragg peak）が形成され，病巣の大きさに合わせた治療線量域を作成することができる.
- RBEがX線とほぼ同等であることは，従来のX線治療と同様に施行できることが利点である.
- 眼の悪性黒色腫，頭蓋底腫瘍，頭頸部がん，肺がん，肝細胞がん，前立腺がん，小児がんなどで臨床使用され，最も多く使用されている粒子線である.
- 多くの良好な成績が報告されているが，たとえば眼の悪性黒色種では，局所制御率96〜97％，5年生存率80〜88％との報告がある（ただしわが国では，よりすぐれていると考えられている重粒子線で治療している）.
- 2016年3月現在稼働中のわが国の陽子線治療

第 2 章　がん放射線治療の基礎知識

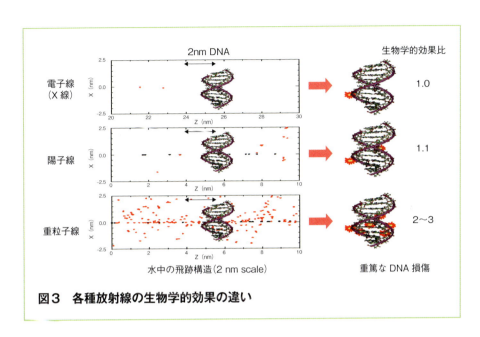

図3　各種放射線の生物学的効果の違い

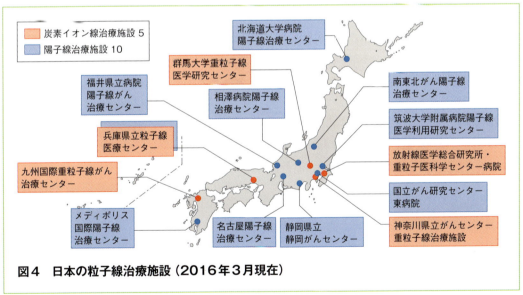

図4　日本の粒子線治療施設（2016年3月現在）

施設は，筑波大学附属病院陽子線医学利用研究センター，国立がん研究センター東病院，兵庫県立粒子線医療センター，静岡県立静岡がんセンター，福井県立病院陽子線がん治療センター，南東北がん陽子線治療センター，メディポリス国際陽子線治療センター，名古屋陽子線治療センター，北海道大学病院陽子線治療センター，相澤病院陽子線治療センターの10か所である（**図4**）．

● 2016年4月より小児腫瘍で保険適応となった．

3 重粒子線治療（炭素イオン線）

- 重粒子線（炭素イオン線）は，シャープなブラッグピークと，高い生物効果の両者をかね備えたがん治療に有利な放射線である．
- 亜致死損傷からの回復がほとんどなく，細胞周期による影響を受けず，酸素濃度による感受性の差が少ない．
- わが国では，1994年6月より放射線医学総合研究所（放医研）・重粒子医科学センターの医療専用加速器（HIMAC：heavy ion medical accelerator in chiba）で世界初の炭素イオン線治療が開始された．
- 主な適応疾患は，前立腺がん，肺がん，膵がん，骨軟部腫瘍，直腸がん術後局所再発，頭頸部腫瘍（扁平上皮がん以外），肝がん，局所進行子宮頸がん，眼腫瘍（悪性黒色腫など），頭蓋底腫瘍などである．
- 生物学的効果が高いのでX線では根治が困難であった骨肉腫などの骨・軟部腫瘍，直腸がん術後局所再発，頭頸部領域の腺がん系腫瘍，悪性黒色腫などにもよい成績をあげている．
- 照射期間の短縮も可能で，I期の非小細胞肺がんでは1回，肝がんでは2回などの照射，前立腺がんで3〜4週間で治療できる．
- 2016年3月現在稼働中の重粒子線治療は，放射線医学総合研究所・重粒子医科学センター病院，兵庫県立粒子線医療センター，群馬大学重粒子線医学研究センター，九州国際重粒子線がん治療センター，神奈川県立がんセンター重粒子線治療施設の5か所である（**図 4**）．
- 2016年4月より切除不能な骨軟部腫瘍で保険適応となった．

4 ホウ素中性子捕捉療法

- ホウ素中性子捕捉療法（BNCT：boron-neutron capture therapy）は，腫瘍内投与されたホウ素（^{10}B）と，原子炉から発生する中性子との核反応（$^{10}B(n, \alpha)^7Li$）によって発生するα線とリチウム原子核（^7Li）とを利用する治療方法である．
- α線とリチウム原子核の飛程は非常に短いため，正常細胞の有害事象を抑えて抗腫瘍効果をあげることができる．
- 1950年代に米国で始まり，悪性神経膠芽腫や，悪性黒色腫の治療が試みられている．
- 臨床的有用性を高めるためには，利用しやすい中性子発生装置の開発と，腫瘍特異性の高い，新しいホウ素化合物の開発が必要である．
- わが国では，京都大学原子炉実験施設で行われており，国立がん研究センター中央病院が病院設置型の装置を開発中である．

8 放射線治療の併用療法

Main Point

- がん治療は放射線治療，外科的切除，薬物療法を組み合わせて行う集学的治療が基本である．
- 放射線治療は局所治療であり，照射野外の病変に対する効果は期待できない．また，放射線治療単独では局所制御がむずかしいタイプの腫瘍もある．照射野外の病変を制御したい場合や，局所効果を増強させたい場合には，化学療法などの薬物療法を併用する．
- 併用療法を行うことで治療効果が上がるが，有害事象が増えることもあり，十分に観察しながら適切に組み合わせる必要がある．

1 がんと各治療法

- 体内では細胞に異常な増殖を続けさせるがん遺伝子が存在し，1日に数千～数万個のがん細胞が発生する．一方で，細胞増殖を抑制する遺伝子も存在し，これらのバランスが宿主の抵抗力の低下などで崩れると細胞の増殖が進み続け，通常はおおよそ10年以上の歳月をかけて，画像検査で発見されたり，症状を出すようなサイズに成長する．
- 放射線治療は，徐々に腫瘍細胞数を減少させる（**図1**）．
- 外科的切除は最も早く腫瘍細胞数を減少させることができる．しかし，外科的切除も放射線治療と同様に局所治療であり，治療の効果を期待できるのは切除範囲のみである．腫瘍の全身的な播種が疑われる場合には全身薬物療法が必要である．外科的切除が困難な局所進行がんでは化学療法などの全身薬物療法を併用して放射線治療の効果を増強させる．放射線治療の効果の増強を目的として温熱療法を併用することもある．
- 一般的な治療法の組み合わせを**表1**に示す．

2 外科的切除

- 外科手術と放射線治療の組み合わせには，術前照射，術中照射，術後照射がある．
- 手術の前に放射線治療を行う術前照射は，腫瘍を縮小させることによって切除を可能にしたり，切除する部位の機能や形態を温存することを目的としている．放射線治療後の創傷治癒遅延などによる周術期合併症に注意する必要がある．
- 術中照射では，腸管などの放射線感受性の高い臓器が周囲にある場合，それらの正常組織を避けて照射が可能である．膵がん，直腸が

8 放射線治療の併用療法

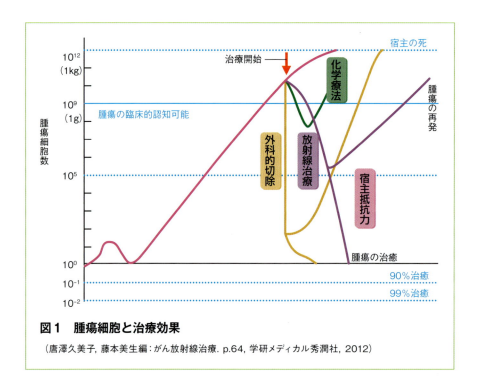

図1 腫瘍細胞と治療効果
(唐澤久美子, 藤本美生編:がん放射線治療. p.64, 学研メディカル秀潤社, 2012)

表1 放射線治療における治療法の組み合わせ

治療選択	がんの種類(例)
放射線だけで治療	早期の咽頭がん, 喉頭がん, 舌がん, 肺がん, 前立腺がん, 子宮頸がん
放射線+薬物療法	咽頭がん, 喉頭がん, 肺がん, 前立腺がん, 食道がん, 膵臓がん, 子宮頸がん, 悪性リンパ腫
手術+放射線	早期乳がん, 脳腫瘍
手術+放射線+薬物療法	乳がん, 食道がん, 脳腫瘍

(唐澤久美子, 藤本美生編:がん放射線治療. p.64, 学研メディカル秀潤社, 2012)

ん, 転移リンパ節などでは臓器を直接露出させて照射する. 放射線感受性が低い肉腫などに対しては腫瘍に対する高線量の照射を行うことが可能になる. しかし, 手術室に術中照射設備を有している施設は少なく, 術中に手術室と放射線治療室のあいだを移動することは医療安全上好ましくないとされ, 最近では術中照射を施行する施設は限られている.
- 術後照射には, 術後のミクロの残存腫瘍を制御して再発を防ぐ場合と, 明らかに残存した腫瘍に対して照射する場合がある.
- 放射線による創傷治癒遅延が生じるため, 術創が治癒してから開始することが望ましい.

3 化学療法

- 照射野外の腫瘍の制御に化学療法を用いる場合と, 化学療法薬の併用による放射線増感作用(**図2**)を利用し, 局所制御率を上げるために用いる場合がある.
- 化学療法と放射線治療の併用のタイミングにより, 同時化学放射線療法と, いずれかを先行させる連続化学放射線療法に分けられる.
- 有害事象より根治的な放射線治療との併用が禁

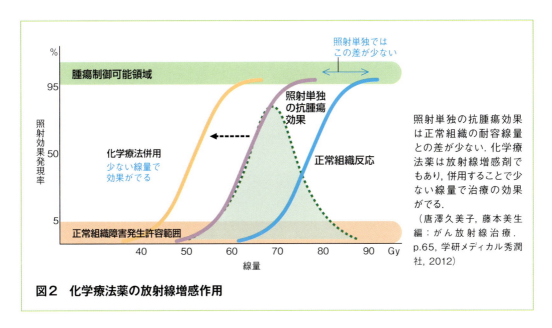

図2　化学療法薬の放射線増感作用

忌とされる薬剤もあるので注意が必要である．
- 頭頸部などの粘膜炎や皮膚炎，骨髄抑制，悪心・嘔吐などの消化器症状，心嚢液貯留，肺炎などの有害事象の増強に注意が必要である．
- 化学放射線療法の奏功により，長期生存例には二次がんの発生や晩期有害事象を認めることがある．

 内分泌療法

- 内分泌（ホルモン）療法は，皮下投与，経口投与などの方法がある（**表2**）．
- 前立腺がんや，ホルモン受容体（エストロゲンレセプター，ER：estrogen receptor／プロゲステロンレセプター，PgR：progesterone receptor）が陽性の乳がん，子宮内膜がんなどの性ホルモンに依存して増殖する腫瘍に適応される．
- 再発予防のために放射線治療後も数年間内分泌療法を継続する．局所進行前立腺がんでは，内分泌療法を放射線治療より先行して開始する．
- 化学療法に比して有害事象が少なく，ホルモンの作用を調節することで，がんの成長を制御することができる．
- 更年期障害のように不定愁訴を訴えることがある．

表2　内分泌（ホルモン）療法

分類	投与方法
LH-RH アゴニスト製剤	皮下注射
抗エストロゲン剤	服用
アロマターゼ阻害薬	服用
黄体ホルモン剤	服用

8 放射線治療の併用療法

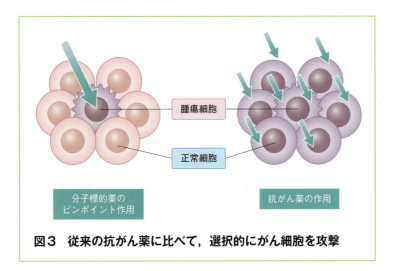

図3 従来の抗がん薬に比べて，選択的にがん細胞を攻撃

5 分子標的薬

- 腫瘍細胞の細胞死や細胞生存にかかわるシグナル伝達経路に介在する特定の分子を標的とし，選択的に腫瘍の増殖を抑える薬物である（**図3**）.
- 1990年代後半に登場し，2016年2月までに45種類の分子標的薬が国内で承認されている．臨床試験中のものがまだ複数あり，今後も使用の幅が広がっていくと考えられる．
- 分子標的薬と放射線治療の併用を生物放射線療法とよぶ．
- 分子標的薬と放射線治療の併用で皮膚炎や肺炎などの有害事象が増えるが，抗EGFR抗体[※1]では，皮膚炎の強さと効果が相関するといわれており，慎重な対応が必要である.[1)]

6 免疫療法

- 民間療法から臨床試験を経たものまで，広く免疫療法という名称が用いられることがある．
- 放射線治療と併用されることのある免疫療法には，活性化自己リンパ球療法（Tリンパ球を取り出し，体外で培養し活性化して体内に戻す方法）や樹状細胞ワクチン療法（樹状細胞によりがん細胞を攻撃する細胞を誘導する方法）などの免疫を賦活する方法と，腫瘍細胞に対する免疫が正常に行われるようにする免疫チェックポイント阻害薬がある（**図4**，**図5**）.
- 活性化自己リンパ球療法や樹状細胞ワクチン療法は，操作が煩雑で高額な費用がかかるため，放射線治療との併用例が少なく，効果についてはまだ明らかでないことが多い．
- 現在日本で承認されている免疫チェックポイント阻害薬には，悪性黒色腫と非小細胞肺が

※1 EGFR epidermal growth factor receptor，上皮成長因子受容体

んに適応のある抗PD-1抗体薬[※2]のニボルマブと，悪性黒色腫に対して適応のある抗CTLA-4[※3]抗体のイピリムマブである．いずれも静脈内投与を行う．ニボルマブは放射線治療との併用はできないため，放射線治療の際は使用の有無に注意する必要がある．

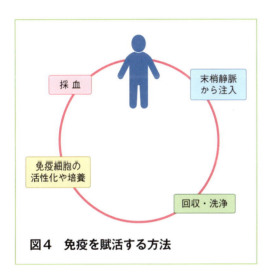

図4 免疫を賦活する方法

7 温熱療法

- 細胞周期のなかで放射線抵抗性を示すS期の細胞や，血管が乏しく放射線感受性が低い細胞は，温熱療法で障害されやすいため，局所療法の効果を高める目的で併用される．
- ラジオ波を用いたサーモトロンでがんのある部分を局所的に40〜45℃程度に加温し，がん細胞を死滅させる治療法であり，放射線治療期間に週に1〜2回行う．
- エビデンスレベルの高い臨床試験が少なく，施行できる施設も限られるため，併用されることは減ってきている．

引用・参考文献
1) Bonner JA, Harari PM, Giralt J, et al: Radiotherapy plus cetuximab for locoregionally advanced head and neck cancer: 5-year survival data from a phase 3 randomised trial, and relation between cetuximab-induced rash and survival. Lancet Oncol 11 (1) : 21-28, 2010.

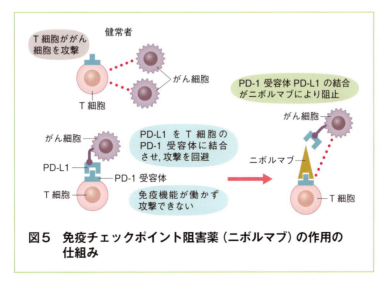

図5 免疫チェックポイント阻害薬（ニボルマブ）の作用の仕組み

※2 PD-1　programmed cell death 1 receptor，プログラム細胞死1レセプター
※3 CTLA-4　cytotoxic T-lymphocyte antigen 4，細胞傷害性Tリンパ球抗原4

放射線治療の評価

Main Point

- 放射線治療の効果はすぐに現れないことが通常で1〜数か月後に効果判定を行う．
- 一般的に腫瘍細胞の増殖能が高ければ治療効果が早く，増殖能が低ければ遅く出る．
- 放射線が腫瘍細胞に作用すると治療効果になるが，正常細胞に作用すると有害事象となる．
- 一般的に増殖能が高い正常細胞の有害事象は早く，低い正常細胞の有害事象は遅く出ることが多い．

1 放射線治療の評価とは

- 放射線治療の評価は，治療効果と有害事象の評価が重要となる．
- 腫瘍細胞に放射線が作用すると治療効果，正常細胞に放射線が作用すると有害事象が起こる．
- 治療効果は照射の目的によって期待する効果が異なる．
- 根治照射であれば腫瘍の消失，術後予防照射であれば再発がないこと，準根治照射であれば腫瘍の縮小，対症・緩和照射であれば問題となる症状の改善（たとえば骨転移による疼痛が問題であれば疼痛の改善）が期待する効果となる．
- 有害事象は，照射後すぐに現れる急性期有害事象と照射後数か月で現れる晩期有害事象がある．ともに，慎重な経過観察が必要となる．

2 治療前の評価

- 適切な治療の評価をするためには治療前の評価も必要である．
- まず，治療前の画像検査が必要であり，治療開始から1か月以内のものが望ましい．
- 各種疾患に応じてエコー，内視鏡，MRIなども考慮する．たとえば，CTで評価がむずかしい初期の食道がんなどは内視鏡所見が必要となる．
- また，腫瘍マーカーも治療効果を評価する上で有用であり，治療前に把握しておくとよい．

3 治療中の評価

- 照射期間中の評価は，週1回以上の放射線腫瘍医の診察が必要である．

第2章 がん放射線治療の基礎知識

治療効果

- 反応が早いタイプの腫瘍では，治療中にCTなどで腫瘍の縮小を確認し，照射野を縮小する場合がある．

有害事象

- 事前に起こりうる有害事象を説明することで，患者の不安を小さくすることができる．
- 日々の変化を把握するには，医師だけでなく治療室スタッフの果たす役割が大きい．スタッフが日々声掛けをし，患者自身が申告できるような環境作りが求められる．
- 一般的に，増殖能が高い腫瘍ほど効果は早く，増殖能が低い腫瘍ほど効果が出るのに時間がかかる．
- 有害事象も同様に，皮膚，粘膜，骨髄など増殖能が高い正常臓器が早期に反応するため（早期有害事象），治療中に有害事象が起こる．
- 通常は数週間で発生し，終了直後が最も強くなり，数か月以内には正常に回復する．
- 多くは治療に伴う正常臓器の炎症の進行であり，経過観察や対症療法で対処可能である．たとえば，乳房温存照射での皮膚炎には保湿薬やステロイド外用薬を，食道がんでの食道炎には粘膜保護薬や鎮痛薬で対応する．
- その他，より有害事象が出現した場合には，追加の検査や照射の休止を検討する必要がある．

4 治療後の評価

治療効果

- 前述したように，腫瘍の増殖能や組織型で放射線への感受性は異なる．
- 治療終了後に腫瘍が消失しているのが理想的であるが，放射線は効果が現れるのに時間がかかることも多く，治療終了後少なくとも1か月を要する（**図1**）．効果が比較的早く出るのは，悪性リンパ腫，小細胞がん，未分化がんなどで，前立腺がんなどの比較的高分化の腺がん，腺様嚢胞がんなどでは数か月以上かかる．
- また，CTやMRIで軟部影が確認されても，炎症やむくみ，壊死組織が残存しているだけで，がん細胞は消滅していることもある．このような場合はPET/CTが有効である（**図2**）．ただし，PET/CTで評価する場合には，治療による炎症が遷延している場合も多いため，3か月経過して撮影するのがよい．

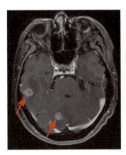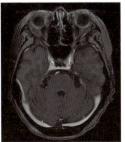

a. 治療前　　　　　　b. 照射終了後1か月

図1　乳がん脳転移のMRIによる経過観察
MRI造影T1強調像で1か月後に腫瘍が消失している．

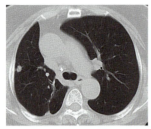
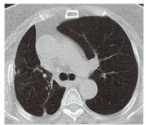
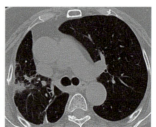

a. 治療前　　　　　　　　b. 照射終了後4か月　　　　c. 照射終了後12か月

図2　肺がんのCTによる経過観察

治療終了後4か月のCTで腫瘍はほぼ消失している．
治療終了後12か月のCTで浸潤影が出現しており放射線肺臓炎であった．

治療前評価	放射線治療中	放射線治療後経過観察（5年間）
・CT・MRI・PET/CT，腫瘍マーカー，病理組織診を行う	週1回以上の診察 ・変更の計画が必要なときは適宜画像検査などを行う	診察，問診（1年目は1〜3か月ごと，以降は3〜6か月ごと） ・CT・MRI・PET/CT，腫瘍マーカー，必要に応じて病理組織診を行う． ・通常5年の経過観察とされているが，晩期有害事象には長期の経過観察が必要となる場合もある

図3　放射線治療後の経過観察

- その後も，再発の有無をみるために3〜6か月ごとに検査や診察が必要である．

有害事象

- 前述のように，急性期有害事象は治療終了後数か月以内におさまるが，治療終了後数か月から数十年のあいだに問題となるのは晩期有害事象である．治療終了後長期間経ってから起こるものもあり，長期の経過観察が必要である．
- 晩期有害事象の機序はさまざまであるが，最も問題となるのは小血管内皮細胞の障害による循環障害である．たとえば，中枢神経や脊髄では，神経細胞の放射線耐用線量は高いものの小血管内皮細胞の障害による微小梗塞が問題となる．
- 晩期有害事象はいったん発生すると不可逆的な変化となることが多いため注意が必要である．
- 正常組織の放射線耐用線量は臓器によって異なるため，治療計画の時点で晩期有害事象を出さないよう，問題となる正常組織の線量をできるだけ低減させる工夫が必要である．
- 肺への照射では治療終了後，数週間〜数か月でCTを撮影すると放射線肺臓炎が出現する．無治療で経過することも多く，再発とは異なる．慎重な経過観察は必要であるが，過剰な検査をしないよう注意する．

経過観察での診察

- 問診や診察により再発，転移，有害事象の出現がないか把握する．
- 必要に応じて，腫瘍マーカーを含めた血液検査，組織検査，画像検査を行う．
- 放射線治療の評価を模式図（**図3**）に示す．

第 **3** 章

照射部位別の
がん放射線治療
（代表的疾患）

頭部の放射線治療

Main Point

- 脳腫瘍には多くの種類があり，組織型によって照射する範囲が異なる．
- 脳腫瘍には全脳だけでなく，全脊髄照射の適応となるタイプの腫瘍もある．
- 小児から高齢者まで広い年齢層の患者に対応する看護が必要である．
- 病態や手術に伴う機能障害，神経学的障害，精神症状などに配慮した看護が求められる．
- 治療に対する不安をもつ患者や家族も少なくないため，十分な説明とサポートを行う．
- 脳腫瘍は医療現場では英語名でよばれることが多いため，英語表記も覚えておく．

1 適応となる主な疾患

悪性神経膠腫（malignant glioma）

- 多形性神経膠芽腫（glioblastoma multiforme）および未分化星細胞腫（anaplastic astrocytoma）は悪性度が高く，浸潤性に増殖し，増殖速度が早い．

低悪性神経膠腫（low grade glioma）

- 通常は切除手術を行うが，照射の適応となることもある．

脳室上衣腫（ependymoma）

- 脳実質内に浸潤したり，脳脊髄腔を介して播種[※1]したりする場合がある．
- 術後遺残がある場合や悪性度が高い場合に，放射線療法の適応となる．脊髄播種を有する症例では，全脳全脊髄照射が行われる．

髄芽腫（medulloblastoma）

- 小児（10歳以下に好発，4歳前後が発症のピーク）の小脳虫部に発生する腫瘍で，浸潤性に増殖し，脳脊髄液播種が40％前後の確率で生じる．

脳原発悪性リンパ腫（malignant lymphoma）

- 脳から発生したリンパ腫（リンパのがん）．急速に進行する．ステロイド投与で，すみやかに腫瘍は消失するが，ステロイドのみではすぐに再発する．

胚細胞腫瘍（germ cell tumor）

- 松果体およびトルコ鞍上部に発生する胚細胞由来の腫瘍で10～19歳に多く，男性にやや

※1 脳脊髄液にのって腫瘍細胞が運ばれ，脊髄や脳のほかの部分に腫瘍病変が発生すること．

第3章 照射部位別のがん放射線治療（代表的疾患）

多い．
- 胚腫，絨毛がん，胎児性がん，卵黄嚢腫瘍，奇形腫，混合型胚細胞腫瘍に分類される．
- 胚腫は放射線感受性が高く，放射線療法が治療の主体である．
- 組織型の類推に腫瘍マーカーのAFP（α-fetoprotein，アルファフェトプロテイン），HCG-β（human chorionic gonadotropin-β，ヒト絨毛性ゴナドトロピン-β），CEA（carcinoembryonic antigen，がん胎児性抗原）が有用である．

下垂体腫瘍（pituitary adenoma）

- 良性腫瘍で，通常，蝶形骨洞経出で腫瘍を摘出（ハーディ手術）するが，手術や薬物療法の施行が困難な例に対し，腫瘍増大の抑制や，機能性腺腫（ホルモンを産生してしまう腫瘍）の場合は，分泌過剰ホルモンの正常化をはかる目的で照射が行われる．

頭蓋咽頭腫（craniopharyngioma）

- 胎生期の頭蓋咽頭管の遺残細胞から発生する腫瘍で，鞍上部に発育する．
- 周囲に浸潤，癒着して発育するため大きくなると全摘は困難である．
- 治療は手術が主体であるが，全摘が困難なときは術後照射が行われる．

聴神経鞘腫（acoustic neurinoma）（図1）

- 低侵襲治療として，切除手術に代わって定位手術的照射（SRS：stereotactic radiosurgery），あるいは腫瘍が大きい場合は定位放射線治療（SRT：stereotactic radiotherapy）が行われるようになってきた．

転移性脳腫瘍

- 肺がん，乳がんなどからの転移が多い．
- 個数が少なく，3cm以下の場合は定位手術的照射の適応があり（症例により，外科手術の適応となる場合も），その他の場合は全脳照射の適応，あるいは，定位手術的照射や外科手術を全脳照射と組み合わせて治療する場合もある．
- 第3章-1-①「脳転移に対する放射線治療」を参照．

2 放射線治療の実際

- 頭部の固定には，シェル（熱可逆性のマスク）を使用する（図2）．
- 転移性脳腫瘍の治療や予防，中枢神経性悪性リンパ腫などでは，全脳照射が行われる（図3）．
- 脳脊髄液播種の生じる可能性が高い腫瘍には，全脳全脊髄照射が行われる（図4）．

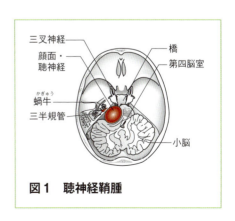

図1　聴神経鞘腫

1　頭部の放射線治療

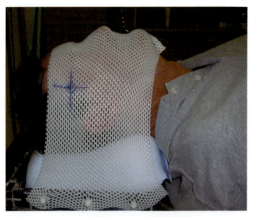

図2　シェル（頭部外照射用固定具）

通常，頭部の外部照射では頭部を固定する目的で熱可逆性のマスクを装着する．加温して柔らかくなったマスクを照射と同じポジションで寝かせた患者の顔に被せ，そのまま冷却，固定し，作製する．

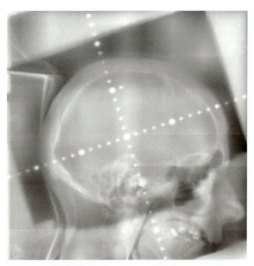

図3　全脳照射のリニアックグラフィ（放射線治療装置を用いたX線単純写真）

多発脳転移症例に対する全脳照射の治療計画例（左右対向2門照射：左右から照射を行う）．

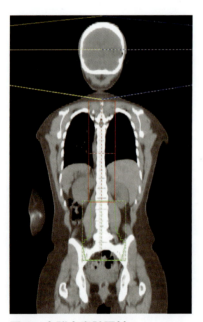
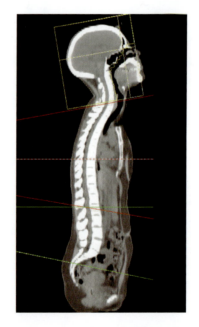

図4　全脳全脊髄照射

頭部〜頸部（肩の高さまで）は，左右から照射（左右対向2門照射）し，下部頸椎から腰椎までは背側からのみの照射（後方1門照射）を行う．

第3章 照射部位別のがん放射線治療（代表的疾患）

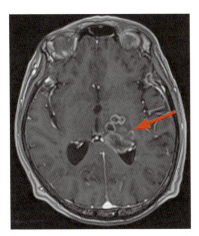
a. 多形性神経膠芽腫手術前MRI T1強調画像（造影あり）

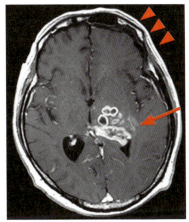
b. 多形性神経膠芽腫手術後MRI T1強調画像（造影あり）

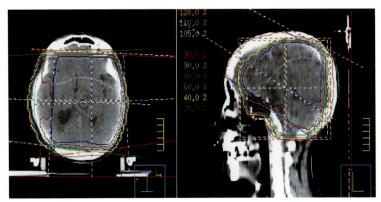
c. 多形性神経膠芽腫の放射線治療の線量分布

図5　多形性神経膠芽腫の照射野

a. 手術前MRI. 周囲に造影効果を伴う不正な低信号の領域を認める（赤矢印）.
b. 手術後MRI. 手術困難な部位のため，組織のみを摂取した後のMRI. 術後変化によると思われる造影効果のやや増強が認められる（赤矢印）. 術後変化による硬膜下水腫が認められる（赤矢頭）.
c. 同症例の治療計画. 多形性神経膠芽腫は広がりやすい性質があり，とくに反対側の大脳半球に広がりやすいため，対側の大脳半球も十分に含め，実際のMRIのT1強調画像で認められる範囲よりも広範囲の照射範囲とする.

悪性神経膠腫

- 手術＋術後化学放射線療法[※2]で加療する.
- 可及的に手術で切除したのちに，化学療法併用で周囲の浸潤部を十分に含めて60Gy（グレイ）以上の照射を行う（**図5**）.
- 最も予後の悪い脳腫瘍の1つであり，5年生存率は多形性神経膠芽腫で約5％程度，未分化星細胞腫で25％程度である.

※2　術後化学放射線療法　化学療法薬と放射線療法を併用する治療法

低悪性神経膠腫
- 手術で全摘できない場合，原発部位に50〜56Gyの術後照射を行う．
- 低悪性神経膠腫は，再発した場合に悪性度があがることが知られているため，再発防止が重要である．
- 脳幹部など部位によっては切除手術が不可能で，そのような場合は根治的照射を行う．脳幹部（中脳，橋，延髄）の腫瘍の場合，この部位は生命維持に重要な上に耐容線量[※3]も低いため，他部位の脳腫瘍よりも照射線量を制限する必要がある．
- 5年生存率60％程度である．

脳室上衣腫
- 悪性度が低いときは原発部位に50Gy，悪性度が高い場合には全脳30Gy後に原発部位に30Gy，脊脳髄液播種がある場合には30〜36Gyの全脊髄照射を行う．
- 5年生存率は低悪性度で60〜80％，高悪性度で20〜40％である．

髄芽腫
- 手術と術後放射線療法によって60％前後の治癒が得られる．
- 放射線感受性が高いので神経障害を起こさない程度に腫瘍を摘出したのち，全脳全脊髄照射＋原発部位への追加照射を行う．
- 照射線量は年齢により加減するが，6歳以上では全脳全脊髄に36Gy，後頭蓋窩（原発部位）に18Gy追加し，合計54Gyを照射する．3歳未満に対しては，晩期合併症への懸念のため，放射線治療は延期されることが多い．
- 5年生存率は手術のみでは10％程度であるが，手術＋化学放射線療法では80％前後（標準リスク群の場合[※4]）となり，高リスク群や3歳未満の症例の場合では予後は悪くなる．

脳原発悪性リンパ腫
- 画像診断のみで診断困難な場合のみ，診断確定目的の外科的切除が行われる（外科手術は予後の改善に寄与しない）．
- ステロイドは一時的な腫瘍縮小をきたし，症状改善に有効だが，診断確定前の使用は，診断を困難にするため避けるべきである．
- 化学療法ののちの根治的全脳照射が一般的である．
- 化学療法との併用を前提とした24〜36Gyの全脳照射が推奨される．
- 脳原発の悪性リンパ腫は，悪性リンパ腫のなかでは予後が不良である．

胚細胞腫瘍（図6）
- 組織型により，治療法は異なる．
- 胚腫は放射線の感受性が強い．
- ただし，放射線単独では合併症が強く出てしまい，化学療法単独では成績が悪いため，化学療法後，放射線治療を行うのがスタンダードである．
- 腫瘍巣への線量は40〜50Gyとされていたが，化学療法後完全寛解例では24〜30.6Gy程度の全脳照射が行われることが多くなってきている．
- 適切に治療されれば胚腫の10年生存率は90〜95％程度ある．

頭蓋咽頭腫
- 全摘が困難な場合に54Gy程度の術後照射が

[※3] 正常臓器などが耐えられる線量の指標．2Gy/日の分割照射を行った場合に，5年以内に5％の患者で障害がみられる線量．
[※4] ①術後の残存腫瘍が1.5cm²以下，②脊髄播種が認められない，③病理が大細胞退形性髄芽腫でない，という3条件を満たした症例．

第3章　照射部位別のがん放射線治療（代表的疾患）

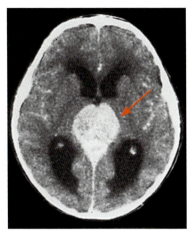

a. 照射前
松果体に腫瘍が認められる（矢印）．

b. 照射後

図6　胚腫照射前後のCT画像

行われる．
- 晩期有害事象である成長ホルモン分泌低下の予防のため，視床下部への線量は10Gy未満が望ましい．

3　主な有害事象

急性期有害事象

- 照射期間中から治療終了後数週間にみられるものである．無治療でも照射終了後改善することがほとんどである．

脱毛（図7）

- 照射野に限局して出現する．脱毛の程度は，頭部の皮膚線量と相関し，通常3〜6か月後に新しい毛髪の発育がみられ，55Gy未満の線量では，永久脱毛とはならないことが多い．

脳浮腫

- 治療早期より生じ，神経症状の増悪，悪心・嘔吐などを呈する．

放射線皮膚炎

- 通常は軽度であるが，耳のように皮膚が入り組んだ構造の部位では強く出ることがある（外耳道炎）．
- 治療期間中に直射日光に多くあたると増悪することがある．

全身倦怠感

- 照射野の大きさ，患者の状態などによって差がある．
- 照射経過とともに増悪する傾向がある．

中耳炎

- 照射野に中耳が含まれていた場合に生じることがある．耳鼻科受診による積極的治療を行ったほうが予後良好なことが知られている．

1　頭部の放射線治療

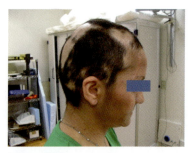
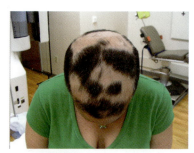

図7　脱毛
脳腫瘍に対する放射線療法後に認められた脱毛.

そのほか
- 全脳全脊髄照射の場合には，骨髄抑制（全脊髄の造血髄が照射されるため）や，食道炎などの粘膜炎が生じやすい．

亜急性期有害事象

- 治療終了後6～12週に出現する．

Somnolence（嗜眠）症候群
- 眠気，傾眠，易刺激症状[※5]，食欲不振，現存する臨床症状の増悪などが起こる．
- 神経線維の脱髄，毛細血管透過性亢進による神経変性が原因とされている．通常，無治療でも2～14日程度で症状は消失する．

晩期有害事象

- 治療終了後6か月～数年経過して出現するもの．まれであるが起こると治りにくい．

放射線脳壊死
- 治療終了後6か月～2年で生じ，再発との鑑別が困難なことがある．
- 学習能力，短期記憶力，問題解決能力の低下．
- 1回線量3Gy以下で生じる確率は低いが，小児の場合は比較的生じやすい．

脊椎骨の発育障害
- 若年者への全脊髄照射で起こることがある．

ホルモン分泌低下
- 視床下部，下垂体への20Gy程度以上の照射で生じうる．

びまん性白質脳症
- 失見当識[※6]，人格変化，記憶力低下，認知症などの症状を呈する．
- とくに，メトトレキサート（メソトレキセート）使用の化学放射線療法後に多い．

そのほか
- 照射野に中耳が含まれていた場合は，高音域聴力障害，前庭機能障害[※7]が起こることがある．
- 照射野に眼が含まれていた場合は，網膜の耐容線量[※3]が45Gy，水晶体の耐容線量が10Gyのため，それぞれそれ以上の放射線を照射した場合に，放射線網膜症，白内障のリスクが高くなる．
- 視交叉，視神経の耐容線量は50Gyであり，それ以上の放射線を照射した場合に，視野障害，視力障害のリスクが高くなる．

※5　易刺激症状　音や接触に過敏になる状態をいう．
※6　失見当識　現在の時間や場所，周囲の人や状況などが正しく認識できなくなること．
※7　前庭機能障害　内耳にある前庭は平衡感覚をつかさどる．この部位の損傷のため，回転性のめまいや聴力障害などが起きた状態をいう．

- 二次がんの発生はまったくないといえないが，小児白血病の全脳照射でも，発生確率は0.5％以下である．

4 有害事象への対処方法

- 有害事象のほとんどが一過性のものであるため，治療が必要でないことも多いが，治療が必要なものの対処方法を示す．

急性期有害事象への対処

- 脳浮腫には，ステロイドの投与などを行う．
- 放射線皮膚炎は，皮膚のクーリング（極端に冷やすと回復が遅くなることが知られているため，水道水程度の温度のクーリングが推奨される），必要に応じてステロイド軟膏を塗布する．
- 全身倦怠感は，頻繁に休憩をとるなどの指導を行う．

亜急性期有害事象への対処

- Somnolence症候群は，自然消退するので治療不要なことがほとんどであるが，必要によってステロイドを投与する．

晩期有害事象への対処

- 放射線脳壊死による症状が強い場合は，再発との鑑別目的もかねて手術摘出を行う．
- ホルモン分泌低下による各種症状への対症療法として，ホルモン補充を行う．

5 心理的サポートとケアの実際

- 照射部位が「脳＝神経活動の中枢」のため，患者の有害事象に対する不安が強いことが多い．しかし，有害事象のほとんどは一過性のものであり，晩期有害事象も出現率の低いものがほとんどである．
- 患者の不安に耳を傾け，それを解消するための的確な情報提供を行う必要がある．

頭部の放射線治療
① 脳転移に対する放射線治療

Main Point

- がんが脳に転移した状態を脳転移という．
- 脳転移は，外科的切除（手術），放射線治療などの組み合わせで治療される．
- 脳に照射をするということで，不安を感じる患者が多いため，正しい情報を伝えることにより，治療に対する理解を深めるなど，精神的なサポートが重要である．

1 脳転移とは

- 脳以外の部位を原発としたがんのがん細胞が血流にのって，脳に到達し，脳のなかで増えた状態．
- 脳転移の発症率は上昇している．理由は以下が考えられている．
  - がんの治療成績が向上し，根治しない患者でも長期生存が得られるようになったため．
  - MRIの出現で，CTでは指摘できなかったような脳転移が指摘できるようになったため．
- 原発は肺がんが最多で，乳がん，直腸がんと続く（図1）．
- 脳転移のほうが，原発性脳腫瘍より圧倒的に発生頻度が高い．
  - 原発性脳腫瘍：脳転移＝1：10
  - 剖検では，がん患者の10〜30％に脳転移が認められているので，実際の数はさらに多いと思われる．
- 脳転移は原発性脳腫瘍に比し，予後が悪い[1]．
  - 原発性脳腫瘍の5年生存率：73.2％
  - 脳転移の5年生存率：26.3％

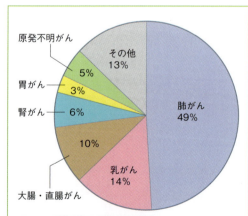

図1　脳転移の原発の割合

(Committee of Brain Tumor Registry of Japan: Report of Brain Tumor Registry of Japan (2001-2004) 13th Edition. Neurol Med Chir (Tokyo) 54 (Sup. 1): 1-102, 2014 をもとに作成)

第3章 照射部位別のがん放射線治療（代表的疾患）

2 症状

- 小さいものや，発生場所によってはかなり大きな腫瘍でも無症状のこともある（図2）．実際，15％ほどが無症状で発見されるが[1]，通常は神経学的な症状や脳圧亢進※1による症状を呈する場合が多い．
  - 脳圧亢進：脳転移は周囲に広範な浮腫を発生させることが多いため，腫瘍の体積＋浮腫で脳圧が上昇し，このため，頭痛，悪心，めまいなどが生じる．
  - さらに脳圧が亢進し続けると，脳ヘルニア※2（図3）をきたし，意識障害や生命にかかわる状態になる．
  - 巣症状：腫瘍が発生した部位の脳の機能が

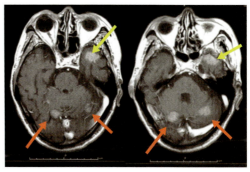

図2　症状のない脳転移
小細胞肺がん化学放射線療法後の経過観察で脳転移が認められた患者．本人は自覚症状なしの状態である．全部で9個の転移が認められ，最大のものは左側頭葉（黄色→）に認められ，直径25mmほどであった．小脳にも直径2cmほどの腫瘍が2個（橙色→）認められている．

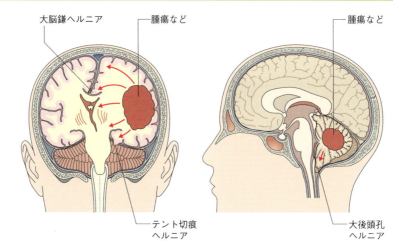

図3　脳ヘルニア
脳ヘルニアは，大後頭孔ヘルニア，テント切痕ヘルニア，大脳鎌ヘルニアの3種類があるが，圧があがり続ければ，最終的に大後頭孔ヘルニアが生じ，押し出された脳により，その腹足の延髄が圧迫され，意識低下，呼吸停止など生命にかかわる症状を引き起こす．

※1 <u>脳圧亢進</u>　脳は頭蓋骨という閉鎖空間のなかに存在する．腫瘍などで脳の容積が増えたとき，頭蓋骨に囲われているため，圧の逃げ場がない．頭蓋骨内の圧力が高まり，脳が圧迫を受け，これによるさまざまな症状が引き起こされる．
※2 <u>脳ヘルニア</u>　脳圧が亢進すると，軟らかい脳はすきまに向かって押し出される（図3）．この脳が押し出された状態をいう．

1 頭部の放射線治療 ①脳転移に対する放射線治療

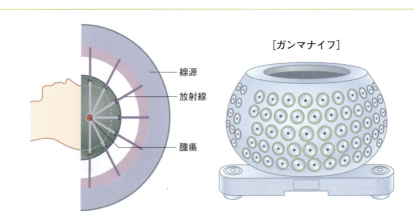

図4　ガンマナイフによる定位手術的照射

日本全国でガンマナイフは，54台稼働しており，日本は，米国に次いで世界で2番目にガンマナイフの多い国である（人口比で考えると世界一）．そのため，日本で行われるSRSのほとんどはガンマナイフで行われている．左図のようなドーム状の装置の中央に患者の頭部を設置し，ドーム内に空いた多数の孔を開閉することにより，照射角度，線量などを決定する．

傷害されて生じる症状（麻痺，言語障害，視力障害，聴力障害，めまい，人格障害など）．
- 痙攣発作：脳は神経の中枢として，全身の運動，感覚，記憶，言語などに指令を出す役割を担い，この指令は電気信号の形で伝わる．その一部に損傷が起きると，電流の回路が狂い，異常な指令を発する．これが痙攣発作をひき起こす．
- がんの患者に神経症状が認められた場合は，まず脳転移を疑うべきである．
- CTと比較してMRIのほうが小さいものを描出できるため，脳転移を疑う場合，頭部のMRIを撮影することが望ましい．

3 治療

- 初期治療はステロイド治療である．
  → 2/3ほどの患者で脳浮腫が軽減され，症状が緩和される（症状のない患者では不要）．
- 治療法としては，放射線治療，手術などの組み合わせがある．
- 化学療法は抗がん薬が血液脳関門（BBB：blood brain barrier）[※3]を通常通過できないため，脳転移には効果が少ない（分子標的薬には血液脳関門を通過できるものもある）．
- 放射線治療は効果が出現するのに数日かかるため，緊急の対応が必要な場合（脳ヘルニアが生じていて，命にかかわる状態など）は外科的切除が第一選択である．
- 単独の腫瘍で，患者のPS（パフォーマンスステイタス，performance status）[※4]がよい場合も外科的切除あるいはSRS（定位手術的照射，stereotactic radiosurgery）[※5]（**図4**）の適応である．
  - SRSは手術と同等の効果があるが，効果発現にやや時間がかかるため緊急対応には不向き．
  - しかし，外科的切除が困難な部位の腫瘍の場合，個数が比較的多い場合，さらに開頭による身体の負担もないことから，適応は広がっている．
- SRS後，外科手術後の全脳照射の必要性に

※3　血液脳関門（BBB：blood brain barrier）　脳を有害物質から守るバリアー機構．脳の毛細血管は一般の血管と異なり，大きな分子やウイルスなどの異物が入り込めないようになっている．

第3章 照射部位別のがん放射線治療（代表的疾患）

ついては議論がなされているが，再発予防としての意義は依然高く，現状ではスタンダードの治療とされている．
- 脳転移の数が比較的多い場合も SRS を行うことの有効性が報告され[2]，1度に多数の腫瘍に対する SRS が行われたり，何度も SRS が繰り返されている場合もあったりする．こういう患者では，SRS により脳全体に照射された累積線量が高くなっている可能性がある．過去に SRS を施行された患者の場合，この治療により脳全体が照射された線量をしっかり評価した上で，全脳照射の可否，照射線量などは決定されるべきである．
- 全脳照射を行う場合のスタンダードな線量は 30Gy（グレイ）を10回で照射する方法である．
- 2回目の全脳照射
  - 化学療法の進歩で，脳転移出現後のがんの生存率が伸びている．このため，全脳照射後に，再び脳転移が出現する症例もある．
  - この場合，2回目の全脳照射を躊躇せずに行うべきである．
  - 有害事象をおそれて2回目の全脳照射は線量を少なくしがちだが，予後の短い症例がほとんどのため，晩期合併症の心配をするよりも，現状の症状軽減に主眼をおくほうが患者のメリットが大きい場合がほとんどである．十分な効果を出すためには，最低 20Gy 程度の線量は必要である．

4 放射線治療の有害事象

- 全脳照射の急性期有害事象
  - 照射野全体の頭髪の脱毛が認められる（通常半年ぐらいでまた発毛する）．
  - 頻度は高くないが，頭皮や耳の皮膚炎が生じることがある．
  - まれに中耳炎になる場合がある．
  - 脳の腫瘍が放射線の影響で一時的に腫大し，神経症状が強くなったり，脳圧の亢進が生じたりする場合がある（ステロイドなどで症状軽減可能）．
- 全脳照射の晩期有害事象
  - 全脳照射法を行うと，神経障害（白質脳症）が生じて認知症のような症状が引き起こされる可能性がある．
    - これは1989年に発表された論文[3]のためか，発生頻度が過大評価されている可能性がある．
    - この報告では，1年以上生存した患者のうち11％が認知症様の症状を呈した．
    - しかし，認知症様の症状を示した患者のいずれも，現在では行わないような高い線量を照射されていたり，増感薬を併用していたりという症例で，現在のスタンダード，30Gy10回の照射を受けた症例で，認知症様の症状を示したものはこの報告では一例もいなかった．
  - 実際の全脳照射による認知症様の症状の発症率は2％程度と考えられている．
  - 脳転移患者の認知症様症状の原因としては以下も考えられる（全脳照射だけが"悪者"でないことも，知っておくべきだろう）．
    - 腫瘍などのために治療前の段階で，すでに物忘れなどの症状を呈していた（患者の21～65.1％が該当）．
    - 抗痙攣薬（認知能力低下をきたすリスクが高い薬品），睡眠導入薬，医療用麻薬，

※4 PS（performance status） パフォーマンス ステイタス．患者の全身状態を表す指標．グレード0が最良．無症状であり，制限なしで社会活動ができる状態．グレード4が最も不良．身の回りのことができず，終日就床が必要な状態．

頭部の放射線治療 ①脳転移に対する放射線治療

表1　疾患特異的GPA (Graded Prognostic Assessment)

原発[*1]	因子	0	0.5	1	1.5	2
肺がん						
	年齢	>60歳	50〜60歳	<50歳		
	KPS[*2]	<70%	70〜80%	90〜100%		
	脳以外の転移の有無	あり		なし		
	脳転移の数	>3	2−3	1		
乳がん						
	年齢	≧70歳	<70歳			
	KPS	<60%	60%	70〜80%	90〜100%	
	ER/PR Her2	ER/PR Her2	ER/PR− Her2−	ER/PR+ Her2−	ER/PR− Her2+	ER/PR+ Her2+

[*1]　肺がんと乳がんのものを例として示した.
[*2]　KPS (kernofsky performance scale)：患者の全身状態を表す指標. 70%は自分自身の世話はできるが, 正常の活動をすることは不可能. 80%はかなりの臨床症状があるが, 努力して正常の活動が可能. 90%は軽い臨床症状があるが, 正常の活動が可能というレベル.

(Sperduto PW, et al: Summary report on the graded prognostic assessment: an accurate and facile diagnosis-specific tool to estimate survival for patients with brain metastasis. J Clin Oncol 30 (4)：419-425, 2012.)

表2　疾患特異的GPAの合計点数と生存期間中央値

原発	GPAの合計点数			
	0〜1	1.5〜2	2.5〜3	3.5〜4
肺がん	3か月	5.5か月	9.4か月	14.8か月
乳がん	3.4か月	7.7か月	15.1か月	25.3か月

化学療法, 開頭手術など.
- 認知能力の低下の最も強力な原因は, 脳転移の再発である.
  ○認知症様の症状をおそれるあまり, 全脳照射を避けるのはナンセンスかもしれない.
- ただし, 認知能力の低下の発生頻度は生存年数が長くなるにつれて, 増加する. 近年の化学療法薬の改良で脳転移患者の生存期間は伸びているため, 長期生存が見込まれる患者では, 慎重な適応判断が求められる.
- 海馬をよける, アルツハイマー治療薬の併用など認知能力低下を防ぐアプローチは研究されている.
  ○海馬の照射で短期記憶が低減することが

※5　SRS (stereotactic radiosurgery)　定位手術的照射. 多方向からガンマ線を照射したり (ガンマナイフ 図4), リニアックのガントリーを回転させながらX線を照射したりすることで (リニアックナイフ), 高線量を狭い範囲に照射し, その周囲の線量は低く抑える治療法. 通常, 分割照射ではなく, 1回の照射で終了となる. 脳腫瘍など呼吸変動の影響を受けない疾患で, 頭部をしっかり固定した状態で治療が行われる.

表3 脳転移治療方針決定方法

GPA高値, 脳転移腫瘍数が10個以下	腫瘍の大きさが3〜4cm以下	手術可能	治療方針
Yes	Yes	Yes	→ SRSまたは外科的切除*
Yes	No	Yes	→ 外科的切除*
Yes	Yes	No	→ SRS*
不問	不問	不問	→ 全脳照射または薬物などによる緩和治療

＊議論はあるが, SRSあるいは外科的切除後に全脳照射を行うのがスタンダードである.

知られている.
  ○しかし, 海馬への転移はまれではない.
- SRS後の急性期有害事象
  ○まれに照射当日, あるいは翌日に痙攣発作が生じる場合がある.
  ○腫瘍周囲の浮腫：これにより神経症状が出現する場合がある.
  ○脱毛は頭皮近くの腫瘍でもなければ生じない.
- SRS後の晩期有害事象
  ○脳壊死：腫瘍の再発との鑑別がむずかしい場合がある.
    ◇発現時期もさまざまで, 治療終了後数か月〜10年のあいだに生じうる.
    ◇強い脳浮腫を生じ, 脳圧亢進症状が出現する.
    ◇以前は外科手術やステロイドなどが使用されていたが, 近年は分子標的薬の有効性が報告[5]されている.

適応の判断

- 個々の患者の予後を的確に予測し, 治療に伴う有害事象を考慮し, 治療法を選択する必要がある.
- さまざまな予後予測因子を使用して, 予後予測が行われ, これにより治療法が判定されている.
- 一例として, 疾患特異的GPA(表1, 2)による予後予測を紹介する.
- 表3は, これを利用した治療方針決定方法を表にまとめたものである.

引用・参考文献

1) Committee of Brain Tumor Registry of Japan: Report of Brain Tumor Registry of Japan (2001-2004) 13th Edition. Neurol Med Chir (Tokyo) 54 (Sup. 1): 1-102, 2014.
2) Yamamoto M, et al: Stereotactic radiosurgery for patients with multiple brain metastases (JLGK0901): a multi-institutional prospective observational study. Lancet Oncol. 15 (4): 387-395, 2014.
3) DeAngelis LM, et al: Radiation-induced dementia in patients cured of brain metastases. Neurology 39 (6): 789-796, 1989.
4) Sperduto PW, et al: Summary report on the graded prognostic assessment: an accurate and facile diagnosis-specific tool to estimate survival for patients with brain metastasis. J Clin Oncol 30 (4): 419-425, 2012.
5) Gonzalez J, et al: Effect of bevacizumab on radiation necrosis of the brain. Int J Radiat Oncol Biol Phys 67 (2): 323-326, 2007.

頭頸部の放射線治療

Main Point

- 頭頸部がんは，発声，咀嚼，嚥下などの機能と形態を温存して治療することが，患者のQOL（quality of life，生活の質）にとって最も重要な部位の1つである．放射線治療はその点で手術より優れていることが多い．さらに，頭頸部がんには，放射線治療の効きやすい扁平上皮がんが多い．
- 根治的放射線治療が治療の第一選択になることが多い部位である．
- 粘膜反応，皮膚反応のケアが重要である．

1 主な適応となる疾患

- 頭頸部がんは飲酒，喫煙，食生活などが誘因となっており，中高年の男性に多い．
- 頭頸部（**図1**）がんは，扁平上皮がんが多く放射線感受性が高い（放射線治療が効きやすい）．
- そのため，がんのなかで罹患率は1％以下と低いが，放射線治療患者では10％以上を占める．
- 頭頸部がんは，手術により発声，咀しゃく，嚥下などの機能や容貌が損なわれるため，早期がんでは機能と形態の温存ができる放射線治療が第一選択となることが多い．
- 進行がんでは，効果を高めるために化学療法（抗がん薬）を併用する．同時に併用するほうが，順次併用するより効果が高いが，粘膜炎などの有害事象も増加するので注意が必要である．
- 手術可能な進行がんでも，機能と形態の温存を目指して化学放射線療法を行ったり，術後の領域照射を行うことがある．
- 解剖学的に細かい構造が多く，根治治療の割合が多く，精度の高い放射線治療が重要な部位の1つである．そのため，強度変調放射線治療（IMRT：intensity-modulated radiation therapy）などの高精度治療技術が行われることが多い．
- 手術困難な局所進行がんでは，化学放射線療法による治療が第一選択となる．
- 遠隔転移を有する例でも，QOL向上のために頭部の放射線治療を行うことがある．
- 喉頭がん，咽頭がん（上咽頭がん，中咽頭がん，下咽頭がん）はよい適応で，口腔がん，上顎がんなどの副鼻腔がん，固有鼻腔がん，聴器がんなども適応である．
- 唾液腺がん，分化型甲状腺がんは放射線感受

第3章　照射部位別のがん放射線治療（代表的疾患）

性が低い．
- 鼻腔・副鼻腔の腺様嚢胞がん，悪性黒色腫など，通常の放射線治療に反応が悪い疾患では，重粒子線治療を考慮する．
- 病期ごとのおおまかな分類と治療方針は以下である．
  - Ⅰ期：転移がなく2cm以下あるいは1亜部位にとどまる腫瘍．根治放射線療法あるいは根治手術の適応．
  - Ⅱ期：転移がない2〜4cmの腫瘍．根治放射線療法あるいは根治手術が適応で，大きな腫瘍では化学療法を併用することがある．
  - Ⅲ期：4cm以上の腫瘍あるいは同側単発性のリンパ節転移を伴う腫瘍．根治放射線療法か手術に化学療法を組み合わせる．
  - ⅣA期：隣接組織に浸潤している腫瘍，6cm以下のリンパ節転移を伴う腫瘍．根治放射線療法か手術に化学療法を組み合わせる．
  - ⅣB期：6cm以上のリンパ節転移を伴う腫瘍．根治放射線療法か手術に化学療法を組み合わせる．
  - ⅣC期：遠隔転移を有する腫瘍．根治の可能性はほとんどなく，化学療法・放射線治療・手術を組み合わせてQOLの維持と延命をはかる．

2　放射線治療の実際

- 放射線治療による唾液腺機能障害などの有害事象をできる限り出さないために，IMRTが行われるようになってきた（図2）．
- IMRTでは治療計画に1〜2週間必要である．
- 線量は，予防領域で45Gy〜50Gy，治療領域では60〜72Gy程度．

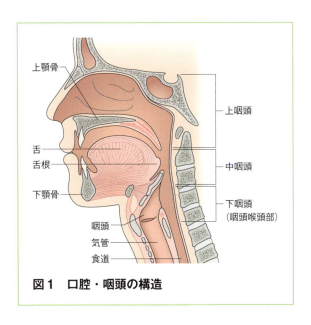

図1　口腔・咽頭の構造

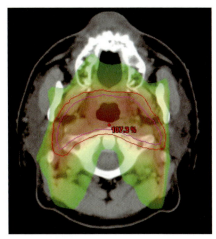

図2　上咽頭がんに対するIMRT

a. 照射開始時（頸部）　　　b. 照射法変更後（頸部）

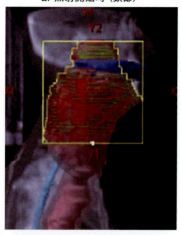

上中頸部は4MV X線
左右対向2門，1.2Gyを1日2回で17日間，40.8Gyまで

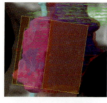

右側12MeV電子線
Spinal cordと重なる領域は電子線で補填

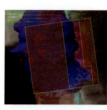

左側9MeV電子線

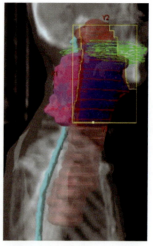

咽頭部は4MV X線
左右対向2門
1.2Gyを1日2回で30日間，72Gyまで

図3　進行下咽頭がんに対する照射法の1例

- 進行例はリンパ節転移の頻度が高く，全頸部のリンパ節を含め総線量50〜60Gyを照射する．また，化学療法の併用を検討する（**図3**）．

3 主な有害事象

急性期有害事象

- 治療開始後3週間目くらいから起こり，終了後1か月くらいまでに軽快する（治療中から終了直後くらいから起こる反応）．
- 粘膜炎と皮膚炎が主である．

口や唾液腺に照射した場合

- 口内炎になる（口腔粘膜炎）．
- 唾液の量が減って，口が乾く，ねばねばする（唾液腺機能低下）．

のどに照射した場合に起こるもの

- のどがいがらっぽくなる，痛くなる（咽喉頭粘膜炎）．
- のどが乾く（咽喉頭粘膜炎，唾液腺機能低下）．
- 痰がからむ（咽喉頭粘膜炎）．
- 声が出にくくなる（喉頭粘膜炎）．
- 食事のつかえる感じがする（咽頭，食道粘膜炎）．

いずれの部位でも起こりうるもの

- ひげが生えなくなる（照射した部分のみ）．
- 食べ物の味がわかりにくくなる（粘膜炎，唾液腺機能低下）．
- 照射した部分の皮膚が赤黒く日焼けのようになり，痛痒くなる（放射線皮膚炎）（**図4**）．

晩期有害事象（6か月以降に起きる）

口や唾液腺に照射した場合

- 口腔乾燥症（唾液腺機能低下）．
- 虫歯・歯周病（唾液腺機能低下）．
- 味覚障害（唾液腺機能低下）．
- 骨髄炎（放射線がかかった部位の歯を抜いた

第3章 照射部位別のがん放射線治療（代表的疾患）

後に多い）．

のどに照射した場合
- 痰がからみやすくなる（分泌低下）．
- のどの違和感が続く（分泌低下）．
- 声が嗄れる（喉頭浮腫）．

いずれの部位でも起こりうるもの
- 照射した部分の汗や皮脂が減って乾燥した感じがする（皮膚分泌機能低下）．
- 首から顎がむくんで太くなる（半年以降くらいに軽快）．
- 頸部が硬くなる（線維化）．

4 有害事象への対処方法

急性期有害事象への対処

- 治療中と治療終了後1か月に対する注意事項を示す．
- 刺激の少ない柔らかい食事を摂るように指導する．入院中の場合は食事箋から刺激物を抜く．
- 食事は，熱いもの，香辛料などの辛いもの，酸味の強いもの，味の濃いもの，硬いもの，刺激物は避ける．水分が多い食べ物（お粥，おじや，ポタージュスープ，ヨーグルト，豆腐，バナナ，ゼリードリンクなど）をすすめる（図5）．
- 禁酒・禁煙を厳守させる．飲酒や喫煙により粘膜炎が増悪する．もともと習慣性の飲酒や喫煙により発がんしている患者が多いのでとくに注意が必要である．喫煙は一生涯中止するように指導する．

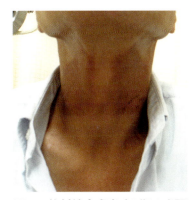

図4　放射線皮膚炎（Ⅰ期の喉頭がん）

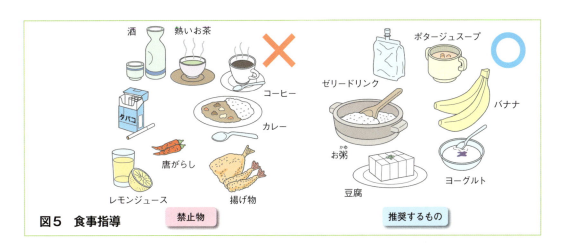

図5　食事指導

- 含嗽を励行する．1日に何回もうがいをして口のなかを清潔にすることは重要である．
- 生理食塩水の吸入を適宜行い，のどの乾燥をやわらげる．炎症が強い場合は去痰薬やステロイドの吸入を検討する．
- 照射範囲に口腔内が含まれる患者は，粘膜炎で弱くなっていて傷つくことがあるので，歯ブラシで歯ぐきや粘膜をみがかずに，歯と歯肉のあいだ，歯間のよごれは綿棒などで清掃するよう指導する．粘膜炎を発症している場合は，歯磨き粉やメンソールの入ったうがい液は使わないように指導する．
- 照射範囲内の顔や首を洗うときはごしごしこすらずに，ぬるま湯と刺激の少ない石けんで洗い，おさえるようにしてタオルを使う．
- ひげそりは電気カミソリを使い，直接肌に刃があたるカミソリは使わないよう指導する．
- 照射野内への刺激のある化粧品（ローションなど）は避ける．
- 首周りのきつい衣服（とくに糊のきいたワイシャツなど）は避ける．
- 熱いお風呂やサウナは避ける．
- 皮膚炎が生じ，皮膚が赤くなる，ひりひりするなどの場合は日焼けと同様に冷やすことが有効である．(**図6**)
- 皮膚炎によるひりひり感などがある場合には，保湿薬の軟膏（ヒルドイド®ソフトなど）や消炎薬の軟膏（アズノール®など）を使用し，著明な皮膚炎にはステロイド軟膏などによる処置を行う．皮膚剥離が生じている場合は被覆材などを使用して保護する．
- 照射野内に絆創膏を貼るのは皮膚炎を増悪させるので禁忌である．
- 発熱しているなど炎症が強いときは，正常組

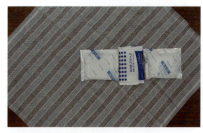

保冷材を大判のハンカチなどで包む

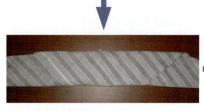

冷たさは包む布の厚さで調整する

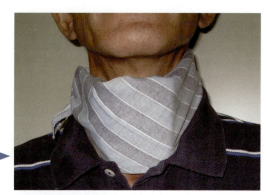

皮膚炎の箇所に巻いて冷やす

図6　頸部の冷却

織の耐用性が低下しているので治療を休んだほうがいいことがある．38℃以上の発熱や患者がぐったりしている場合には放射線治療担当医に連絡をとり指示を仰ぐ．

晩期有害事象に対する対処

- 治療終了から数年にわたっての注意が必要である．
- 口腔乾燥症の改善には約2年を要する．耳下腺の大部分が照射される上咽頭がんなどでは改善しないことも多い．つらい症状を訴える患者には唾液を出す薬（サラジェン®などのピロカルピン製剤など）を処方し，食事の指導を行う．
- 顎骨に放射線がかかっている場合は，歯を抜いた後で骨髄炎（顎の骨が腐る）になることがある．歯を抜くときは抜いてよいか必ず事前に放射線科担当医に相談するように指導する．

5 心理的サポートとケアの実際

- 有害事象についてあらかじめ説明し，対処法を指導しておく．
- 急性粘膜炎や皮膚炎は一過性のものであることを説明し，励ます．
- 喫煙や飲酒などがんになった生活習慣を改めるよう，本人家族との話し合いをもつ．
- 不明な点や心配なことがあれば主治医や看護師に相談するよう，話しやすい関係を築く努力をする．

6 疾患別の実際

喉頭がん

- 頭頸部がんのなかで罹患率が最も高い．
- 中高年の男性に好発する．喫煙，音声酷使，過度の飲酒などが関係するため，呼吸器や消化器系を中心とした重複がんの発生が25％程度にみられる．
- 発生頻度は，声門がんが最も多く約70％，声門上がんが約30％で，声門下がんは数％のみである．
- 大半を占める声門がんT1，T2は，早期より嗄声が出現し，リンパ節転移がまれなので治癒率が高い．
- 治療は，早期がんでは発声機能が温存できる放射線治療が選択されるが，進行がんでは放射線治療単独の治療成績は不良で，喉頭摘出術が一般的である．
- しかし，近年では機能形態温存を目指し，進行がんにも化学療法併用のIMRTなどが試みられ，よい成績をあげてきている．
- 線量は，通常法では総線量60〜66Gy（**図7**）．IMRTでの追加照射では総線量72Gy程度．
- 進行がんでは頸部リンパ節領域を含める．
- 放射線治療による声門がんの局所制御率は，T1で約90％，T2で約70％．T3では約50％程度である．

口腔がん

舌がん

- 舌の前2/3から発生したがん（後1/3は中咽頭がん）で，口腔がんの半数を占める．

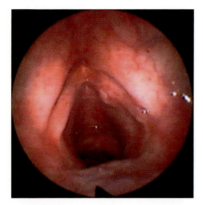
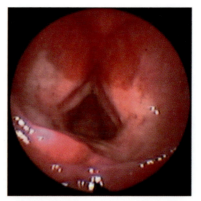

a. 照射前　　　　　　　　　　b. 66Gy照射後

図7　喉頭がん（声門，T1a扁平上皮がん）

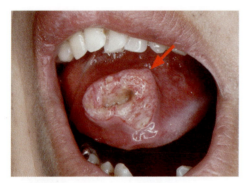
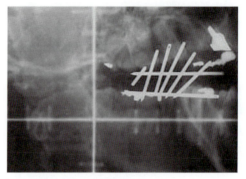

a. 治療前　　　　　　　　　　b. 治療中（舌に小線源を刺入）

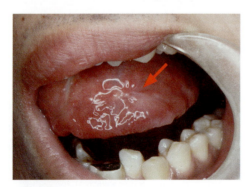

c. 治療後

図8　舌がんの組織内照射

舌縁に好発する（**図8**）．

- T1～2では70Gy程度の組織内照射（小線源治療）を行い（**図2**），T1は90%，T2で70～80%前後の制御率である．組織内照射は有効だが，行える施設が限定しており，地域連携が必要である．
- T3では30～40Gyの外部照射で腫瘍を小さくしてから組織内照射で40～50Gy照射する．T4では手術が原則である．
- 所属リンパ節転移は原則として，根治的頸部郭清術を行う．
- 5年原病生存率[※1]はⅠ期90%，Ⅱ期80%程度である．

- 中高年の男性に好発し，白板症が前がん病変として知られている．
- 歯牙や義歯による機械的刺激が誘因となり，

※1　原病生存率　その統計の対象となっている疾患に関する死亡者数のみを，死亡として計算する生存率のこと．

それ以外の口腔がん

- 頬粘膜がん，歯肉がん，口蓋がん，口腔底がんがある．
- 組織内照射が行える施設が限られており，機能温存手術や同時再建が行われることが増えた．

咽頭がん

上咽頭がん

- 中国南部や東南アジアに多く，EBウイルス（EBV：Epstein-Barr virus）感染が発がんに関与している．
- 特異な症状がなく，日本では比較的まれなことから発見が遅れやすい．
- 頸部リンパ節腫大，中耳炎などが診断のきっかけになる．
- EBウイルス感染の程度（抗体価の測定）が腫瘍マーカーとして用いられる．
- 未分化がん，低分化扁平上皮がんがほとんどで放射線感受性が良好であり，部位的に手術が困難なので放射線治療が第一選択とされる．
- 早期から転移しやすく，化学療法の併用が一般的である．
- N0例では原発巣と予防的に両側上中頸部リンパ節領域を照射する．頸部リンパ節転移例では原発巣と両側頸部及び鎖骨上窩リンパ節領域を照射する．
- 放射線治療による唾液腺機能低下を起こさないために，IMRTが行われる（**図2**）．
- 線量は，予防領域で45Gy～50Gy，治療領域では65～72Gy程度である．
- 5年生存率はⅠ期90％，Ⅱ期70％，Ⅲ期50％，Ⅳ期30％程度である．

中咽頭がん

- 中咽頭は前壁（舌根），側壁（扁桃），後壁，上壁（軟口蓋）に分類される．
- 機能・形態の温存する意味から，放射線治療で治療されることが多いがんの1つである．
- 約半数でヒトパピローマウイルス（HPV：human papillomavirus）感染が，発がんに関与している．
- 進行例では手術を主体とした治療が選択されることが多いが，化学放射線療法の適応も拡大している．
- 総線量は60～66Gy程度．局所進行例では，同時併用化学療法，IMRTで照射をするなどの工夫がされる（**図9**）．
- 通常法単独の5年原病生存率はⅠ期70％，Ⅱ期60％，Ⅲ期50％，Ⅳ期30％程度だが，化学療法併用で生存率が向上する．

下咽頭がん

- 頭頸部がんのなかでは予後不良ながんである．
- ほかの頭頸部腫瘍と比較すると女性に多い．
- 手術可能症例では手術成績のほうが放射線治療より優れており，一般には手術を第一選択とする．
- 進行がんに対しては，化学療法併用が標準である．
- 上部消化管内視鏡で，偶然見つかる早期表在例では，局所照射で90％程度の制御が期待できる．
- 進行例はリンパ節転移の頻度が高く全頸部のリンパ節を含めて総線量60～70Gyを照射する．可能であればIMRTで照射する（**図3**）．
- 5年原病生存率はⅠ期50％，Ⅱ期40％，Ⅲ期

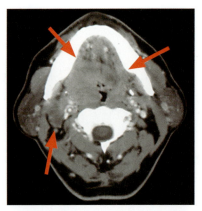
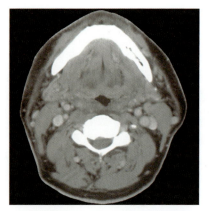

a. 照射前（右側から正中線を越え動静脈を巻き込む大きな腫瘍）

b. 多分割照射法（72Gy照射後，腫瘍は消失している）

図9 中咽頭がんに対する根治照射（扁平上皮がん，T4N2M0）

30％，IV期20％程度とほかの咽頭がんと比較して低い．

その他のがん

眼・眼窩腫瘍
- 網膜芽細胞腫，ブドウ膜悪性黒色腫，悪性リンパ腫，横紋筋肉腫などで適応となる．視力を温存しての制御が目的．

上顎がんとその他の副鼻腔がん
- 上顎がんには，診断のための開窓術，浅側頭動脈にカテーテル留置した動注化学療法，放射線治療，その後，拡大掻爬術による三者併用療法が一般的．
- その他の副鼻腔がんでは，視力が温存できるかが問題になることが多い．

唾液腺腫瘍
- 腺がん系が多く，放射線感受性が低いので手術摘出が第一選択である．
- 病理学的に高悪性度，術後腫瘍残存の場合に術後照射を考慮する．

甲状腺がん
- 分化がんは手術が第一選択で，5年生存率は90％程度と，予後良好ながんである．
- ヨウ素取り込み能がある分化がんの転移治療や術後治療に，放射性ヨウ素の内用療法が行われる．
- 未分化がんはきわめて予後不良であるが，対症的に放射線治療を行うことがある．

聴器がん
- まれながんで，特異的な症状に乏しいので進行してから診断されることが多い．
- 手術と術後放射線療法で治療されることが多い．

3 胸部の放射線治療

> **Main Point**
> - 胸部には乳がん，肺がん，食道がんなど，放射線治療の適応となる疾患が多い．
> - 縦隔の照射では，食道の急性粘膜炎による食道炎への対処が重要である．なかでも，薬物療法を併用する放射線治療の場合は，食事などの生活指導が重要である．
> - 肺の放射線耐容線量は比較的低く，照射後数か月は，咳・発熱などを徴候とする放射線肺炎への注意が必要である．

1 適応となる主な疾患

- 乳がん，肺がん，食道がん，縦隔腫瘍，縦隔などへのリンパ節転移，胸椎や肋骨などの骨転移など，胸部のさまざまな疾患と病態で放射線治療が行われる
- 乳がん，肺がん，食道がんに関しては，第3章「照射部位別のがん放射線治療（代表的疾患）」の各疾患の項を参照．
- 早期乳がん患者に対する乳房温存療法では，温存手術と術後の乳房照射がセットになっており，適応となる患者は多い．
- 根治照射を施行する肺がん，食道がんなどは，ごく早期か，進行期で切除不能，なんらかの理由で手術不能（年齢，全身状態など）の場合が多い．
- 進行がんでは化学放射線療法を施行することが多い（**図1**）．
- 近年注目されている肺がんの定位放射線治療は，リンパ節転移のない5cm以下の小さな肺がんに対する治療で，Ⅰ期では手術と同様の治療成績をあげている．
- 肺がん，食道がん，胸腺腫などでは縦隔や鎖骨上窩への術後照射を行うことがある．
- 胸膜中皮腫では患側肺全摘術後の全胸壁照射を行う．
- 転移巣への治療は症状緩和のために行われることが多く，代表的なのは骨転移の疼痛軽減のための照射である．
- SVC (superior vena cava，上大静脈) 症候群[※1]の緩和目的の照射や脊髄圧迫に対する照射は，ときに緊急性を要することもある（第4章-4「緊急照射」参照）．

2 放射線治療の実際

- 胸部への照射では，前後対向2門あるいは4門照射が行われることが多い．
- 特殊な治療として，肺の定位放射線治療があ

※1　SVC（上大静脈）症候群　なんらかの理由でSVCが圧排され，心臓に還流できなくなった血液により上半身の浮腫が出現する病態．

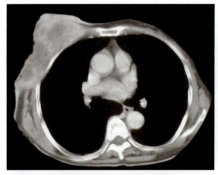
a. 治療前．
右乳房から皮膚，胸壁に浸潤する腫瘍を認める．

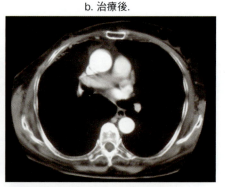
b. 治療後．
わずかな瘢痕のみで腫瘍は消失している．

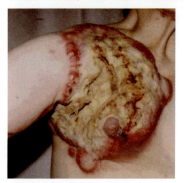
腫瘍は広範囲に皮膚に浸潤している．

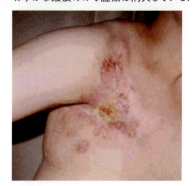
56Gy＋ドセタキセル4サイクルを毎週投与後．

図1 進行乳がんに対する化学放射線療法（浸潤性乳管がん T4N3M1）

る．多方向から小さな照射野を用いて照射を行う．この治療では通常の分割照射の5～8倍程度を1回線量（10～15Gy）で使用することが多いため，通常の方法よりしっかりした固定で，精度よく照射しなければならない．

根治照射

- 放射線治療あるいは化学放射線療法で治癒を目指す治療が行われるのは，肺がん，食道がんなどである．
- いずれも薬物療法併用や放射線治療単独などで60Gy程度の放射線治療が施行される．照射期間は1か月半程度である．

術後照射

- 術後照射は，浸潤性胸腺腫や食道がん，肺がんにも行われる．術後遺残がある場合には60Gy程度，遺残がない場合には40～50Gy程度の照射が行われる．
- 胸腺腫でも浸潤傾向のある腫瘍では再発時に心膜や大動脈浸潤がみられることが多いため，術後照射が施行される．
- 乳房温存療法は手術と術後放射線療法の組み合わせで行われる治療で，術創の治癒がみられた頃から放射線治療が開始される．術後照射を施行しない場合，乳房内再発のリスクが増加する．術後遺残がある場合には60Gy程度，遺残がない場合には50Gy程度の照射が

第3章 照射部位別のがん放射線治療（代表的疾患）

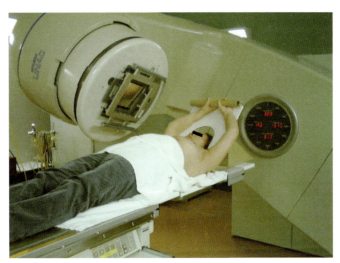

図2 乳房に対する接線照射
患者は両上肢を挙上し臥位で照射を受ける．

行われる．乳房温存療法では，肺の線量を軽減するため，接線照射（**図2，3**）が行われる．
- 乳房温存療法接線照射の例については第3章-3-①「乳がん」を参照．

姑息的照射

- 骨転移の疼痛やSVC症候群，腫瘍による閉塞性肺炎の改善目的など，症状改善を目的とした姑息的な照射では，可能なかぎり早急に症状を緩和し，短期間で負担が少ない治療であることが望ましい．そのため3Gyを10回，4Gyを5回，8Gyを1回などの線量分割が用いられる．
- 詳しくは第4章-4「緊急照射」を参照．

3 主な有害事象

急性期有害事象

- 照射中から照射後数週間にみられる有害事象である（**表1**）．
- 急性期の有害事象は照射開始後，2〜3週間後に出現することが多い．ほとんどは可逆的で，治療後には回復するものが多い．
- とくに根治照射の場合には，有害事象をケアし，可能な限り治療を休止せずに継続することが重要である．
- 急性期有害事象は，薬物療法併用時には照射単独よりも重篤となりやすい．薬物によっては併用が禁忌と指定されているものもあるので，薬物療法併用時には十分な注意が必要である．
- 皮膚炎は，4〜6MV（メガボルト）のX線を使用する乳房照射，1回線量が多い肺定位照射や薬物療法併用で起こることが多い（**図4**）．
- 全身的な有害事象としては放射線宿酔があげられる．放射線治療開始後全身倦怠感が出現するもので，頻度は低く，個人差があるが，重度な場合は通院が困難となることもある．

107

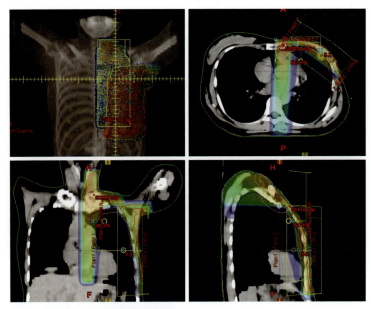

図3　進行乳がんの線量分布図
乳房切除後．胸壁＋鎖骨上窩＋胸骨傍に対する照射野．

表1　急性期有害事象

部位	所見	症状
皮膚	皮膚炎	発赤，色素沈着，熱感，掻痒感など
食道	食道粘膜炎	嚥下困難，嚥下時疼痛など
肺	放射線肺炎	発熱，咳，呼吸困難など

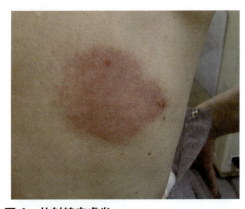

図4　放射線皮膚炎
背部にみられた肺定位照射後の放射線皮膚炎，照射範囲に一致した発赤がみられる．

晩期有害事象

- 晩期有害事象は照射後半年以降に起こりうる有害事象で，その原因は照射野の慢性の血流障害や慢性炎症による線維化，浮腫などである．晩期有害事象は急性のものと異なり，出現した場合，治癒が困難である．
- 症状があるような有害事象では対症療法が主体となる．
- **表2**にある有害事象は，通常，根治照射にて60Gy以上の放射線治療を行った場合に起こることがある有害事象である．

表2 晩期有害事象

部位	所見	症状
皮膚	汗腺機能低下，色素沈着	熱感，乾燥，掻痒感
食道	食道狭窄	嚥下困難
肺	肺炎	発熱，咳，呼吸困難など
リンパ	胸水，肺水腫	呼吸困難，咳
心臓	心筋梗塞，狭心症	胸痛など
心膜	心嚢水貯留	心不全症状
甲状腺	甲状腺機能低下	易疲労感など

表3 急性期有害事象の対処方法

部位	所見	症状	対処法	禁忌
皮膚	皮膚炎	熱感	冷却（タオル，氷枕など）	湿布などでの冷却
		掻痒感	ステロイド軟膏塗布	物理的，化学的な刺激
		水疱形成，表皮剥離，潰瘍	消毒，創部保護	物理的，化学的な刺激
食道	食道粘膜炎	嚥下困難，嚥下時疼痛など	粘膜保護剤	物理的，化学的な刺激
肺	肺炎	発熱，咳，呼吸困難など	鎮咳薬，ステロイド薬内服	喫煙

4 有害事象への対処方法

- 急性期有害事象は照射開始後2～3週間後に出現し，1週間程度続く．
- 多くは適切なケアで症状を軽減できるが，不適切な処置を行うと症状を悪化させるため，対処には十分な知識が必要である．
- 急性期有害事象の対処方法を**表3**に示す．
- 皮膚炎への対処方法は，まず刺激の軽減である．患者自身が掻く，下着などで締めつける，衣類などでこすれるといった刺激を避ける指導が必要である．
- 冷却も有効であるが，湿布などは貼り剥がしの際に表皮剥離が起こることがあり，禁忌である．
- かゆみが強いときはステロイド軟膏の塗布が有効である．
- 水疱形成や潰瘍などはほとんど出現しないが，創部保護のためテープ固定を行うと，皮膚炎が拡大し，悪化するので禁忌である．
- 食道炎は食道粘膜の保護のために，粘膜保護剤の処方，柔らかい食事のメニューの栄養指導などが有用である（第3章−2「頭頸部の放射線治療」の食事指導を参照）．
- 喫煙は食道炎を悪化させるので禁忌である．

表4　晩期有害事象の対処方法

部位	所見	症状	対処法
皮膚	汗腺・皮脂腺機能低下，色素沈着	熱感，乾燥，搔痒感	保湿
食道	食道狭窄	嚥下困難	ブジー，ステント
肺	肺炎	発熱，咳，呼吸困難など	鎮咳薬，ステロイド薬内服
リンパ	胸水，肺水腫	呼吸困難，咳	鎮咳薬，利尿薬
心膜	心囊水貯留	心不全症状	心囊水ドレナージ

晩期有害事象の対処方法を**表4**に示す．

- 放射線肺炎は症状（発熱，咳など）が出現すれば加療の対象となるが，無症状の場合は経過観察を行う．
- 胸水や心囊水貯留は，利尿薬投与などの対症療法となる．心タンポナーゼや呼吸不全などがあれば，ドレナージが必要となる．

5　心理的サポートとケアの実際

- わが国では外科手術に比べると，放射線治療はまだまだなじみのない治療であるため，患者の不安も強いことが多い．
- 乳がんや肺がんでは，放射線治療が世界的標準の1つであることを説明する．
- さらに放射線治療は目にみえない治療であるため，患者はその治療効果を実感しにくい．疼痛などの症状があれば，その改善という形で実感できるが，症状の改善は通常治療終了時までなかなか実感できない．
- そのため治療の目的の理解不足，有害事象への誤解により，治療が休止や中断されることがあるので，そうならないように注意する．
- 皮膚炎や食道炎などの多くの急性期有害事象は，適切なケアにより軽減でき，一時的であるので，有害事象に対する患者の十分な理解が必要である．
- 患者説明用のパンフレットなどを用いての説明や，ビデオやDVDの使用も有用である．
- 有害事象への対応時にも，より具体的な対応が必要である（**表3，4**参照）．
- さまざまなケアが必要なため，放射線治療のクリニカルパスを使用している施設も多い．

胸部の放射線治療
① 乳がん

Main Point

- 日本人女性の11人に1人，放射線治療患者の4人に1人は乳がんで，その多くは乳房温存術後の乳房照射患者である．
- 主な有害事象は皮膚炎であり，照射による乳房皮膚の変化とケアを正しく理解して，適切な指導を行う必要がある．
- 比較的若年の女性が多いことから，患者の治療に対しての不安が強く，看護師が果たす役割は大きい．

1 乳がんに対する放射線治療の現状

- 乳がんは日本人女性に最も多いがんであり，2012年1年間に乳がんと診断された患者は約74,000人である．
- 検診や腫瘍触知で見つかる早期乳がんが多く，乳がん全体の5年生存率は約91％，10年生存率は約79％で治りのよいがんの1つでもある．
- 腺がんであるが放射線感受性が比較的高く，原発巣の初回治療・局所再発・遠隔転移のいずれの場面においても放射線治療が重要な役割を果たす．
- 早期乳がん（Tis, 1, 2N0, 1M0）では乳房部分切除＋乳房照射からなる乳房温存療法が標準的治療法で，これに全身薬物療法を組み合わせる．
- 浸潤性乳管がんはサブタイプ分類によって薬物療法の選択が異なる．
- ホルモン受容体が陽性のルミナルタイプでは内分泌療法，HER2が陽性のHER2タイプではハーセプチン®などの分子標的薬と抗がん薬，トリプルネガティブタイプでは抗がん薬が行われる．
- 局所進行例では根治的乳房切除術と必要に応じて術後領域照射と，サブタイプによって個別化した薬物療法を行う．
- 手術不能な局所進行がんでは全身薬物療法が治療の主体だが，局所の放射線治療を施行することがある．
- 病期別の5年生存率はⅠ期約99％，Ⅱ期約95％，Ⅲ期約80％，Ⅳ期約33％で，進行期では集学的な治療が重要である．
- 乳房や胸壁に対しては，上肢を挙上しての接線照射が用いられる．
- 長期予後が期待できる疾患なので，精度のよ

表1　乳がんに対する標準的な放射線治療

病状	線質	総線量
温存乳房照射	4〜6 MV[*1] X線	50 Gy[*2] / 5週間 42.56 Gy / 22日
温存乳房腫瘍部分への追加照射	電子線	10〜16 Gy / 1〜2週間
乳房切除術後胸壁照射	4〜6 MV X線	50 Gy / 5週間
乳房切除術後リンパ節領域照射	4〜6 MV X線	50 Gy / 5週間
リンパ節再発に対する照射	4〜6 MV X線	60〜66 Gy / 5〜6週間
骨転移に対する照射	10 MV X線	30 Gy / 2週間 20 Gy / 1週間 8 Gy / 1回
脳転移に対する全脳照射	4〜6 MV X線	37.5 Gy / 3週間 30 Gy / 2週間
脳転移に対する定位照射	X線，ガンマ線	10〜27 Gy / 1回

*1　MV：メガボルト　　*2　Gy：グレイ

い治療で晩期有害事象のリスクを減らす必要がある．
- 乳がんに対する主な放射線治療を**表1**に示した．
- 骨や脳などの遠隔転移に対する対症的な治療法としても放射線治療は有効である．
- 乳がんに対する放射線治療は，集学的治療の一部で主として補助療法や対症療法として行われるため，高精度放射線療法や粒子線治療はあまり行われていない．

2 乳房温存療法における乳房照射

- 乳房を全摘しないでがんを治す乳房温存療法では，温存乳房内からの再発を予防するのに乳房照射を行う．
- 腫瘍摘出および腋窩センチネルリンパ節生検または腋窩リンパ節郭清後に乳房照射を行う．
- 腫瘍の広がりが限局性で腫瘍部位を切除しても乳房の整容性が保たれる場合に温存療法の適応になるのであり，そうでなければ本来的には全摘＋再建が望ましい．
- 乳房温存手術だけでは乳房内再発が18〜35％で生じるのに対し，乳房温存手術に乳房照射を加えた場合の再発率は3〜11％であったことが欧米の臨床試験でわかっている．
- 乳房照射を行うことで，乳房部分切除であっても，根治的乳房切除術と同等の成績が得られたことから，今日では標準的治療となっている．
- 照射範囲はわが国のガイドラインでは全例に全乳房照射を推奨している（**図1**）．
- 欧米では低リスク乳がん（Ⅰ期＋ルミナルA＋閉経後の例など）に対しては乳房部分照射が行われるようになっている．
- 高リスク例（50歳未満，リンパ管浸潤あり，脈管浸潤あり，リンパ節転移あり，切除断端近接か陽性のいずれかでもある例）では腫瘍床への追加照射を行う．
- 腋窩リンパ節転移が4個以上の患者さんでは鎖骨上窩などのリンパ節領域照射も同時に推奨される．
- リンパ節転移陽性例，原発腫瘍がやや大きい

第3章　照射部位別のがん放射線治療（代表的疾患）

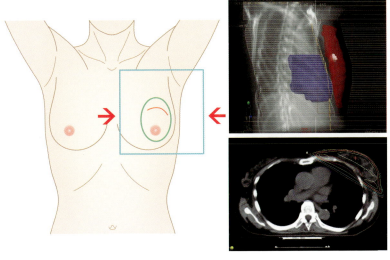

両上肢を挙上して胸壁の接線方向から照射する．エレクトリックコンペンセーター使用で線量分布を均一にしている．不均一であると効果が低下したり有害事象が強くなる．

図1　乳房照射のイラストと線量分布

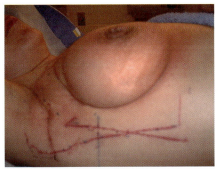

皮膚線量が高くなる．エネルギーの低いX線や電子線で起きやすい．

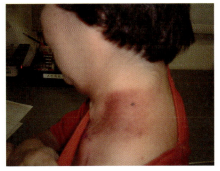

抗がん薬併用，皮膚線量が高くなる部位，衣服の摩擦がある部位で起きやすい．

図2　皮膚反応

例，組織学的に悪性度が高い場合は，化学療法を先行させ，腫瘍の縮小をはかってから乳房部分切除術を施行し，その後に乳房照射を行う．

- 標準的照射法は，乳房全体に4あるいは6MV X線を用いて接線2門で照射した後に，腫瘍床に対して前1門の電子線で照射する方法である．
- 従来は1回2Gy で全乳房に25回，50Gy を照射後，腫瘍床に10〜16Gy 程度を追加照射していた．
- 2013年から1回線量を2.66Gy 程度に上げた寡分割照射法も診療ガイドライン上で推奨されている（50歳以上，pT1-2，全身化学療法を行っていない，線量均一性が保たれる例）．この場合，乳房照射は16回で終了し利便性に優れる．イギリスやカナダではこちらが標準である．

3 胸部の放射線治療 ①乳がん

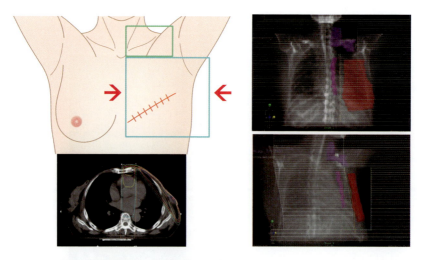

図3 乳房切除術後照射のイラストと線量分布

- 非浸潤がんでも術後乳房照射で温存乳房内再発が有意に減少することが示されており，術後乳房照射が強くすすめられる．
- 最近欧米では実臨床で，加速乳房部分照射（APBI：accerelated partial breast irradiation）が用いられている．これは，50歳以上，T1N0M0，ルミナルAなど低リスク症例に適応を限定し，腫瘍のあった周囲の乳房に限って5日間程度で照射を終了する方法である．
- 乳房照射の禁忌は，妊娠中，患側乳房・胸壁への照射の既往がある例，背臥位で患側上肢を挙上できない例，強皮症や全身性紅斑性狼瘡（SLE：systemic lupus erythematosus）を合併している例である．
- 急性期有害事象としては，乳房から腋窩の皮膚変化が臨床的にもっとも多い．最初の変化は放射線照射により皮脂腺，汗腺の機能低下で皮膚が乾燥して皮脂欠乏になる．ヒルドイド®ソフト軟膏などの塗布で補うと皮膚炎の予防効果がある．
- 放射線性皮膚炎としては，照射開始後3週間目位から日焼けのような症状が出始める（**図 2**）．皮膚の発赤，ヒリヒリ感，熱感，日焼け様の色素沈着などである．対処法は，局所の冷却，保湿薬，ステロイド軟膏の塗布である．
- 照射部位への刺激を避ける意味で，ワイヤー入りブラジャーやレースがこすれるものは避け，締めつけの少ないものがよい．
- 温泉，サウナ，プール，岩盤浴などは治療中と終了後1か月は避けるほうがよい．
- 数か月後に100〜1,000人に1人程度に放射線性肺炎が起こる．咳，熱などが続き風邪症状と違う場合は受診するように話しておく．症状が強い場合はステロイド薬を投与する．
- 晩期有害事象として，乳輪乳頭・腋窩などの色素沈着，乳房痛，照射部位の発汗低下などがある．

3 乳房切除術後の領域照射

- 根治的乳房切除術で，腋窩リンパ節転移4個以上などの高リスク群では，術後の胸壁と鎖骨上窩に対する50Gyの術後照射を行うことで局所再発を低下させ，生存率を改善すると

第3章　照射部位別のがん放射線治療（代表的疾患）

表2　放射線治療費の例

例	線量など	1割負担	3割負担
温存乳房照射	50Gy	36,350	109,050
温存照射 Boost あり	60Gy	40,600	121,800
胸壁＋鎖骨上窩照射	50Gy	37,050	111,150
リンパ節転移	60Gy	40,600	121,800
骨転移	30Gy	11,100	33,300
脳転移の定位照射	ガンマナイフ	50,000	150,000
	リニアック	63,000	189,000
全脳照射	30Gy	11,100	33,300

- 健康保険でカバーされる.
- これは1例で，病状や治療法の詳細，施設により費用は違う.
- がん保険では，放射線治療の保障がある．以前は50Gy以上でないと支払われないことがあったが，最近はそうではなくなってきた．

いう報告もある（図3）．
- 胸骨傍リンパ節領域への照射は臨床的に転移が疑われる場合に限って行う．
- 乳房再建を希望する場合は，インプラント挿入後など再建術終了後に胸壁照射を行うべきである．エキスパンダー挿入中は推奨しない．
- 皮膚のケアについては温存乳房と同様である．鎖骨上窩は襟など衣服の刺激，日光刺激で皮膚炎が悪化しやすいので注意する（図2）．

4 領域再発に対する放射線治療

- 再発治療の基本は全身薬物療法であるが，領域リンパ節や胸壁の再発では放射線治療が有用である．
- 領域へは25回，50Gy程度を照射し，腫瘍部には60Gy/30回以上のBoost照射を行う．
- ここで問題となる有害事象も皮膚炎が最も多い．

5 脳転移に対する放射線治療

- 転移性脳腫瘍の原発巣として乳がんは肺がんに次いで多い．

- 従来，3cm以下で3個以下の転移症例で定位手術的照射（SRS：stereotactic radiosurgery）が推奨されていたが，最近はさらに多発性の脳転移に対しても全脳照射をすぐには行わず定位照射を行う傾向がある．
- ガンマナイフ，サイバーナイフ，通常の直線加速器（リニアック，LINAC：linear accelerator）を使った定位照射に効果の差はない．
- 定位照射は治療費用の負担が多いので注意が必要である（表2）．

6 骨転移に対する放射線治療

- 転移性骨腫瘍原発巣としても乳がんは多い．全身薬物療法で制御できない疼痛や神経症状が出現した場合に対症的な放射線治療を検討する．
- 線量分割は，30Gy/10回，20Gy/58Gy/1回などさまざまである．小線量で抗腫瘍効果は期待せずに症状の緩和を目的に行う．
- 放射線医薬品による内用療法にはストロンチウムがある．今後，α線核種の乳がんにおける保険適応も検討されている．

胸部の放射線治療
② 肺がん

Main Point

- 肺がんの放射線治療では,化学放射線療法が主体である.
- 遠隔転移のない小細胞肺がん,中等度進行の非小細胞肺がんでは,化学放射線療法が第一選択である.
- 有害事象の食道炎,肺炎などの出現を予防し,軽減するケアが必要となる.
- 定位放射線照射はリンパ節転移のない3cm程度までの孤立性肺腫瘍に行われる.

1 肺がんの治療

- 肺がんの治療には,手術,放射線治療,化学療法などがあり,この組み合わせで治療が行われる.組み合わせ方は腫瘍のタイプ,患者の状態などにより異なる(図1).
- 肺がん治療は,小細胞がんと非小細胞がんで大きく異なる(図2).

2 根治的化学放射線療法

- 化学療法(抗がん薬などの薬物療法)と放射線治療を組み合わせて行う治療であり,多くの場合は治癒を目標としている.
- 照射する範囲は,画像でみえる腫瘍の範囲(肉

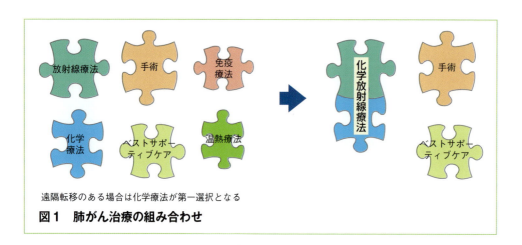

遠隔転移のある場合は化学療法が第一選択となる
図1 肺がん治療の組み合わせ

第3章 照射部位別のがん放射線治療（代表的疾患）

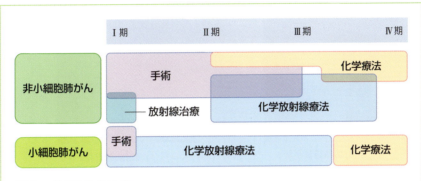

図2　病理的治療方針
小細胞肺がんの治療は化学放射線療法が主体である．非小細胞肺がんは切除可能であれば手術を行うが，切除不能の場合は化学放射線療法が選択される．全身状態によって，化学療法や放射線治療が単独で行われることもある．

眼的腫瘍体積，GTV：gross tumor volume）に領域リンパ節を含めた領域（転移の可能性が高い範囲＝臨床標的体積，CTV：clinical target volume）である（**図3**）．

- 非小細胞肺がんでは，1回1.8〜2Gy（グレイ）で，総線量は60〜66Gy程度であるので，治療期間は1か月半程度必要である（**図4**）．
- 小細胞肺がんは，進行が早いため1日2回照射が有効である．1回1.5Gyの照射を1日2回行い，3週間で45Gy照射する．短期間に多くの放射線を照射することが利点なので，途中休止しないほうがよい．
- 一般に，化学療法の点滴施行後に放射線治療を施行するほうが効果的で，タイミング（投与の順番）に留意する必要がある．
- 化学療法と放射線治療は，同時併用が効果的な反面，有害事象も出やすい．食道炎，肺炎，食欲不振，倦怠感，悪心・嘔吐，骨髄抑制，皮膚炎なども強く出る可能性がある．
- 有害事象が多くなるため併用不可の薬物（ゲ

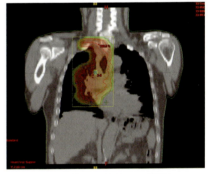

図3　Ⅲ期肺がんに対する照射野
Ⅲ期肺がんでは，原発巣肺門リンパ節同側縦隔を（この場合は鎖骨上窩も）含んだ照射範囲となる．

ムシタビン塩酸塩など），使用量を減少させないといけない薬物（タキサン系薬物など）がある．
- とくに食道炎，肺炎，皮膚炎などは化学療法併用により，より放射線の量が少ないうちから（低線量）でも出現しやすいので，留意が必要である．
- 食道が照射範囲に含まれる患者では，頭頸部がんの食事に準じて，刺激物を避け，柔らか

117

3 胸部の放射線治療 ②肺がん

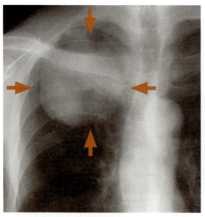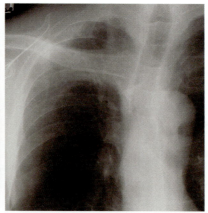

a. 照射前：右の上葉に大きな肺腫瘍がある．　　b. 照射70Gy後6か月：照射後，肺のわずかな線維化のみで治癒．

図4　肺がんの放射線治療効果

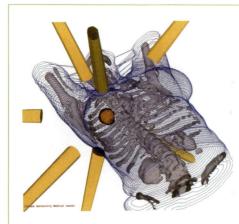

図5　肺がんの定位放射線治療

肺定位照射の一例．7方向から腫瘍へ照射する場合．
〔図提供：エレクタ（株）〕

いものを摂るなどの注意が必要である．

早期がんに対する定位放射線治療

- 早期（Ia～b期）の肺がん（3～5cm以下でリンパ節転移がない）に対し，1回大線量の放射線をピンポイント的に集中して照射する治療である（**図5，6**）．通常1週間程度の治療期間が必要となる．
- わが国では，12Gyの4回で48Gyが一般的である．
- 1度にたくさんの放射線を照射するので，精度よく腫瘍のみに照射しなければ危険で，しっかりとした患者固定が必要となる．そのため，身体の型を取ったり（ボディシェル，バックロック，ブルーバックなど），腹部を固定する固定具（ボディフレーム，腹帯など）を用いたりする．
- 治療計画用撮影では，固定具の作製，CTで患者の呼吸に伴う腫瘍の位置移動の観察などを行うので，長時間を要する．
- 通常の照射が10分程度で終了するのに対し，定位照射は厳密な位置合わせなどに時間を要

第3章 照射部位別のがん放射線治療(代表的疾患)

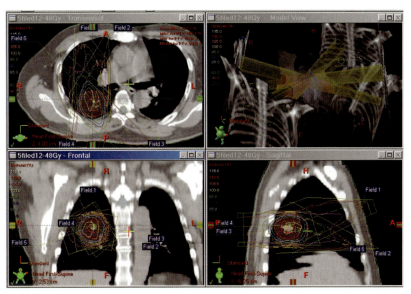

図6　肺定位照射の線量分布図
5方向から照射する場合の線量分布図．対側肺へかからないように，肺の線量等に留意して照射方法を決定する．

- し，1時間以上かかることもある．
- 患者には，厳密さが必要な治療であるため，準備に長時間が必要なことをあらかじめ説明して，理解を求めておく必要がある．
- 体幹部定位照射は保険点数が高い[※1]ことも説明しておく．

術後照射

- 手術により腫瘍を取り切れていない，あるいは肉眼的には取り切れたがミクロの遺残が考えられるときに，再発予防のために行う．
- 術後遺残がある場合，縦隔に50Gy照射後，遺残部分に60Gy程度まで照射することが多い．腫瘍床を含める場合もある．明らかな遺残がない場合は，縦隔に50Gy照射することが多い．
- 術後予防照射の必要性については意見が分かれているが，再発の多いⅢ期の肺がんに関し

ては，なんらかの術後治療が必要とされている．
- 有害事象は根治照射に準じる．
- 患者によっては，術後で体力が落ちていたり，さらに治療が必要といわれ精神的に動揺している場合もある．心身両面からのケアが必要である．

術後再発に対する放射線治療

- 手術後に再発した肺がんのうち，局所（縦隔リンパ節や肺野）に限局している場合に放射線治療の適応となる．
- 再発腫瘍がみられる範囲に対し，60Gy程度の照射を行う．
- 化学療法を併用することが多い．
- 有害事象は根治照射に準じる．
- 放射線治療終了後も化学療法を継続する場合があり，医師と打ち合わせのもと，長期的な

※1　体幹部定位照射は63,000点（3割負担で189,000円）と高額である．

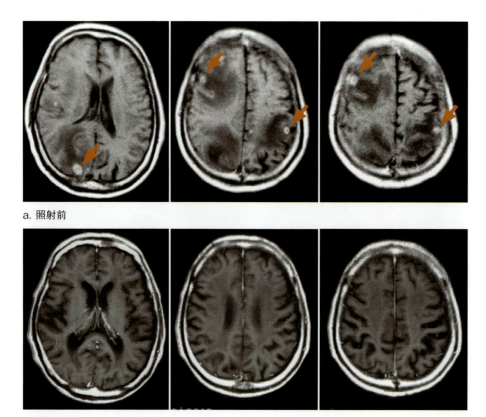

a. 照射前

b. 照射後5年

図7 肺がんの脳転移に対する全脳照射の効果（低分化型腺がん）
脳以外に転移がなく，予後が期待できたため，全脳に50Gy（2Gyを25回）を照射し治癒した．

看護計画を立てることが望ましい．

 脳転移に対する放射線治療

- 肺がんの転移巣としてしばしばみられる部位である．脳転移の症状を契機に肺がんが見つかる例もある．その局在次第では，ADL（activity of daily living，日常生活動作）を左右することも多い転移部位である．
- 脳転移の治療には手術，定位手術的照射（SRS：stereotactic radiosurgery），全脳照射（図7）がある．
- 定位手術的照射は，転移個数3個以下で大きさ3cm以下の場合に適応になる．
- 詳しくは第3章－1－①「脳転移に対する放射線治療」を参照．

 骨転移に対する放射線治療

- 肺がんは血行性転移をきたしやすく，骨転移も多い．
- 骨転移に対する放射線治療の目的は，疼痛の軽減と骨折予防である．治癒は目的にしていない．
- 肺がん骨転移症例の予後は比較的短く，短期に症状を改善する線量分割方法が望ましい．
- 詳しくは第3章－6－①「骨転移に対する対症的照射」を参照．

3 胸部の放射線治療 ③ 食道がん

Main Point

- 食道がん，とくに進行がんでは，治療前にかなり栄養状態不良となっているケースが多く，治療中に食道炎により経口摂取が困難となる頻度も高い．
- 喫煙者，大量飲酒者に多い疾患なので，治療中と治療後の禁煙，禁酒の指導が重要である．
- 栄養低下を最小限にするために，調理法と栄養指導が重要である．

1 食道がんの治療

- 食道がんは，中高年の男性で飲酒・喫煙習慣がある者に多い．
- 食道がんは，放射線感受性が高い（効果が期待できる）扁平上皮がんが多い．
- 食道には漿膜がないため，気管・気管支や大血管など周囲臓器への直接浸潤が生じやすい．
- 切除可能がんでは手術が第一選択とされるが，手術侵襲が比較的大きいため，高齢者や合併症など，腫瘍の浸潤などによる切除不能例では放射線治療を施行する．

2 早期例に対する根治的放射線治療

- 第一選択は手術とされているが，放射線治療の効果も期待できる．
- 早期食道がんは自覚症状がなく，スクリーニング検査により偶然発見される症例がほとんどである．肝硬変，胃がん術後などのために上部消化管内視鏡を施行して発見される例も多く，放射線治療を選ぶ患者が増えている．
- 食道がん放射線治療の長所と短所を**表1**に示す．
- 深達度によっては，化学療法を併用したほうがよい．
- 照射中には，食道炎による摂食障害，咽頭炎による疼痛などが起こりやすい．
- もともと合併症（肺や肝の機能低下など）が

表1 放射線治療の長所と短所

長所
1．侵襲が少ない
2．食道（臓器）を温存できる
3．外来でも施行可能である

短所
1．リンパ節転移の有無を確定できない
2．食道が残るので異時重複*がある

* 異時重複：あとでまた食道がんができること

あって放射線治療を選んでいる患者が多いので，治療中の合併症の経過にも留意する．
- 晩期有害事象として，まれであるが長期経過後に心筋梗塞や胸水貯留，心囊水貯留をきたすことがあるので，注意が必要である．

3 進行例に対する化学放射線療法

- 病状の進行（大動脈や気管などに腫瘍が浸潤して切除不能）や，合併症や全身状態不良などの理由により，切除できない症例では，化学放射線療法（または放射線治療単独）が施行される．
- 遠隔転移（肝転移や肺転移など）を認める場合は，化学療法単独が第一選択である．
- 放射線治療は1回1.8～2Gy（グレイ）で50～66Gy照射する．治療期間は約6週間である（**図1**，**2**，**3**）．
- 併用する化学療法は，白金製剤（シスプラチン），5-FU系の薬物，タキサン系薬物などが

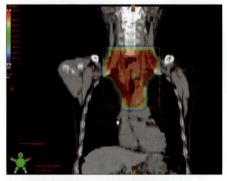

図1　頸部食道がんの線量分布図
頸部食道がんに対する放射線治療の1例．鎖骨上～上縦隔リンパ節を含む照射範囲．

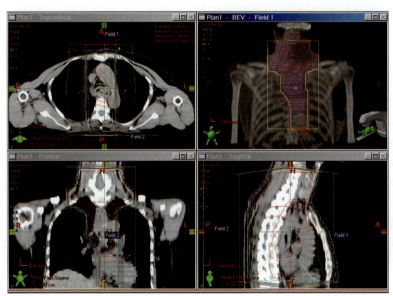

図2　胸部食道がんの線量分布図
胸部食道がんに対する放射線治療の1例．鎖骨上～縦隔リンパ節を含む照射範囲．

第3章 照射部位別のがん放射線治療（代表的疾患）

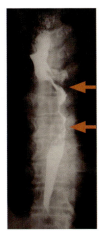

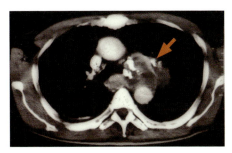

b. 照射前（冠状断）
CTでは壁が腫瘍で肥厚した食道が描出されている（矢印）．

a. 照射前（矢状断）
胸部中部食道に狭窄がみられる（矢印）．

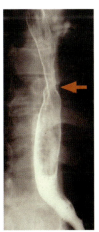

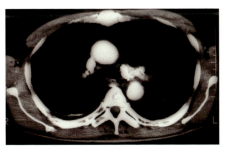

d. 66Gy照射後（冠状断）
食道壁の肥厚はみられなくなっている．

c. 66Gy照射後（矢状断）
食道の狭窄は残っているが（矢印），改善がみられる．

図3　食道がん（T4N1扁平上皮がん）

多い．多くは放射線増感作用（放射線治療の治療効果を高める作用）を有する薬物なので，同時併用（照射期間中に抗がん薬を投与する方法）される．
- 化学療法併用の場合，治療効果も高いが有害事象も強くみられ，とくに粘膜炎は重篤となりやすい．多くの場合，治療前より経口摂取障害を認めるが，治療中ほとんど経口摂取が不可能となる場合も多い．経管栄養や胃瘻，中心静脈栄養（TPN：total parenteral nutrition）管理などで，栄養状態の改善をはかる．
- また気管に腫瘍の浸潤がみられる場合，気管と食道に瘻孔が形成されることがある．この場合，経口摂取を禁じ，中心静脈栄養管理が行われる．
- 食事が許可されている患者では，頭頸部がんの食事に準じて，刺激物を避け，柔らかいも

のを摂るなどの注意が必要である.
- そのほか，皮膚炎や肺炎などがみられることがある.
- 皮膚炎にはステロイド軟膏の塗布が有効である．テープ刺激は皮膚炎を悪化させるので，とくにTPN管理の場合，テープ固定の位置は重要である．放射線が照射されている皮膚（出る方向も）にはテープを貼らないようにする.

4 術後照射

- 手術を施行したあと，がんの遺残がある場合や多数のリンパ節転移があった場合の再発予防のために放射線治療を行うものである.
- がんの遺残がある場合には60Gy，再発予防のために行う場合には50Gy程度の照射を施行する．ただし，化学療法併用の場合はそれぞれ，50Gy，40Gy程度に線量を減少させることがある.
- 多くの場合，手術の侵襲により，全身状態が低下しているため，とくに外来での照射などの際には注意深い観察（脱水，低栄養などへの注意）が必要である.

5 術後局所再発に対する放射線治療

- 手術後の再発は主に，①食道の腫瘍があった場所（腫瘍床），②リンパ節転移のあった場所，③領域リンパ節への転移，④遠隔転移（肝臓，肺など）に起こる．放射線治療の対象となるのは，①〜③の場合である.
- 転移による症状として多くみられるのは，反回神経麻痺[※1]や通過障害，気道狭窄症状による咳や呼吸困難などである.
- とくに気道閉塞の危険がある場合には，緊急照射を行うこともある.
- いずれも，60Gy程度の放射線治療が行われる．可能であれば，化学療法を併用すると効果がある.

6 遠隔転移に対する放射線治療

- 脳転移や骨転移が対象になる（第3章−1−①「脳転移に対する放射線治療」，第3章−6−①「骨転移に対する対症的照射」を参照）
- 食道がんの多くは，まず肺や肝臓に転移を認めることが多いが，これらは化学療法の適応である.
- 原発巣の再発病変が，椎体に浸潤して骨転移と同様の症状を呈することがあり，その場合は骨転移に準じて照射する．脊髄の横断症状[※2]を起こした場合は，緊急照射の適応である.

※1 反回神経麻痺　一般には反回神経の麻痺による声帯運動障害などの症候名である．声門閉鎖不全による嗄声や誤嚥，まれに呼吸困難などの症状がある.
※2 脊髄の横断症状　椎体の病的骨折により圧迫損傷され，損傷部位以下のレベルで麻痺が起こるもの．下肢運動障害，膀胱直腸障害などを発症することが多い.

腹部の放射線治療

> **Main Point**
> - 消化器がんは，日本では外科手術が第一選択となることが多い．そのため放射線治療は術後照射や切除不能局所進行がんに対して施行することが多い．
> - 適応となる主な疾患は，肝がん，膵がん，固形がんのリンパ節転移，腹部の悪性リンパ腫などである．
> - 近年では体幹部定位放射線治療（SBRT：stereotactic body radiation therapy）や強度変調放射線治療（IMRT：intensity-modulated radiation therapy），粒子線治療の発達により，腫瘍に対し高線量を投与することが可能となり，肝細胞がんなどにも，放射線治療が行われる機会が増えている．
> - 腹部の照射では，照射野に消化管が広く含まれるため，急性期有害事象としては，消化管粘膜障害が問題となることが多い．そのため胃炎や下痢を生じる患者に対して，食事などの生活指導を行うことも，治療を予定通り完遂するためには重要である．

　主な腹部照射の適応疾患

肝がん

- 肝細胞がんは，肝機能と腫瘍の個数や大きさにより，肝切除や焼灼療法，肝動脈塞栓療法，化学療法が標準治療として選択される．
- 3次元原体放射線治療（3DCRT：three-dimensional conformal radiation therapy），IMRT，SBRT，粒子線治療（**図1**）など，腫瘍に放射線を集中して照射する技術が進歩するに伴い，肝臓がんに対して放射線治療を行う機会が増え，局所制御率も向上してきた．肝癌診療ガイドライン[1]にも「門脈腫瘍栓症例や切除不能症例，内科的合併症などの理由で，ほかの標準的な治療法が適応とならない病態に対しては，3次元原体照射法による放射線治療を検討してよい．」と記載されている．
- わが国では原発病巣が5cm以下の原発性肝がんに対して定位放射線治療の保険適応が認められている．5cmを超える腫瘍や区域性に照射すべき例では，残肝機能の低下を最小限に抑えるため，粒子線治療を検討する．
- 骨転移に対しては，症状を緩和する目的での放射線治療が適応となる（**図2**）．

胆道がん

- 胆道がんは，胆管がん（肝内胆管がん，肝外胆管がん），胆嚢がん，乳頭部がんに分類さ

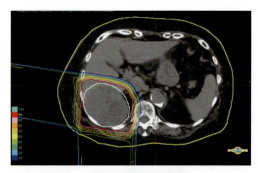

図1　肝がんに対する陽子線治療

陽子線は，体内に入っても表面近くではエネルギーを放出せず，停止する直前にエネルギーを放出して周囲の組織に大きな線量を与える性質がある．停止するとその先には放射線は照射されないため，肝臓の機能を保護した上で腫瘍に大きな線量を照射することが可能である．
治療に際しては，照射範囲を小さくするために呼吸にあわせて照射を行う呼吸同期法などを用いるため，肝臓のなかに金マーカーを挿入することもある．

［写真提供：筑波大学放射線科 石川　仁先生］

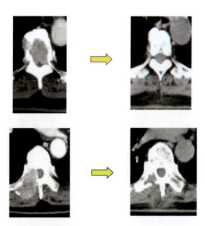

図2　肝がん骨転移に対する放射線治療

肝がんの骨転移では，腫瘤を形成することがしばしばみられる．この症例では腫瘤により脊髄が圧迫され，下肢麻痺が生じ歩行ができなくなっていたが，放射線治療後に腫瘤が縮小し，歩行が可能となった．

れる．

- 胆道がんは診断されたときには多くが手術不能であり，難治性である．治療成績は胆道がん全体の5年生存率が10％前後と，きわめて不良である．
- 胆管がんでは男性が多く，胆嚢がんは女性に多いが，いずれも放射線抵抗性の腫瘍である．
- 根治のためには手術が必要であるが，完全切除困難例などで術後照射や術中照射を行うことがある．また切除不能進行がんでは化学放射線療法を行うことがある．
- 除痛，減黄，ステントの開存期間延長を目的として，対症療法として放射線治療を施行する場合も多い．
- 図3に示すように外照射以外の放射線治療法として，経皮経肝胆管ドレナージ（PTCD：percutaneous transhepatic cholangio-drainage）のチューブを利用して，腫瘍中心に小線源を留置する胆管腔内照射や開腹術中照射を行うこともある．また化学療法は経静脈投与だけではなく，動注化学療法が併用さ

れることもある．

膵がん

- 膵がんは，診断されたときにはすでに切除不能であったり，遠隔転移が存在したりするなど進行期であることが多く，切除可能膵がんは全体の10～20％程度のみともいわれている．
- 切除可能例では外科手術の成績が最もよい．腫瘍の完全切除が困難であった症例では，腫瘍床に術中照射や術後照射を行うなど放射線治療が施行される．
- 切除不能局所進行膵がんでは，化学放射線療法あるいは化学療法が標準治療である．
- 化学療法併用重粒子線治療ではX線治療と比較して良好な局所制御が報告されている．

胃がん，結腸がん

- 胃がんに対して，欧米では術後化学放射線療法や，進行期がんに対する化学放射線療法も行われているが，わが国では切除可能がんに対しては原則として手術が第一選択であり，

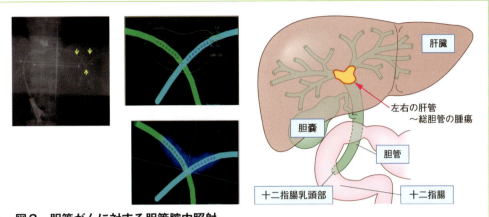

図3 胆管がんに対する胆管腔内照射
肝臓内に体表から挿入されているPTCDチューブのなかに，アプリケーターを挿入し，その内腔でイリジウム線源を移動させ，照射を行う．胆管内腔から照射をすることにより，イリジウム線源に近い胆管内の腫瘍に対して大きな線量を投与することが可能である

現状では放射線治療の適応は手術不能例に対する化学放射線療法などに限定されている．
- 結腸がんでは原発巣に対しては，原発巣は基本的には放射線治療の適応にはならない．
- 骨転移に対する症状緩和目的や，転移個数が限定された肺転移に対する定位放射線治療などは，放射線治療が適応となる．
- 直腸がんについては，第3章-5「骨盤部の放射線治療」を参照．

腎がん

- 原発巣は手術が第一選択であり，通常の放射線治療の適応はないが骨転移の場合，症状緩和を目的として放射線治療が適応となることがある．

腹部リンパ節転移

- 転移がほかの部位にない場合，腫瘍の制御を目的とした化学放射線療法を適応することがある．
- 転移がほかの部位にある場合でリンパ節転移による疼痛が強い場合には，症状緩和を目的として放射線治療を適応する場合がある．

悪性リンパ腫

- 腹部の悪性リンパ腫では，胃悪性リンパ腫などの消化管原発リンパ腫や，腹部リンパ節原発のリンパ腫などが放射線治療の適応となる．
- 胃悪性リンパ腫の多くはびまん性大細胞型B細胞リンパ腫（DLBCL：diffuse large B-cell lymphoma）とMALT（mucosa associated lymphoid tissue，粘膜関連リンパ組織）リンパ腫であり，双方ともに根治目的での放射線治療の適応がある．
- 限局期胃MALTリンパ腫では，現在はヘリコバクター・ピロリ菌除菌療法が標準的治療である．除菌に抵抗性の腫瘍やヘリコバクター・ピロリ菌が関与していないMALTリンパ腫で，根治的放射線治療も適応となる．

- 胃DLBCLでは，まずは抗CD20モノクローナル抗体（リツキシマブ）併用CHOP療法（R-CHOP療法）[※1]が行われる．NCCN（National Comprehensive Cancer Network）のガイドラインでは，①予後不良因子がない場合はR-CHOP療法3コース後放射線治療，②予後不良因子がある場合はR-CHOP療法6〜8コースもしくはR-CHOP療法3コース後放射線治療，が推奨されている．

2 主な放射線治療

- 腹部の放射線治療は，原発巣も多彩であり，治療する部位や目的により，個々の病態にあわせた照射スケジュールや線量を検討する必要がある．

肝細胞がん

- 肝細胞がんに対する放射線治療の分割方法や総線量，治療適応可能な肝機能の基準については，現段階では科学的根拠がある推奨はない．通常分割照射では50Gy（グレイ）/25回（1回2Gy，5週）が用いられる．その奏効率は6〜7割程度と報告されている．体幹部定位照射では1回線量を増加することが可能で，1回5〜10Gyで計3〜6回，総計25〜44Gyなど，施設によりさまざまな線量分割が用いられている．定位照射の放射線単独での局所制御率は80〜90%と良好な成績が報告されている．
- 陽子線治療では，末梢型で66Gy（RBE）[※2]/10回，肝門部型で72.6〜76Gy（RBE）/20〜22回，重粒子線（炭素イオン線）治療では，末梢型で48Gy（RBE）/2回，肝門部型で60Gy（RBE）/12回などで治療される．
- 門脈腫瘍塞栓例に対する標準線量は50Gy/25回だが，高精度治療で良好な線量分布が得られれば1回線量を増加させ治療期間を短くすることもできる（**図4**）．
- 骨転移に対しては30Gy/10回（1回3Gy，2週）が一般的である．

膵がん

- 切除不能局所進行がんではゲムシタビン塩酸塩やTS-1®を併用して，50.4Gy/28回の放射線療法をIMRTで行うことが多い．
- 切除後の腫瘍床に対する電子線による術中照射は，手術室から照射室に移動する運用の難しさから行われなくなってきている．
- 重粒子線治療は、先進医療としてⅠ，ⅡA，ⅡB期の切除可能な膵がんに対して術前36.8Gy（RBE）/8回，ほかの根治的治療が適応困難な臨床病期Ⅰ，ⅡA，ⅡB，Ⅲ期の膵がんに対して55.2Gy（RBE）/12回で行われている．患者の一部負担金は314万円である．
- 通常の化学放射線療法での2年生存率は12〜31%，重粒子線治療では48〜57%の報告がある．

胆道がん

- 画像では病変範囲の正確な描出が難しいこと，とくに肝浸潤が多いことから，腫瘍と周囲への腫瘍浸潤が予想される部位に対する放射線治療を行う．
- 治癒や長期生存を目標とした場合の線量は45〜55Gy（1回1.8〜2Gy，4.5〜6週）となる．50Gy以上の照射を行う場合には，照射野を縮小し，肝臓や十二指腸を含めた周辺臓器の

[※1] CHOP　シクロホスファミド水和物，ドキソルビシン塩酸塩，ビンクリスチン硫酸塩，プレドニゾロン

第3章　照射部位別のがん放射線治療（代表的疾患）

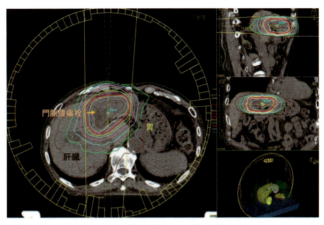

図4　肝臓がん（門脈腫瘍栓）に対するX線照射の一例（VMAT）

門脈腫瘍栓は形状が不定形であり，腫瘍に隣接する胃や大腸，十二指腸などの消化管の線量が大きくなってしまうことがある．このような場合，IMRTや強度変調回転照射治療（VMAT：volumetric-modulated arc therapy）が有効な場合もある．

耐容線量を考慮する必要がある．
- 腔内照射や術中照射と外照射を併用する場合は，外照射を30〜50Gy（1回2Gy，3〜5週）施行する．腔内照射の線量に関しては一定のプロトコールはない．

胃がん，結腸がん

- 術後照射は，リンパ節領域に45Gy/25回（1回1.8Gy，5週）を照射した後，50.4Gyまで追加して腫瘍床に限局し照射する．併用化学療法にはフルオロウラシル（5-FU）を用いる．

腹部リンパ節転移

- 原発巣が放射線治療に抵抗性のものは転移も治療抵抗性であり，原発巣の性質で照射の効果が異なってくる．
- 通常では固形がんからの転移には50〜60Gy（1回2〜3Gy，3〜6週）の照射を行う．脊髄線量を考慮する必要があり，途中で照射範囲を縮小することや，当初から多門照射で周辺臓器の耐容線量を守った上で照射する．

悪性リンパ腫

- 腹部の悪性リンパ腫の根治目的の場合，病変がある領域，あるいは化学療法前に病変が存在した領域に対して，総線量30〜50Gy（1回1.8〜2Gy，4〜6週）を照射する．
- 悪性リンパ腫は，基本的には放射線治療の感受性は高く，初回治療例に対する放射線治療後の照射野内再発は5%程度といわれている．
- 胃MALTリンパ腫では，30Gy（1回1.5Gy，20回，4週間）の放射線治療を行うことが多いが，呼吸性移動を含めた胃全体を照射範囲に含める必要がある．照射野範囲が広くなるため，周囲の臓器（肝臓，腎臓，大腸小腸など）の線量を減らすためには，さまざまな工夫が必要とされる（**図5**）．その工夫の例として，①空腹時の照射：なるべく胃が小さい状態で治療計画と治療を行う　②呼吸性移動への対応：呼吸同期法や，呼吸訓練により照射野のマージンを小さく抑える深吸気（あるいは呼気）の状態で治療計画と実際の治療を行う，などがある．

※2　Gy（RBE）とは粒子線治療で使用される単位であり，物理的照射線量（Gy）と生物学的効果比（RBE：relative biological effectiveness）との積である．

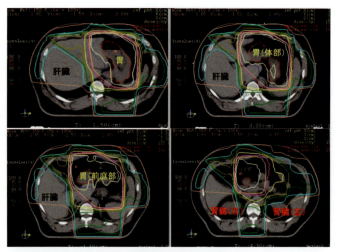

図5 胃MALTリンパ腫の放射線治療（線量分布図の一例）
胃の周囲には肝臓，腎臓，大腸小腸など，照射による障害を生じやすい臓器が存在する．放射線を照射する方向を多方向からにする，胃が拡張していない状態で，なるべく小さな照射野で放射線治療を行う，などの工夫が必要である．

- 胃DLBCLでの放射線治療の線量は，40Gy（1回1.8〜2Gy，20回程度）が主に用いられ，通常MALTリンパ腫より線量は多くなる．ただし近年はR-CHOP開始後，早い段階で^{18}FDG-PET検査を施行し，^{18}FDGの集積の有無に応じて放射線治療を省略，もしくは放射線治療の線量を下げる試みも行われている．

3 急性期および晩期有害事象

急性期有害事象

- 急性期有害事象は，軟便・下痢，腹痛，悪心・嘔吐，食欲不振など，消化管の粘膜炎症状が中心である．とくに化学療法併用の場合は，高頻度に出現し，強い症状となる可能性があり注意が必要である．
- 照射範囲の皮膚炎は，通常は生じにくい．それはエネルギーの高いX線を用いる深部臓器治療であり，通常多方向から治療が行われることで線量が分散されるためである．ただし肝表に近い肝細胞がんの治療時などには皮膚線量も増加するため，皮膚炎にも注意する必要がある．
- 照射開始直後から出現しうるものとしては，放射線宿酔がある．症状は全身倦怠感や悪心・嘔吐などで，通常2〜3日で自然軽快する．
- 放射線性肝障害（RILD：radiation-induced liver disease）はとくにChild-Pugh分類B相当の肝機能が不良な症例の照射後，亜急性期以降に生じることがあり，ときに致死的となるため注意が必要である．これは照射体積と線量と関連しているため，照射される範囲をなるべく少ない容積に保つ必要がある．
- 抗がん薬併用時には，白血球減少にも注意が必要である．とくに肝硬変の症例では治療前から血球数が少ないため，より注意が必要である．

晩期有害事象

- 照射後半年以上経過してから，消化管では腸管狭窄・癒着，腸閉塞（5％以下），消化吸収不良，腸管出血，潰瘍，穿孔（1％以下）などが出現する．

第3章 照射部位別のがん放射線治療（代表的疾患）

- 肝・胆道への照射後は胆管狭窄に伴う胆汁うっ帯性胆管炎がまれに生じる（5％以下）．
- 肝臓や膵臓，腎臓に対する広範囲照射では，臓器の機能低下が認められるので注意する．
- 腎臓は放射線感受性が高く，放射線腎炎は20Gy以上の線量が高容積に照射された場合，照射後6〜12か月後に発症するといわれている．高血圧が最初の徴候となりしばしば悪性高血圧となる．

4 有害事象への対処方法

- 急性期有害事象の予防には食事管理が重要である．消化の悪いもの（たこ，いか，貝，海藻など）や刺激物（唐辛子などの香辛料）の摂取を控え，かつきちんと栄養（とくにタンパク質）を摂取することが重要である（図6）．
- 禁酒・禁煙は必須であり，飲酒はとくに放射線治療による有害事象を増強させる．消化性潰瘍や消化管浮腫による栄養障害が惹起されることもある．晩期合併症の発症確率も増加させうるため，十分に理解ができるよう禁酒・禁煙の必要性を説明することが重要である．
- 消化管粘膜炎症状が出現した場合には，粘膜保護薬，制酸薬，制吐薬，整腸薬などを症状に応じて使用する．膵がんなど十二指腸が照射部位に隣接する場合や，胃悪性リンパ腫など消化管自体が標的になっている場合は，消化管粘膜炎症状の出現はほぼ必発であり，症状が悪化する前に予防的に投薬を開始することもある．
- 消化管症状が強い場合は，絶食し静脈栄養による管理を要することもあるが，まれである．
- 皮膚炎予防には，照射部位の皮膚への刺激を

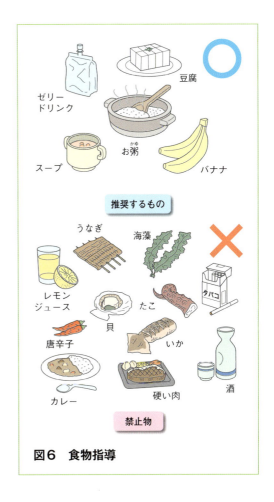

図6　食物指導

避けることである．具体的には，服やベルトで強くこすれないようにすること，自分でこすらないこと，熱い湯は避けるなど心掛ける．
- 化学放射線療法によって，骨髄抑制が出現した場合には，顆粒球コロニー刺激因子（G-CSF：granulocyte colony-stimulating factor）[※3]などを使用することもある．
- 放射線治療の急性期有害事象を増悪させる高血糖や高度の貧血は，基礎疾患に対する治療が放射線治療開始前に必要となることもある．

引用・参考文献
1）肝癌診療ガイドライン改定委員会編：第7章放射線治療（CQ48-50），科学的根拠に基づく肝癌診療ガイドライン2013年度版．日本肝臓学会，2013．

※3　G-CSF（granulocyte colony-stimulating factor）　顆粒球コロニー刺激因子．化学療法による好中球減少に対し使用する．顆粒球産出の促進，好中球の機能を高める作用があるサイトカイン．

腹部の放射線治療
① 膵がん

Main Point

- 膵がんの唯一の根治的治療は外科手術であるが，発見時には切除不能な局所進行膵がんとなっていることが多い．
- 切除不能局所進行膵がんでは，フルオロウラシル（5-FU, TS-1®）やゲムシタビン塩酸塩（ジェムザール®）などの抗がん薬を併用した化学放射線療法が標準治療となる．
- 膵がんの照射では消化管が含まれることが多いため，腸管粘膜障害への対処と食事指導などが重要である．また膵がん自体による胃・十二指腸浸潤なども生じるため，心窩部痛，黒色便などの胃十二指腸潰瘍症状を早期に発見することも重要である．

1 膵がんの治療

- 膵がんは，診断されたときには，すでに遠隔転移や大血管浸潤を有する進行がんであることが多く，切除可能膵がんは10〜20%程度ともいわれ，予後不良である．
- 日本における膵がんの生存率（1981〜2004年）は**表1**のように報告されている[1]．
- 膵がんの治療法は，臨床病期（**図1**）と切除可能/不能かにより決定される．唯一の根治的手段は外科手術であり，Ⅰ・Ⅱ・Ⅲ期または，Ⅳa期の切除可能な症例では外科手術，あるいは外科手術を中心とした集学的治療法が選択される．切除不能なⅣa期では化学放射線療法，あるいは全身化学療法が，Ⅳb期では全身化学療法，あるいは緩和療法が選択される[2]（**図2**）．

- 膵がんでは治療前にさまざまな画像検査を行っても，正確な進行度を診断することは困難とされている．術前画像診断でstageⅣaと診断された81例中39例は，開腹してみたところ，術前の進行度とは異なっていたという報告もある．また術前には検出できない腹膜播種・肝転移などの遠隔転移や，切除できない血管浸潤が20〜50%で存在するともいわれている．
- そのため膵がんでは，手術前に切除可能と判断されても実際には切除不能であるなど，治療方針の変更を余儀なくされることも，しばしば生じる．

2 早期例に対する根治的放射線治療

- 早期例に対しての根治的治療は，外科手術が

第3章 照射部位別のがん放射線治療（代表的疾患）

表1 膵癌登録報告2007による膵癌登録例の生存率
〔%〕

Stage (UICC*第6版)	1年生存率	2年生存率	3年生存率
Ia	92.1	68.9	56.3
Ib	77.7	56.4	45.2
IIa	74.1	42.4	33.5
IIb	60.2	32.1	16.6
III	45.9	19.8	7.3
IV	28.2	10.3	3.5

（1981～2004年 全28,655例）

＊UICC（Union for International Cancer Control）：世界的な広がりを持つ民間の対がん組織連合で，現在は155か国から800団体が参加．悪性腫瘍ごとに病期分類を定めており，UICCのTNM分類として国際的に広く用いられている．
（江川新一ほか：膵癌登録報告2007ダイジェスト．膵臓23（2）：p.105-123，2008をもとに筆者作成）

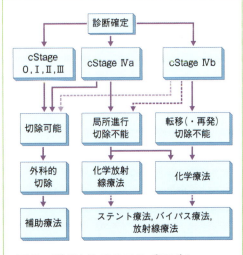

I期	がんは膵臓の内部にとどまり，転移はない．
II期	がんは膵臓の内部にとどまっているが，周囲のリンパ節に転移がある．あるいはがんは膵臓の外へ浸潤しているが，周囲の主要動脈まで及んでいない．
III期	がんが周囲の主要動脈まで及んでいる．
IV期	膵臓から離れた臓器に転移がある．

図1 UICC分類（第7版）の概略

図2 膵がん治療のアルゴリズム
ここで記載されている臨床病期は，膵癌取扱い規約による分類法である．
（日本膵癌学会膵癌診療ガイドライン改訂委員会編：膵癌治療のアルゴリズム．科学的根拠に基づく膵癌診療ガイドライン2013年度版，p.23，金原出版，2013より改変）

中心である．
- 放射線療法や化学療法は補助療法として用いられる．

術前照射

- 術前化学放射線療法を行うことにより，リンパ節転移が認められず，腫瘍も小さくなるなど，手術時にがんが身体に遺残することなく切除できる可能性は高くなるといわれている．
- とくに，切除限界膵がん（borderline resectable膵がん）※1 に対しては，術前の化学療法や，化学放射線療法により根治切除率

が向上することが期待されている．
- 現時点ではさまざまな臨床試験や実地医療が行われている状態であり，放射線の線量や併用薬剤に関しては確定したプロトコールは存

※1　切除限界膵がん（borderline resectable 膵がん）　施設により定義は異なるが，遠隔転移は認めず，周囲の重要血管（肝動脈，上腸間膜動脈，門脈など）への部分的浸潤が主な判断基準となっている（図3）．

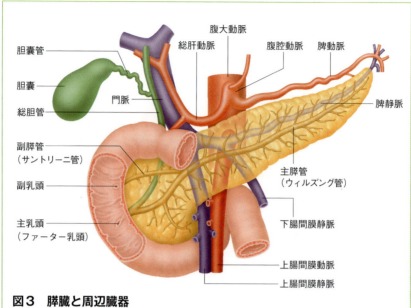

図3 膵臓と周辺臓器

切除限界膵がん（borderline resectable膵がん）：施設により定義は異なるが, 遠隔転移は認めず, 周囲の重要血管（肝動脈, 上腸間膜動脈, 門脈など）への部分的浸潤が主な判断基準となっている.

在しない. 一般的には45〜50.4Gy（グレイ）（1回1.8〜2Gy）でゲムシタビン塩酸塩やTS-1を併用した化学放射線療法が行われることが多い.

術中照射

- 手術で肉眼的に取りきることができた, と判断された場合の再発パターンでは, 肝転移と並び, 後腹膜再発（膵臓を切除した部位および周囲の再発）が問題である. しかし後腹膜の広範囲の切除は, 腹腔神経叢や消化管の障害により, 十分に行うことが難しい.
- 放射線治療においても, X線による外部照射のみでは消化管障害などにより, 十分な線量をかけることが難しい.
- 術中照射（図4）では, 直視的に消化管を避け, かつ腫瘍があった部位に対し放射線治療を行うことが可能である. 腫瘍摘出後に5〜8cmの照射筒を腫瘍があった部位まで挿入し, 電子線でそこのみに限局して1回で20〜25Gyを照射する. ただし, 術中照射単独での生存率延長はみられず, 40〜50Gy（1回1.8〜2Gy）の外照射と併用するのが望ましい.
- また治療時は, 手術室と放射線治療室を行き来する必要があり, 時間的・空間的な制限やリスクにより近年施行する機会は少なくなっている.

術後照射

- 腫瘍が完全に切除されなかった症例に対し, 化学療法併用で40〜50Gy（1回1.8〜2Gy）の外照射を行う.

3 進行例に対する化学放射線療法

- 切除不能局所進行がんではフルオロウラシル

第3章 照射部位別のがん放射線治療（代表的疾患）

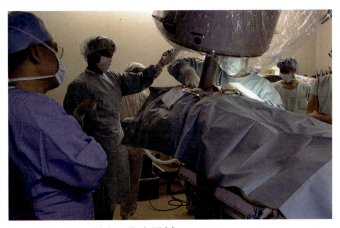

図4　膵がんに対する術中照射

（写真提供：東京女子医科大学 三橋紀夫前教授）

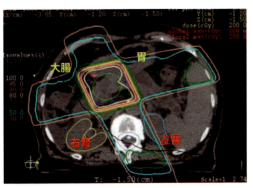

図5　3次元原体照射法（4門照射法）による膵体部がんの照射範囲

腎臓，消化管（胃，大腸）への照射範囲は最小限にしつつ，腫瘍に対し線量を確保する．

(5-FU，TS-1®)やゲムシタビン塩酸塩（ジェムザール®）などの抗がん薬を併用した化学放射線療法が標準治療である．
- 放射線の線量は，①5-FUとの併用においては，米国のガイドライン（NCCNガイドライン2015年版）では，総線量45〜54Gy（1回1.8〜2.5Gy）が推奨されている．②TS-1®併用では50Gy程度の線量（1回1.8Gy，1日1回または1回1.25Gy1日2回）などが用いられている．③ゲムシタビン塩酸塩との併用では消化管への毒性など合併症が問題となる．抗がん薬の量と放射線の線量に関しては，まだコンセンサスが得られていないが，通常の放射線の線量45〜54Gy（1回1.8〜2.4Gy）と25〜60％量のゲムシタビン塩酸塩の投与，または通常量の場合は，短期間の放射線治療（総線量36Gy，1回2.4Gy）を組み合わせるなどの方法がある．
- 照射法は，3次元原体照射法（**図5**）により，腫瘍に対する正確な照射と，正常臓器の線量を少なくすることが重要である．
- 近年では強度変調放射線治療（IMRT：

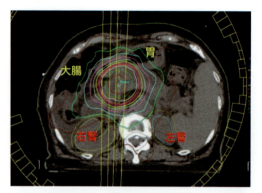

図6 強度変調放射線治療（IMRT）による膵体部がんの照射範囲

3次元原体照射法よりも，腫瘍にそった形状での治療が可能である．ただし，"的外れ"の治療とならないよう注意が必要である．脊髄や腎臓などのリスク臓器に対しては，呼吸性移動や治療と治療の間の位置のずれに関しても考慮する．消化管に関しては，日々の消化管の動きや拡張の程度に差がでないよう，空腹時照射などの照射時間の工夫や，画像誘導放射線治療などで位置のずれが生じていないかの確認が必要となる．

intensity-modulated radiation therapy）（図6）も用いられるようになっている．IMRTでは3次元原体照射法にくらべ，より腫瘍にそった形状での治療が可能である．しかし腫瘍や正常臓器の少しの位置のずれが，腫瘍に照射されず正常臓器に照射されてしまう，いわゆる"的外れ"の治療をしてしまうリスクがあるため，治療計画と日々の治療に際しては，より一層の注意が必要である．そのためにも照射野の位置や中心点を示す体表のマーキングを消さないことは大切である．

- また摂食困難やがんの進行などにより急激な体重減少が生じた場合は，結果的に当初に予定していた位置と異なる部位に照射することにもなりかねない．また，日々の消化管の動きや拡張の程度に差がでないよう，空腹時照射などの照射時間の工夫や，画像誘導放射線治療などで腫瘍や正常臓器の位置のずれが生じていないかの確認が必要となる．

- 膵がんの照射では胃・十二指腸・小腸などの消化管が含まれることが多いため，腸管粘膜障害への対処と食事指導なども大切である．また膵がん自体の進行による胃・十二指腸浸潤なども生じるため，心窩部痛，黒色便などの胃十二指腸潰瘍症状を早期に発見することも重要である．

4 術後局所再発に対する放射線治療

- 腫瘍による痛みは，腹腔神経叢浸潤により生じるため，オピオイドなどの鎮痛剤での制御が難しいことも多い．放射線治療，あるいは化学放射線療法により60〜80％程度の症例で除痛効果がえられる．線量は，遠隔転移がなく，ある程度の期間の生存が望まれる場合は，局所進行切除不能膵がんと同様に50Gy程度の照射を行うこともある．一方，遠隔転移が認められ，長期生存が期待しがたい場合では，30〜40Gyのように，期待される予後に応じて治療期間を短くする．

引用・参考文献
1）江川新一ほか：膵癌登録報告2007 ダイジェスト．膵臓23（2）：p.105-123，2008．
2）日本膵癌学会 膵癌診療ガイドライン改訂委員会編：膵癌治療のアルゴリズム．科学的根拠に基づく膵癌診療ガイドライン2013年版，p.23，金原出版，2013．
3）Takeda Y, et al: Neoadjuvant gemcitabine-based accelerated hyperfractionation chemoradiotherapy for patients with borderline resectable pancreatic adenocarcinoma. Jpn J Clin Oncol 44 (12): 1172-1180, 2014.

骨盤部の放射線治療

Main Point

- 子宮頸がんや前立腺がんに対する放射線治療は，外科手術より優れた点が多く，病態によっては治療の第一選択である．
- 骨盤部の照射では腸管が多く含まれることが多いので，腸管粘膜障害による下痢などへの対処が重要である．
- なかでも，小腸の放射線感受性は高く，小腸が多く含まれる照射範囲の場合は，食事などの生活指導をしっかり行う．

1 適応となる主な疾患

- 骨盤部には腸管，男性・女性生殖器などの臓器が存在し，それぞれの部位の悪性腫瘍において，病態・進行度・全身状態に応じて放射線治療が選択されている．
- とくに対象となることが多い臓器は，前立腺，子宮，膀胱，直腸などである．そのほか，肛門，腟，外陰，精巣，陰茎などもよい適応とされている．またまれではあるが，卵巣，尿管，結腸なども放射線治療の適応となることがある．
- 骨盤内は動静脈にそってリンパ管が走行しており，子宮がん，悪性リンパ腫，精巣腫瘍などの疾患では骨盤内あるいは鼠径リンパ節に対する放射線治療が行われることも多い．

前立腺がん

- 日本では，男性のがんのなかで第3位を占める．食生活の欧米化，PSA（prostate-specific antigen，前立腺特異抗原）検査[※1]の普及に伴い，近年，急速に増加している．
- 高齢者に多いがんであり，根治的な放射線治療として，低線量率組織内照射，高線量率組織内照射，強度変調放射線治療（IMRT：intensity-modulated radiation therapy），粒子線治療など，多くの治療法が用いられている（図1，2）．
- 詳しくは第3章-5-①「前立腺がん」を参照．

子宮頸がん

- 子宮頸がんに対する放射線治療は外部照射と腔内照射を組み合わせた治療が標準である．
- 進行期の子宮頸がんに対しては，シスプラチンを週1回併用した化学放射線療法が標準治

※1　PSA検査　血液検査だけで測定できるので，前立腺がんの最初の判断基準として非常に有効である．

5 骨盤部の放射線治療

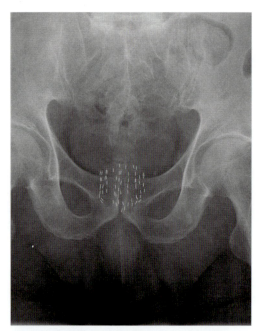

図1 低線量率組織内照射（シード治療）
前立腺内に線源が挿入された状態の骨盤X線写真．

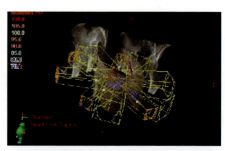

a. 3次元治療計画

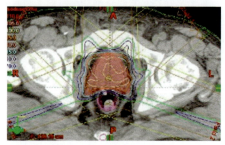

b. 線量分布図

図2 強度変調放射線治療（IMRT）

療である．
- 広汎子宮全摘術後に術後照射を行うこともある．
- 詳しくは第3章-5-②「子宮頸がん」を参照．

子宮体がん

- 子宮体がんは組織型が腺がんのため，標準治療は手術であるが，合併症や高齢などの理由で手術が困難な症例では，放射線治療が行われる．
- 手術が行われた症例でも，手術標本で組織型，分化度，リンパ節転移の有無などから再発のリスクを評価し，中・高リスクの症例では術後照射が行われることがある．

膀胱がん

- 早期の膀胱がんに対しては経尿道的切除術や焼却術が可能であるが，浸潤性の膀胱がんでは第一選択は手術（膀胱全摘）であり，高齢者の手術症例や膀胱温存を希望する症例に（化学）放射線治療が選択される．

直腸がん

- 直腸がんに対する治療の第一選択は手術であるが，術前・術後などに手術の補助的に放射線治療が行われている．術後の骨盤内再発に放射線治療が行われることがある．

肛門がん

- 従来は手術が第一選択とされてきていたが，近年は病変が骨盤内に限局し組織型が扁平上皮がんの症例では，化学放射線療法でほぼ同等の治療成績が示されており，肛門温存も可能なため，標準治療となりつつある．

腟がん

- 膀胱・直腸に近接するため，手術の場合は機能や形態を温存することが困難なため，根治治療として放射線治療が選択される場合が多い．

外陰がん

- 根治治療としては外科手術が第一選択で，術後照射，手術適応のない進行例に対して，放射線治療が行われる．

陰茎がん

- 機能・形態温存を目的に放射線治療が行われる．

精巣腫瘍

- 早期の精巣腫瘍に対して，高位精巣摘除術後に患側の骨盤部および腹部傍大動脈リンパ節領域に対して術後照射が行われてきた．しかし近年では，術後照射を行わずに術後化学療法を行う方法へとシフトしてきている．

2 放射線治療の実際

前立腺がん

- 根治的な治療法として，低線量率組織内照射，高線量率組織内照射，外部照射がある．近年は，外部照射でもIMRTや粒子線治療が行われている．
- 詳しくは第3章−5−①「前立腺がん」を参照．

子宮頸がん

- 骨盤領域に対する外部照射と子宮腔内照射を組み合わせた治療が行われている．
- 詳しくは第3章−5−②「子宮頸がん」を参照．

子宮体がん

- 術後ハイリスク症例に対して放射線治療を行うことがある．その際は全骨盤照射50Gy（グレイ）程度が一般的である．
- 術後に再発予防のために腔内照射が行われることもある．
- 根治照射は骨盤領域に対する外部照射が子宮頸がんと同様に行われている．腔内照射は子宮体がん専用の器具を用いるなどして，子宮全体に対しての照射が行われる．

膀胱がん

- 膀胱がんは膀胱粘膜を広く浸潤することから，根治照射では原発巣および所属リンパ節を含めた小骨盤照射をまず行い，その後に原発巣へのブースト（boost）照射[※2]を行う．
- ブースト照射時は膀胱の体積を同じに保つため，尿道カテーテルを挿入し水・空気を注入

※2　ブースト照射　追加照射を行って，総線量は60〜65Gy程度の照射とする．

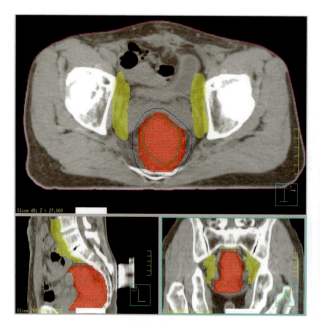
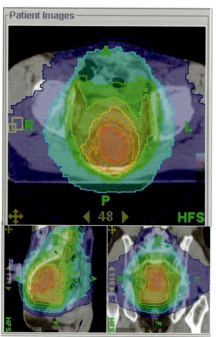

図3 直腸がんに対する放射線治療

して固定する方法や，排尿直後に照射するなどの方法が行われる．

直腸がん

- 進行直腸がんに対して，主に局所再発の抑制を目指して，術前照射が行われている(図3)．
- フルオロウラシル(5-FU)やホリナートカルシウム(ロイコボリン®)による同時併用の化学放射線療法が標準治療である．
- 欧米では25Gy/5回の照射方法も用いられているが，日本では総線量45～50Gyを1回1.8～2.0Gyに分割して照射する方法が一般的である．
- 術後の骨盤内再発に対しては重粒子線治療も行われる．

肛門がん

- 5-FUとマイトマイシンCを同時併用した化学放射線療法が標準治療である．
- 原発巣および骨盤・鼠径のリンパ節領域に対する放射線治療が行われる．
- 総線量は50～60Gyの放射線治療が行われる．

腟がん

- 0期，1期の小さいものでは腔内照射単独でも治療可能である．
- それ以上の進行期では子宮頸がんに対する放射線治療と同様に外部照射と腔内照射を組み合わせた治療が行われる．

外陰がん

- 原発巣および鼠径・骨盤リンパ節領域に対する放射線治療が行われる．リンパ節領域には45～50Gyを，原発巣には根治照射では電子線・組織内照射などを用いて，総線量60～

- 70Gy 程度まで投与する.
- 術後照射では手術所見を参考に原発腫瘍床への線量を決める.
- 外陰がんでは皮膚・粘膜の急性反応が強く出現するため注意が必要である.

陰茎がん

- 原発巣および鼠径・骨盤リンパ節領域に対する放射線治療が行われる．リンパ節領域には45〜50Gy が行われる．原発巣に対しては組織内照射やモールド照射が行われる．

精巣腫瘍

- 患側の骨盤リンパ節と腹部傍大動脈リンパ節領域を含めた照射野で20〜25Gy 程度の照射が行われる．

3 主な有害事象

- いずれも照射された部位にのみ有害事象は出現するため，骨盤のどの部位に放射線治療がされているかによって症状や程度が異なる．
- 照射部位がどこかを十分に理解しておくことが，看護を行う際に非常に重要である．

急性期有害事象

- 急性期の有害事象は照射中から照射終了後2〜3週の間に出現する．原則として，照射された部位の一時的な炎症が原因であり，多くは照射終了後数週間で改善する．

小腸・大腸

- 小腸や大腸が照射されることにより腸炎が生じる．症状としては，軟便，頻便，下痢である．
- 症状がひどくなると，強い腹痛を伴うことがある．

直腸

- 直腸が照射されることにより直腸炎が起こり，症状としては，便通異常，下痢などがみられる．

膀胱・尿道

- 膀胱・尿道が照射されることにより，膀胱炎・尿道炎症状を生じる．症状としては，頻尿，排尿時痛，尿漏れなどである．症状が強くなると尿道浮腫などを起こし，排尿困難が生じることがある．

皮膚

- 骨盤深部の臓器（前立腺，子宮など）に対する治療では，通常10MV（メガボルト）以上のエネルギーの放射線を用いるため，皮膚炎が生じることはまれであるが，皮膚の発赤，色素沈着などが生じることがある．また殿裂（殿部の割れ目）の部位に皮膚炎を生じることもある．
- 外陰・陰茎部などに対する治療では，皮膚が接線方向の照射となるため強い皮膚炎が生じることが多く，十分なケアが必要である（図4）．
- 症状として，初期には，皮膚のかゆみ，ひりひりとした感じ，違和感などがあり，発赤や色素沈着を生じ，進行すると，強い痛みを伴った皮膚のびらんや浮腫が生じる．

宿酔

- 広範囲に照射された際などに生じやすく，一

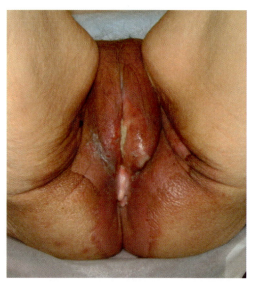

図4 外陰がんに対する放射線治療に伴う皮膚炎

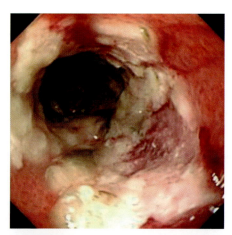

a. 内視鏡像

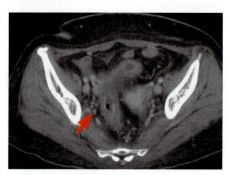

b. CT像：潰瘍を認める（→）

図5 放射線腸炎

子宮頸がんに対する放射線治療後に広範に出現したS状結腸潰瘍.

般に照射開始直後から1週程度で出現する.
- 身体のだるさ, 疲労感, 食欲不振, 悪心が主症状で, 二日酔いや乗り物酔いに似た症状である. 治療が進むにつれ改善することが多い.

骨髄

- 全骨盤照射などの広範囲の骨盤骨に照射された際に, 骨髄機能の低下が起こり, 白血球・血小板などの減少, 貧血が生じることがある.

晩期有害事象

- 晩期有害事象はまれではあるが照射終了後数か月〜数年後に出現することがある. まれに5年以上経過してから出現することもあり, 注意が必要である.

直腸などの腸管

- 照射された部位の腸管に潰瘍形成するなどにより, 腸管粘膜が損傷し出血が生じる(**図5**).
- 症状としては, 便に血液が付着するような軽度の場合から, 粘血便や大量の出血を起こす重度の場合がある.
- 腸管出血の出現時は, 軽度の場合は止血薬, 副腎皮質ステロイド薬などの内服や坐薬などで保存的に改善するが, 重度の場合は内視鏡下焼却術を要する場合もある. また, 広範囲の腸管に潰瘍が存在する場合は, 高気圧酸素療法などが必要となることもある.

膀胱萎縮

- 膀胱の広範囲が照射されると，膀胱は萎縮し膀胱容積の減少が起こる．それによる頻尿，尿失禁などの症状が出現することがある．子宮がんに対する全骨盤照射後や膀胱がんに対する照射後に高頻度で起こる．

膀胱出血

- 膀胱に高い線量の照射がされると，出血性膀胱炎，膀胱潰瘍を生じることがある．症状としては，血尿が出現し，血液が凝固したコアグラ（凝血塊）などにより尿閉になることもある．
- 大部分の症例では，止血薬，副腎皮質ステロイド薬の内服で保存的に改善するが，重度の場合は内視鏡下焼却術，高圧酸素療法などを要する場合もある．

尿道

- 尿道の障害としては，尿道狭窄や尿閉などの排尿困難が生じる場合と，尿漏れや尿失禁などが生じる場合がある．

小腸・大腸

- 小腸・大腸を照射すると，下痢，腹痛などの症状が生じることがある．ごくまれに腸閉塞を生じ，外科的処置を要する場合もある．とくに内臓脂肪が少なく，骨盤内に多くの小腸が落ち込んでいる症例や，術後で腸管の癒着などを認める症例では注意が必要である．

不妊

- 卵巣や精巣への照射により不妊になる．若年者の女性では照射後数か月から更年期障害様の症状が出現することがある．

皮膚

- 皮下組織の硬縮が生じることがある．

下肢のむくみ

- 子宮がんの全骨盤照射後に起こることがある．術後で骨盤リンパ節郭清を行ったのちに術後照射を行った症例では，とくに生じやすい．

有害事象への対処方法

- 放射線治療中は刺激物を避けて，消化のよい食事をすすめる．
- 放射線治療中に急性期有害事象として下痢が出現した場合は，止痢薬などを使用して，排便コントロールに努める．
- 放射線治療中の飲酒・喫煙は，晩期有害事象のリスクが高まるため，禁酒・禁煙の指導を行う．
- 放射線治療中は皮膚への刺激を最小限にするために，身体を洗う際はぬるま湯と刺激の少ない石けんで洗い，身体を拭く際はこすらず押さえるようにタオルを使うように指導する．
- 放射線治療終了直後に照射の印を消そうと無理に身体をこすらないように指導する．無理にこすると皮膚の炎症が強くなる場合がある．
- 放射線治療終了後も数週間は，熱い風呂やサウナ，温泉，プールなどで皮膚に刺激を与えることは避けるようにする[※3]．
- 日常生活は普通でよいが，過労は避けるよう

※3 照射が終わってから慰労目的で温泉旅行に行こうとする患者は少なくないため，治療終了直後の日常生活の注意点も十分指導する．温泉旅行などは治療終了後1か月以降が望ましい．

5 骨盤部の放射線治療

に指導する．
- 腸管に照射されていると，放射線治療後の便秘が腸管出血を誘発する要因となりうるので，排便コントロールに努める．
- 放射線治療終了直後は疲れやすく体調を壊しやすいことが多いため，無理をしないように指導する．

5 心理的サポートとケアの実際

- 有害事象についてあらかじめ十分に説明し，対処法を指導しておく．
- 放射線治療の有害事象には開始直後に起こるもの，ある程度治療が進んでから起こるもの，治療が終了してから起こるもの，があることを理解できるように十分説明する．
- 急性期有害事象の大部分は一時的な炎症であり，治療が終了してしばらく経てば改善することを説明する．
- 妊娠可能な若年者の患者に対して，精巣や卵巣への照射による不妊についてあらかじめ説明し，理解してもらう．その上で卵子や精子の保存の意思がある場合は適切に対処する．
- 生殖器（子宮，腟，前立腺など）に対する放射線治療後の性交渉について，十分に説明を行い，治療終了時に指導を行うことも検討する．
- 放射線治療後の腟は粘膜が固くなり，粘液の産生が少なくなる．そのため性交渉時に痛みや出血を伴うことがある．また粘膜が脆弱になるため潰瘍やただれが起きやすくなる．ローションを使ったり，腟ダイレーターなどを用いて，腟を広げるなどの方法が効果的である．
- 晩期有害事象は治療終了後数年以上経過してから出現することもあり，その旨を十分説明し，出現時は来院するように指導する．
- 不明な点や心配なことがあれば主治医や看護師に相談するように，話しやすい関係を築く努力をする．

5 骨盤部の放射線治療
① 前立腺がん

Main Point

- わが国においては，食生活や生活様式の欧米化，人口の高齢化，前立腺特異抗原（PSA：prostate specific antigen）を用いた検診の普及により，近年，前立腺がんの罹患率は上昇している．
- 前立腺がんの根治治療として，放射線治療，外科手術があげられるが，そのほかにも内分泌療法を含めた多くの治療選択肢があり，待機療法（無治療PSA監視療法）という選択肢もある（表1）．
- 放射線治療には，照射法により身体の外から放射線を照射する外部照射と，前立腺内部から放射線を照射する小線源治療（内部照射）がある．
- 前立腺がんは一般的に緩徐に進行するため，再発しても長期経過をとることが多い．

表1　各治療の長所・短所

治療方法	長所	短所
外科手術	・治療期間が短い ・病理学的な確定診断ができる	・高齢者や合併症を有している患者には，手術が行えない（侵襲が大きい） ・男性機能を失う可能性が高い ・臨床病期が進行した場合，完全切除が難しい
外部照射	・治療期間が長い（約8週間） ・治療の侵襲が小さい ・前立腺被膜外までカバー可能	・病理学的な確定診断ができない ・直腸出血に注意
小線源治療	・治療期間が短い ・線量集中性に優れている ・直腸障害が少ない	・病理学的な確定診断ができない ・排尿障害に注意
内分泌療法	・侵襲が少ない ・外来で施行可能 ・全身治療であるため，遠隔転移があった場合にも効果がある	・根治にいたらない ・医療費が高額になる ・全身性の有害事象あり ・男性機能を失う

5 骨盤部の放射線治療 ①前立腺がん

1 前立腺がんの治療

- 前立腺がんの予後予測因子には，臨床病期，治療前PSA，グリーソン（Gleason）分類などがある．治療戦略を立てるために，これらの予後因子を考慮にいれたリスク分類を行う．代表的なリスク分類の1つであるダミコ（D'Amico）の分類を提示する（**表2**）．
- 根治治療として，放射線治療と手術があげられる．前立腺の被膜外浸潤や精嚢浸潤を有するような臨床病期が進行した場合は，全摘出が困難になるため，放射線治療を選択することが多い．
- 放射線治療（外部照射，小線源治療）と手術の治療成績は，ほぼ同等であると報告されている．
- 前立腺にできるだけ高線量を照射すると，とくにリスクが高い場合には局所制御率がよいことがわかっている．そのためには，膀胱や直腸などの前立腺周囲の正常組織をできるだけ避けて照射する必要がある．
- リンパ節転移や骨転移などの遠隔転移を有する場合は，全身治療が優先されるため，内分泌療法※1が第一選択となる（**図1**）．
- 前立腺の転移部位は，骨が最も多い．前立腺がん骨転移に対しては，外部照射や内用療法がある．

2 根治的外部照射

- 一般的には高エネルギーX線を用いて行われるが，陽子線や重粒子線などを用いた治療もある（**表3**）．

表2 ダミコ（D'Amico）の分類

リスク群	項目	値	
低リスク	PSA (ng/mL) グリーソンスコア 臨床病期	10以下 6 T1-T2a	かつ かつ かつ
中リスク	PSA (ng/mL) グリーソンスコア 臨床病期	10-20 7 T2b	かつ／または かつ／または かつ／または
高リスク	PSA (ng/mL) グリーソンスコア 臨床病期	20超 8-10 T2c	または または または

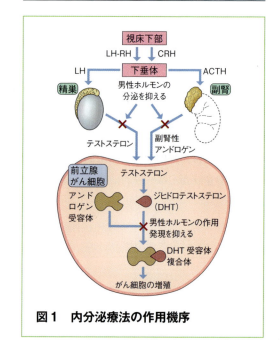

図1 内分泌療法の作用機序

- 多方向から放射線を照射し，周囲臓器を避けながらターゲットのみに照射する3次元原体放射線治療（3DCRT：three-dimensional-conformal radiotherapy，**図2**）や強度変調放射線療法（IMRT：intensity-modulated radiation therapy，**図3**）などがある．
- とくに，IMRTは線量集中性に優れており，治療成績がよいため，わが国でも増えつつある．

※1 <u>前立腺がんにおける内分泌療法</u>　男性ホルモンを抑制することで，がんの増殖を抑える治療法．広義には，薬物療法と外科的去勢術（精巣摘除術）があるが，一般的に薬物療法をさすことが多い．

第3章 照射部位別のがん放射線治療（代表的疾患）

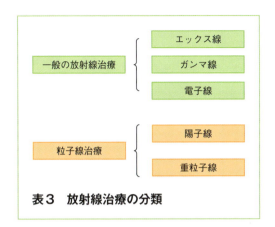

表3 放射線治療の分類

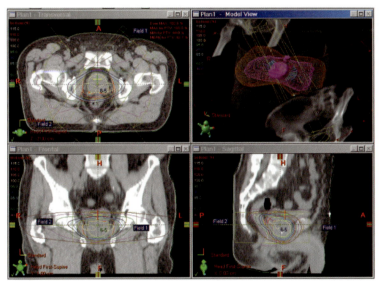

（唐澤久美子, 藤本美生編［伊沢博美］：がん放射線治療. p.128, 学研メディカル秀潤社, 2012）

図2 前立腺がん3D-CRTの線量分布図
2次元（平面）でのターゲット認識から立体的にターゲットを認識できるようになった.

- 標準的には, 1回線量1.8〜2Gyの週5回照射法で総線量70〜80Gy程度を照射するため, 治療期間は7〜9週間に及ぶ.
- 低リスクに対しては, 放射線治療単独で行い, 中リスクから高リスクに対しては, 放射線治療に内分泌療法を併用する.
- 照射時に膀胱尿量を毎回一定にすることで, 治療の精度が高くなるため, 照射前の排尿について患者との打ち合わせが必要である. 簡易的な経皮的超音波検査（**図4**）を用いて, 照射前の膀胱容量を一定にする試みもある. また, 照射前に排便・排ガスを行うことで直

147

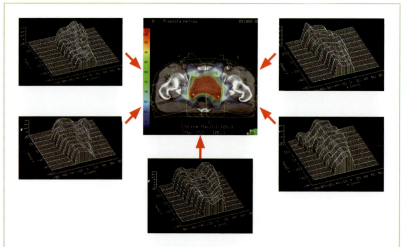

図3　前立腺がんIMRTの線量分布図
高精度放射線治療であるIMRTは，ターゲットの輪郭に合った照射ができるようになり，3D-CRTよりも重要臓器へのリスクを回避しやすくなった．
（唐澤久美子，藤本美生編［伊沢博美］：がん放射線治療．p.128，学研メディカル秀潤社，2012）

腸の線量を減じることができる．
- 高齢者が多く，治療期間が長期に及ぶため，通院の疲労を訴えることがある．治療の中断は効果を低下させる可能性があることを説明し，励まして治療継続させるなどの対処が必要である．

有害事象

- 発症時期の違いで，照射中あるいは照射後数週間以内に起こる急性期有害事象と，治療後数か月〜数年後に起こる晩期有害事象に分けられる．
- 急性期有害事象には，頻尿，排尿困難，排尿時間遷延，排尿切迫感，排尿時痛，頻便などがあげられる．頻尿治療薬，前立腺肥大治療薬などで対処する．急性期有害事象のほとんどは，治療後数週間〜3か月で消失する．
- 晩期有害事象には，排尿障害や直腸出血があげられる．発生頻度は低いが症状の改善がなかなか見込めないので，起こさない工夫が大

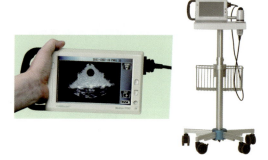

図4　簡易的な経皮的超音波検査
〔写真提供：㈱ジェイ・シー・ティ〕

切である．
- 晩期有害事象のなかで最も問題となるものは，直腸粘膜からの出血（5〜10％）である．直腸粘膜出血が生じた場合は，排便状態をよくすること，痔疾治療薬，副腎皮質ステロイドの局所投与，レーザー焼灼などで治療する．抗血栓薬内服中，重症の糖尿病合併，重症の肝硬変合併など，止血が難しいことが予想される場合は，とくに注意が必要である．

第3章　照射部位別のがん放射線治療（代表的疾患）

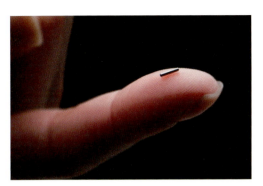

図5　シード線源
〔写真提供：（株）メディコン〕

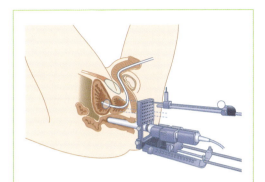

図6　シード永久挿入療法
麻酔下で経直腸超音波ガイドを用いて会陰部より針を刺入し，針を介してシードを挿入する．
〔資料提供：ユーロメディック（株）〕

- その他，まれなものに，尿道狭窄に伴う尿閉や放射線性膀胱炎による血尿などがある．
- 治療後に男性機能低下（インポテンス）が起こることがある．
- 急性期・晩期有害事象について十分に説明し，治療前から理解を得るように心がける．

3　根治的小線源治療

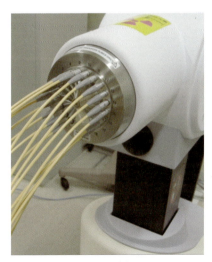

図7　高線量率組織内照射
麻酔下で経直腸超音波ガイドを用いて会陰部より針を刺入し，針を遠隔操作式後充填装置（RALS：remote afterloading system）に接続する．
RALSで輸送チューブを介して^{192}Irが移動し，一時的に留置されることで照射する．

- 小線源治療には，^{125}I（ヨウ素-125）を用いた永久刺入法と^{92}Ir（イリジウム-192）を用いた一時刺入法がある．単位時間あたりの線量である線量率によって，永久刺入法を低線量率組織内照射，一時刺入法を高線量率組織内照射とよぶことがある．
- 永久刺入法は，^{125}Iというシード線源[※2]（**図5**）を前立腺内に永久に留置することで，前立腺内部から放射線を照射する治療である．シード永久挿入療法（**図6**）とよぶことが多い．わが国では^{125}Iのみ使用可能であるが，海外ではほかの線源も利用されている．
- シード永久挿入療法は，前立腺被膜外への照射が困難なため，単独治療の場合は，がんが

※2　**シード線源**　シードとは，植物の種のように小さな放射線を出す粒である^{125}I（ヨウ素-125）をさす（**図5**）．シードの長さは4.55mm，幅は最大0.97mmで，半減期は59.4日である．

前立腺内部に限局している低リスクと一部の中リスクで適応になる．最近では，中リスクから高リスクに対して外部照射と組み合わせてシード永久挿入療法を行うことがある．

- 一時刺入法は，^{192}Irを前立腺内に一時的（数分から数十分程度）に留置することで前立腺内部から放射線を照射する治療である．高線量率組織内照射（図7）とよぶことが多い．高線量率組織内照射は，外部照射と併用することが多く，一般的に進行した場合に有効である．
- 急性期有害事象は，外部照射と同様であるが外部照射に比べ排尿障害が多く，直腸障害が少ない．
- 晩期有害事象には，尿道狭窄やインポテンスなどがある．

4 術後局所再発に対する放射線治療

- 根治的な前立腺全摘術後の経過観察中にPSAが上昇し，身体所見や画像所見で臨床的に再発所見がない場合，生物学的再燃と診断される．救済治療として術後放射線療法を行うことで根治が期待できる．
- 前立腺全摘術後に切除断端陽性など再発リスクが高い場合や，PSAが基準値（0.2ng/mL）まで下がらない場合，後療法として術後放射線療法を行うことがある．
- 術後放射線療法は，もともと前立腺のあった場所（前立腺床）に60～66Gyの外部照射を行う．

- 有害事象は外部照射と同様であるが，外科的侵襲にくわえ，放射線治療の負担がかかるため，有害事象が重症・遷延することがある．

5 内分泌療法併用に関する留意点

- 内分泌療法は，1か月または3か月に1度の皮下注射，あるいは内服薬で施行でき，患者にとって簡便な治療である．しかし，長期継続によって前立腺がんのホルモン依存性が消失し，治療抵抗性となり再燃する（がんがまた大きくなる）可能性が高い[※3]．
- 有害事象は，女性の更年期障害様の症状が中心であり，ホットフラッシュ（突然の発汗，熱感），関節固縮，臍下周りに皮下脂肪がつく肥満，筋力低下などがある．そのほか，抑うつ，心疾患・糖尿病の悪化などがある．
- 再燃の可能性や有害事象を考慮すると，内分泌療法を漫然と継続することは必ずしも得策ではない．合併症が多い患者や高齢の患者において，心疾患や糖尿病などを悪化させ，かえって予後を悪化させる結果になることがあるため，内分泌療法を継続する必要性を十分に検討する．
- 脳下垂体に作用する注射薬として，リュープロレリン酢酸塩（リュープリン®），ゴセレリン酢酸塩（ゾラデックス®），デガレリクス塩酸塩（ゴナックス®）がある．また，精巣に作用する内服薬として，フルタミド（オダイン®），ビカルタミド（カソデックス®）などがある．

※3 わが国では，男性機能の維持や内分泌療法による有害事象のリスクがあまり重視されず，高齢者（70歳以上）の前立腺がんには根治的治療を行わず，漫然と内分泌療法を行ってきた歴史がある．近年の高齢者増加などに伴い，積極的に根治的な手術や放射線治療が施行されるようになっている．

5 骨盤部の放射線治療
② 子宮頸がん

Main Point

- 子宮頸がんの治療成績は，外科手術と放射線治療で同等であり，有害事象は放射線治療のほうが少ないとされている．
- 海外の診療ガイドラインでは，子宮頸がんすべての病期で放射線治療を第一選択にしているものも多い．
- 根治照射では，外部照射と小線源治療を組み合わせて治療する．
- 照射中の下痢などの腸管の有害事象，腔内照射の晩期有害事象の下血などに注意する．

1 子宮頸がんの治療

- 子宮頸がんは海外の臨床試験でⅠ～Ⅱ期の治療成績が外科手術と放射線治療で同等と報告されている．
- 海外ではⅠ期からⅣa期までのすべての病期[※1]で放射線治療が選択されることが多いが，日本ではⅠ～Ⅱ期では外科手術，Ⅲ～Ⅳa期では放射線治療が行われることが多い．しかし，近年はⅡ期に対して放射線治療が選択されることが多くなってきている（**図1**）．
- 根治的放射線治療は外部照射と腔内照射を組み合わせた治療が行われる．また，進行期ではシスプラチン（CDDP）などの化学療法を同時併用することが標準である．
- 手術の組織学的な結果で，リンパ節転移の可能性が高いと考えられる症例では，根治術後に再発予防の術後照射を行うこともある．切除断端陽性例や骨盤内リンパ節転移陽性例ではシスプラチンなどの化学療法を同時併用することが推奨されている．
- 遠隔転移を認めるⅣb期症例でも，性器出血が多い症例では止血目的に放射線治療を行うことがある．

2 根治的放射線治療（図2）

- Ⅰ期からⅣa期までの病期が根治照射の適応である．Ⅳb期でも腹部傍大動脈リンパ節転移，鎖骨上窩リンパ節転移のみで，明らかな臓器転移を認めない症例では根治照射の適応となることがある．
- Ⅰa期では腔内照射単独の治療が行われる．
- Ⅰb期からⅣa期では骨盤領域に対する外部照射と子宮腔内照射の併用で治療する．通常外部照射は全骨盤照射（**図3**）で開始し，途中から（子宮腔内照射を開始してから）中

※1　病期　遠隔転移を有するⅣb期は，全身化学療法の適応であり，放射線治療は局所の止血目的などの補助的治療として用いられる．

5 骨盤部の放射線治療 ②子宮頸がん

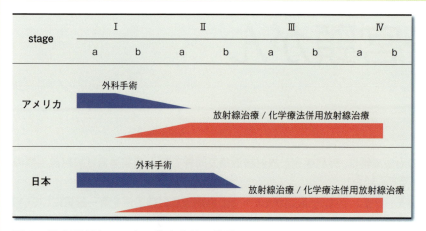

図1　子宮頸がんの日米の治療方針の差異
StageⅡbに対して，わが国では伝統的に外科手術が行われている．ただしStageⅡbでは根治手術が行われていたとしても，術後に放射線治療（＋/−化学療法）が必要である．
→遅発性有害反応が強くなることが問題である．

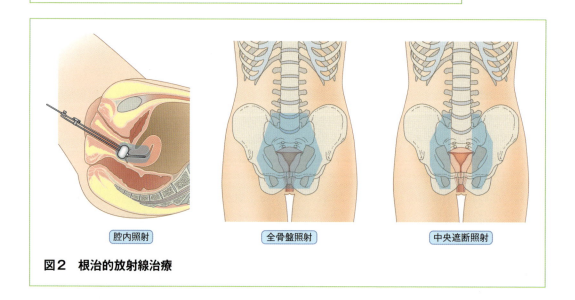

図2　根治的放射線治療

央遮蔽（幅3cm程度）を挿入する．これは直腸・膀胱の過線量を防止するためである．
- 外照射の総線量は50Gy（グレイ）程度が標準的である．
- 腔内照射は通常20〜40Gyの全骨盤照射施行後に行われることが多い．腔内照射の開始するタイミングは子宮頸部の病変の大きさ・進行度・腫瘍の反応によって決定される．

第3章　照射部位別のがん放射線治療（代表的疾患）

- 進行期ではシスプラチンを含む化学療法併用が推奨されており，週1回の投与が基本となっている．

腔内照射

- 患者の子宮腔内および腟内にアプリケータを挿入して治療する方法である．数分で照射が行われる高線量率照射と十数時間〜1日かけて行われる低線量率照射がある．現在，わが国では主に高線量率照射が行われている．
- 子宮腔内に挿入する棒状のアプリケータをタンデム，腟内に挿入するウズラの卵程度の大きさのアプリケータをオボイドといい，タンデムとオボイドを用いた腔内照射が標準的である（**図4，5**）．
- アプリケータ挿入時には痛みを伴うことが多く，ジクロフェナクナトリウム（ボルタレン®）坐薬，塩酸ペンタゾシン（ソセゴン®）などの鎮痛薬やフルニトラゼパム（サイレース®），ミダゾラム（ドルミカム®）などの鎮静薬が用いられることが多い．全身麻酔で鎮静を行っている施設もある．
- サイレース®やドルミカム®などの鎮静薬を用いた場合は，腔内照射終了後に影響が残っていることにより，ふらつきや意識レベルの低下などが生じることがあり，注意が必要である．
- 近年はアプリケータを挿入した状態でCT，MRIなどの画像を撮影し，治療計画を立てる画像誘導腔内照射が発展してきている（**図6**）．
- 放射線治療による効果を**図7**に示す．

急性期有害事象

- 子宮頸がんに対する放射線治療では主に放射線が照射される小腸，大腸・直腸，膀胱，皮膚などに炎症が起こることにより急性期の有害事象が出現する．具体的な症状としては，下痢，皮膚の発赤・色素沈着，頻尿などの膀胱炎症状，便通異常，悪心などがあげられる．
- 化学療法を併用している患者では，これらの症状が強くなる可能性があるため，十分な注意が必要である．
- 治療中に出現する急性期有害事象は，多くの患者で治療終了後数週以内に改善する．

晩期有害事象

- 治療後半年以降に出現する．数年以上経過してから出現することもある．
- 頻度の高い晩期有害事象としては，放射線直腸炎（直腸出血），放射線膀胱炎（膀胱出血），放射線腸炎，照射野内の皮下組織の線維化，下肢浮腫，放射線骨炎などがあげられる．
- 外科的処置を必要とするような重篤な晩期有害事象の頻度は決して高くないが，数％の確率で出現している．具体的には，腸閉塞，直腸潰瘍，膀胱潰瘍などである．
- 晩期有害事象の多くは，保存的に改善することが多いが，放置していると症状が悪化し，重篤な症状へと進行することもあるため，症状が出現した場合は相談するように指導しておく．

3　術後照射，再発に対する照射

- 子宮頸がんの術後には手術標本の病理組織学

5 骨盤部の放射線治療 ②子宮頸がん

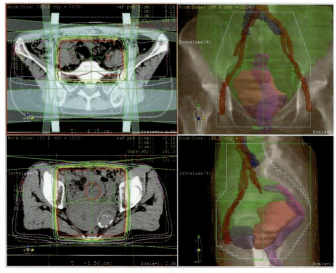

前後左右4門照射
[前後]
上縁　L4/5
下縁　閉鎖孔下縁ないし腟浸潤病変の3cm下方
左右　小骨盤腔から1.5〜2cm外側
[左右]
前縁　恥骨結合前縁の0.5m前方（前屈する子宮底，外腸骨節を確実に含める）
　　　L5前縁の3cm前方
後縁　仙骨前縁の1.5cm後方まで（後屈する子宮底，仙骨子宮靭帯への腫瘍浸潤を確実に含める）

図3　全骨盤外部照射

（日本放射線専門医会・医会，日本放射線腫瘍学会，日本医学放射線学会編：放射線治療計画ガイドライン2008を参照して作成）

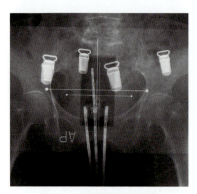

正画像

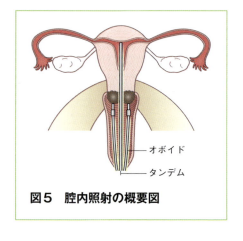

図5　腔内照射の概要図

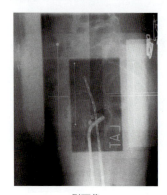

側面像

クリップは体外の固定ベルトのもの．

図4　子宮腔内照射

第3章 照射部位別のがん放射線治療（代表的疾患）

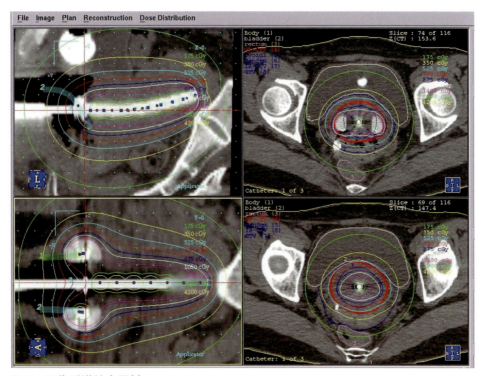

図6　画像誘導腔内照射
CT画像に基づき，腫瘍・子宮の位置，膀胱・腸管などの正常組織の位置を確認し，線量を調整して治療する．

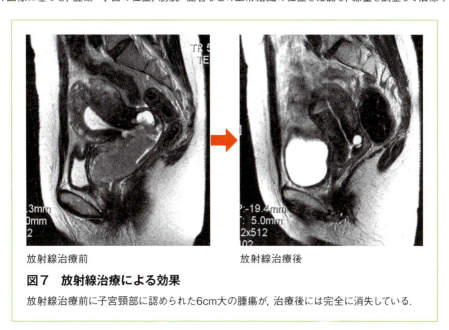

放射線治療前　　　　　　　　　　放射線治療後
図7　放射線治療による効果
放射線治療前に子宮頸部に認められた6cm大の腫瘍が，治療後には完全に消失している．

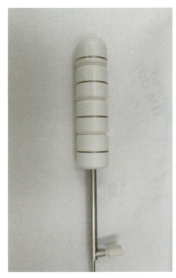

図8 腟アプリケータ

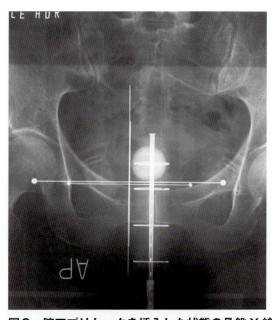

図9 腟アプリケータを挿入した状態の骨盤X線写真

的検索により，リスク分類を行っている．骨盤リンパ節転移陽性，子宮傍結合組織浸潤陽性例などは高リスク群となる．

- 術後高リスク群・中リスク群には，全骨盤照射＋中央遮蔽にて50 Gy前後の外照射を行うことが基本的である．また高リスク群においては，化学療法（シスプラチン）の同時併用を行うことが標準である．
- 腟断端部に対する腔内照射は，明確なエビデンスは存在しないが，端陽性例では2回程度の腔内照射が一般的に行われている．アプリケータはオボイドのみ，または腟アプリケータ（図8, 9）で行われている．
- 出現する有害事象は根治治療と同様であるが，一般に術後の変化のため根治治療のときよりも出現頻度が高く，症状も強いことが多い．とくに癒着による腸管の有害事象や，下肢のリンパ浮腫の出現は比較的頻度が高く注意が必要である．
- 再発に対する治療は，転移の部位と数によって，治療方針が分かれる．放射線治療が行われていない部位の再発で，他部位に転移・再発を認めない症例では，放射線治療による積極的な治療が有効であることも多い．多数の転移・再発を認める症例では化学療法が標準的な治療となる．
- 術後の腟壁や腟断端再発症例で，放射線治療を行っていない症例では，放射線治療が試みられることが多い．再発腫瘍の大きさ・厚さが1cm未満の小さい症例では腔内照射単独で，それ以上の腫瘍では外照射と腔内照射を併用した治療が用いられる．

6 骨・軟部・皮膚腫瘍の放射線治療

Main Point

- 悪性骨腫瘍で放射線治療※1を行う頻度が最も高いのは転移性骨腫瘍である．原発巣としては肺がん，乳がん，消化器がん，前立腺がん，腎がんなどが多く，疼痛緩和や麻痺の改善，骨折予防目的に骨盤骨，椎体，大腿骨，上腕骨などに行われることが多い．患者のADL（activity of daily living，日常生活動作）に応じ，麻痺や骨折のリスクに留意した看護が必要である．
- 原発性骨腫瘍（肉腫※2）はまれな疾患で，放射線治療の適応は少ない．四肢発生が主（骨肉腫，ユーイング肉腫など）で，患肢温存目的の集学的治療の一環として放射線治療が行われることがある．一部の放射線高感受性腫瘍に対しては，根治的治療として行われることがある．
- 原発性軟部腫瘍（肉腫）もまれな疾患である．治療の第一選択は切除で，補助療法として術前または術後照射を行うことがある．
- 皮膚がんのうち，基底細胞がん，扁平上皮がんは放射線感受性が高く，外科手術と同等の成績が得られる．

1 適応となる主な疾患

- 転移性骨腫瘍の場合，緩和治療となるが目的は大別して，①疼痛緩和，②骨折の予防，③麻痺の改善・予防，があげられる．
- 原発性骨腫瘍では形質細胞腫，骨原発悪性リンパ腫，ユーイング肉腫は放射線感受性が高く，放射線治療単独または化学療法とを組み合わせて治療が行われることがある．骨肉腫，軟骨肉腫，未分化多形性肉腫（UPS：undifferentiated pleomorphic sarcoma），脊索腫などの放射線低感受性腫瘍には術後照射として使われることもある．
- 原発性軟部腫瘍では，ユーイング肉腫，横紋筋肉腫は放射線感受性が高いため，化学療法と併用で切除不能の際は使われることがある．
- 四肢発生の場合，患肢温存を目的として，術前や術中，術後照射を行うことがある．手術中にアプリケーターを留置し密封小線源組織内照射が行われることもある．
- 切除できない骨・軟部腫瘍（骨肉腫や軟骨肉腫，脊索腫など）では，重粒子線治療※3が有効なことがある（3章-6-2「骨軟部肉腫に対する粒子線治療」の項を参照）．
- 皮膚の基底細胞がん，扁平上皮がんは放射線感受性が高く，とくに顔面や頭頸部の腫瘍では整容性に優れており，外科手術に代わって

※1 本項で扱う「放射線治療」とはリニアック治療装置で，X線を用いた放射線治療のことである．
※2 上皮性細胞（消化管粘膜細胞，肺胞上皮細胞など）由来の悪性腫瘍ががん腫（がん，carcinoma）で，非上皮性細胞由来の悪性腫瘍は肉腫（サルコーマ，sarcoma）とよばれる．

6 骨・軟部・皮膚腫瘍の放射線治療

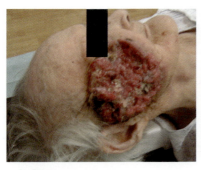
a. 治療前

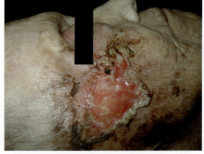
b. 治療後

図1　右顔面の進行皮膚がんの症例
照射により腫瘍は消失し，急性期反応（びらん）となっている

施行される（**図1**）．

2 放射線治療の実際

- 体位の再現性を保つことが重要で，骨盤部や下肢では足台を使用する．膝の疼痛や可動制限がある場合には，三角台などを使用し安楽に治療がうけられるような体位を工夫する．吸引式固定バッグ（バキュームピロー）を使用することもある．
- 疼痛が強い場合は，治療30分～1時間前に鎮痛薬（レスキュードーズ）を使用する．
- 照射範囲は，原則として患部に十分なマージン（患部周囲）を加えた範囲である（**図2**）．
- 切除ができない症例の場合，放射線高感受腫瘍であれば，1回1.8～2.0Gy（グレイ）で45～55Gyの照射を行う．低感受性の場合は，60Gy以上が望ましく，可能であれば照射範囲を限局させて70Gy程度まで照射する．術前照射の場合は，創部合併症のリスクを考慮して1回1.8～2.0Gyで45～50Gyが一般的である．術後照射の場合は，遺残の程度や範囲にもよ

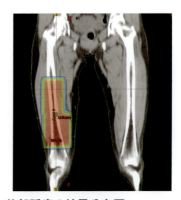

図2　軟部腫瘍の線量分布図
赤色は95％処方線量の領域である．皮膚全周を照射すると重度の浮腫を生じるので注意する．

るが1回1.8～2.0Gyで45～60Gy程度である．肉眼的遺残があれば，非切除に準じて照射する．四肢の場合，高い線量を広範囲に照射すれば，晩期の浮腫はひどくなり，関節を超えて高線量を照射すると関節拘縮が生じ，患肢温存手術であっても機能障害が出現する．
- 密封小線源組織内照射の場合は，1日2回照射で5日間行われている．
- 皮膚がんでは，電子線で40Gy/10分割，

※3　**重粒子線治療**　放射線治療の一種で炭素イオン線を照射する．X線照射と違い，細胞致死効果が高い．線量集中性にも優れているため，周囲正常組織の線量を抑えつつ，腫瘍には高線量を照射できる利点がある（第2章-7「粒子線治療」参照）．

45Gy/15分割などの照射が行われ，T1〜T2での制御率は90％以上である．

3 主な有害事象と対処方法

急性期有害事象

- 急性期とは，照射中から照射後3か月である．その期間に発生した有害事象を急性期有害事象という．

皮膚炎

- 照射野に限局して出現し，皮膚線量が50Gyを超えると部位によってはびらんを生じることもある．とくに電子線照射の場合は注意が必要である．
- 鼠径部や腋窩など，しわになる部位は強く起こることがある．
- 急性期皮膚炎に対しては，擦るなどの物理的刺激や化粧品などの化学的刺激を避け，かゆみや乾燥症状が強い場合はステロイド軟膏を用いる．
- びらんになった場合は患部を清潔に保ち，感染に注意する．
- 照射野にテープを貼ると剥がす際に表皮剥離が生じ，炎症が悪化するので注意する．

術前術後照射の合併症

- 術前後の高線量照射により，創部の治癒遅延が生じることがある．

晩期有害事象

- 放射線治療終了後，半年以降から数年後，ときに10年以上経過して生じることがある．

骨

- 40Gy以上照射すると骨粗鬆症が生じ，70Gy以上で骨壊死が生じることがある．
- 若年者は骨の成長障害に注意が必要である．

関節拘縮

- 関節周囲の高線量照射で生じることがある．

皮膚・軟部

- 四肢の場合は浮腫を生じることがあり，リンパマッサージが有効なことがある．

二次がん

- 治療後，長時間経過してから別のがんを発症することがあり，これを二次がんという．
- 高線量の放射線照射部位に，非常にまれではあるが，原発と異なる組織の肉腫を生じることがあり，放射線誘発性肉腫といわれている．

4 心理的サポートとケアの実際

- 疾患自体や手術による機能障害を精神的に受け入れられるよう，患者の訴えを傾聴し，患者の立場に立った対処方法を一緒に考える．
- 骨軟部腫瘍は若年者も罹患し，化学療法も合わせ治療期間は1年に及ぶこともある．進級・受験・就職活動などの社会との関わりや将来について不安になることもある．その際は，受容的な姿勢で訴えを傾聴することも大切である．
- リハビリテーションの適応など，紹介科との連携を深め，チーム医療の一員としてケアにあたる．

6 骨・軟部・皮膚腫瘍の放射線治療
① 骨転移に対する対症的照射

Main Point

- がん患者の30～70％に骨転移が生じるといわれ，骨折や麻痺を引き起こし生活の質（QOL：quality of life）を大きく低下させてしまうことがある．
- 骨転移症例数が多いのは乳がん，前立腺がん，肺がん，消化器がんなどであり，好発部位は脊椎，骨盤骨，四肢の近位骨である．
- 放射線治療は骨転移の疼痛緩和に有効である．

1 骨転移とは

- 骨転移は，がん患者すべてに共通する問題である．がん患者の30～70％に骨転移が生じるといわれている．骨転移そのものが生命を脅かすことは少ないが，骨折や麻痺を引き起こし，QOLを大きく低下させてしまう可能性がある．そのため骨転移が疑われる症状があれば，適切な検査をなるべく早く行い，診断し，治療を開始することが大切である．
- 骨転移を起こしやすいのは乳がん，前立腺がん，肺がん，甲状腺がん，腎がんなどである．胃がんや大腸がんは起こしやすいがんではないが罹患率が高いため，結果的に骨転移症例数が多くなる．
- 骨転移を起こしやすい部位は，脊椎，骨盤骨，大腿骨，上腕骨，肋骨である．
- 骨転移に対する放射線治療の目的は疼痛の軽減と骨折，麻痺の予防であり，治癒は目的ではない．「WHO方式がん疼痛治療法」にも骨転移の痛みには放射線治療を考慮するように記載されている．病的骨折や脊髄圧迫を伴わない骨転移の疼痛は，外照射により60～80％の症例で緩和され，20～30％の症例で消失する．
- 放射線治療と平行して，疼痛緩和のためにオピオイド鎮痛薬の導入や増量，ほかの鎮痛補助薬の使用などを積極的に行うべきである．
- 骨転移の根本的な治療は原疾患の治療であるので，化学療法や分子標的薬，内分泌療法など有効なものがあれば行う．
- ビスホスホネート製剤は破骨細胞の活動を抑えることで骨に転移したがん細胞の増殖を抑えることができるとされ，骨転移症例に使用されている．

2 放射線治療の実際

- 治療の目的は症状の緩和であるので，照射に

第3章 照射部位別のがん放射線治療（代表的疾患）

よる急性期障害は可能な限り起こさないようにする．多くの場合，総線量が高くないので急性期障害，晩期障害ともに問題にならない．
- 照射体位は患者が安楽に治療を受けられる体位を工夫する．三角台のような補助具を使用することもある．治療台移動時に疼痛が悪化する際はストレッチャー移動も考慮する．照射時間に合わせた鎮痛薬の使用も有効である．
- 放射線治療（外照射）の照射線量は8Gy/1回，12Gy/2回，20Gy/5回，30Gy/10回などの分割が使われている．分割回数によらず除痛効果にはほぼ差がない，といわれている．除痛効果は早いものでは1週間以内に認められ，4〜6週後に最大の効果となることが多い．照射を開始してすぐに「痛みがとれない」と訴えがある場合は，効果の出現には時間差があることを説明するとよい．痛みの再燃までの期間は，多分割照射のほうが長い傾向があるため，長期予後が期待できる骨転移症例（乳がん，前立腺がん）の場合は，40〜50Gy/20〜25分割が選ばれることもある（図1〜4）．
- 脊椎転移の場合，脊髄圧迫症状（とくに背部から前胸部にかけてのバンド状の疼痛やしびれ）が出現した時点，または可及的に早く照射が開始できた症例は，下肢麻痺を回避できることもある．下肢麻痺が出現してから48時間以内に治療が開始できたかどうかが回復の目安である．
- 多発性骨転移の場合は，アイソトープ療法として^{89}Sr（ストロンチウム-89）静注が短期的に疼痛緩和をはかれる方法として有効な場合がある．体内でストロンチウムはカルシウムと同様の挙動を示すため，骨に集積しやすい性質を利用している．^{89}Srはβ線を放出し病巣を照射する．

3 看護のポイント

- 骨転移が生じやすいがんで進行例や化学療法不応例，ほかに転移がある症例（肺転移など）の患者が，持続し次第に増悪する疼痛を訴えた場合は，骨転移を疑う．とくに背部痛は脊椎転移のサインであることがあるので注意を要する．
- 痛みの部位，強さ，安静時か体動時か，持続時間などを観察し，鎮痛薬による効果と患者の満足度を評価する．とくに新しい鎮痛薬を導入したとき，用量を増やしたときは，導入前と比較して痛みがどう変化したかを観察することが大切である．導入前を10とすると導入後の痛みはいくつか？というような質問やフェイススケールは患者も答えやすい．

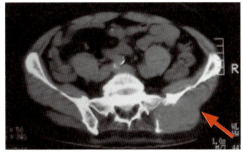

図1　骨（腸骨）転移のCT像
左腸骨に溶骨性変化とそれと連続するように筋肉と同等のCT値を示す腫瘍性病変が認められる（赤矢印）．左腸骨の骨転移である．
（唐澤久美子，藤本美生編［齋藤アンネ優子］：がん放射線治療. p.162, 学研メディカル秀潤社, 2012）

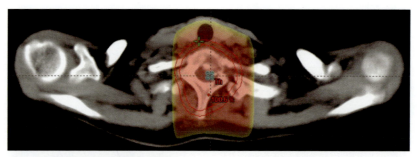

図2 骨転移照射の線量分布図

胸椎の骨転移に対する治療計画である．前後対向2門照射の線量分布が示されている．赤みが強いところほど，高い線量が照射されている．

（唐澤久美子，藤本美生編［齋藤アンネ優子］：がん放射線治療．p.162，学研メディカル秀潤社，2012）

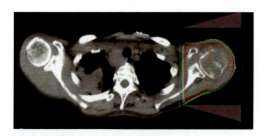

図3 肺腺がん左上腕骨転移

前後2門照射．ピンクの線が95%，緑が75%，青が50%線量．

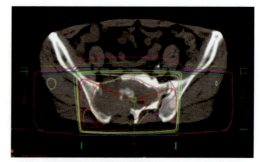

図4 甲状腺がん仙骨転移

左右後3門照射．ピンクの線が95%，緑が75%，青が50%線量．

- 痛みにより日常生活のあらゆる場面で動作に不自由が生じる．疼痛が軽減される体位や補助具の使用など，生活の工夫について患者と話し合うことが大切である．骨転移に伴う症状（とくに骨折や麻痺によるADL〔activity of daily living，日常生活動作〕の低下）を抱えながらも，社会的に孤立せず，その人らしく生活できるような工夫について話し合うことが必要である．

引用・参考文献

1) 日本臨床腫瘍学会：骨転移診療ガイドライン．南江堂，2015．

6 骨・軟部・皮膚腫瘍の放射線治療
② 骨軟部肉腫に対する粒子線治療

Main Point

- 骨や軟部組織（筋肉や神経，脂肪など）から発生する悪性腫瘍は，肉腫（sarcoma, サルコーマ）とよばれる．一方，肺がん，大腸がんに代表されるがん腫（carcinoma, カルチノーマ）は上皮細胞から発生する．肉腫は全がん（全悪性腫瘍）の1%程度であり，希少がんの1つといわれている．まれな疾患のため，診断が確定するまでに時間がかかることも少なくなく，治療開始時に巨大腫瘤になっていたり，全身転移を生じていることがある．肉腫の治療は，肉腫専門病院（各地域のがんセンターや大学病院等）で受けることが重要である．

- がんは中年以降，高齢者に多いが，肉腫は若年者から高齢者まで幅広い年齢に発症する．発生部位も全身さまざまな部位，組織（骨，筋肉，脂肪，血管，神経など）から生じるため，症状は多彩である．治療は根治的切除が第一選択である．補助療法として化学療法や分子標的薬，放射線治療が行われることがある．切除不能な肉腫に対しては重粒子線治療が行われることがある．

- 粒子線治療とは荷電粒子（イオン）を用いた放射線治療である．臨床で使われているのは陽子線と重粒子線（炭素イオン線）である．炭素イオン線のことを便宜的に重粒子線とよんでいる．通常の放射線治療で使われているのはX線であり，X線は波である．粒子線治療の最大の利点はX線治療に比べ線量分布がよい，ということである．X線治療に比べ腫瘍に線量を集中させ，腫瘍周囲の正常組織への線量は低く抑えることができる．欠点は，治療装置が高額であることである．

- 重粒子線（炭素イオン線）と陽子線の物理的生物学的な違いは，質量が違うことによる（陽子＜炭素イオン）．重粒子線は，陽子線やX線に比べ生物学的効果が高く，放射線抵抗性の腫瘍に有効である．切除のできない骨軟部肉腫に対して，重粒子線治療は有効であることが認められ2016年4月から保険収載された．

1 骨軟部肉腫とは

- 骨原発肉腫は日本で年間500〜800人の発生数があるとされている．そのうち骨肉腫が最も多く，年間200例程度である．次いで軟骨肉腫，ユーイング肉腫などがある．小児に好発するのは，骨肉腫やユーイング肉腫である．軟部原発肉腫は日本で年間2,000〜3,000人程度の発生数があるとされている．脂肪肉腫が最も多く，次に未分化多形性肉腫や平滑筋肉腫，滑膜肉腫など，がある．小児に好発するのは横紋筋肉腫である．骨軟部肉腫の好発部位は四肢であるが，体幹部[※1]にも発生する．

※1　体幹部　脊椎，傍脊椎，後腹膜，骨盤をさす．

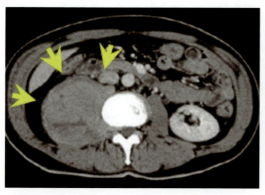	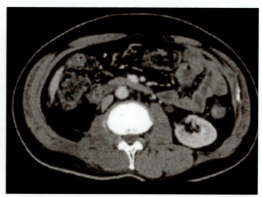
a. 重粒子線治療前：黄色矢印部分が腫瘍である.	b. 治療後2年：腫瘍は消失している.

図1　右後腹膜ユーイング肉腫（軟部原発）

- 肉腫の治療には手術（根治的切除）が不可欠である．四肢の場合には，患肢温存切除術が基本であるが，根治的切除のために切断が選択されることもある．術前や術後に放射線治療が行われることがある．体幹部の場合には，切除できない部位や切除を行うと著しい機能損失を生じる部位に発生することがある．このような切除非適応症例には，重粒子線治療が選択されることがある（**図1**）．ユーイング肉腫や骨肉腫などのように抗がん薬が有効な肉腫もある．2012年，骨軟部肉腫に対して初めて分子標的薬（パゾパニブ塩酸塩）が薬事承認され，軟部肉腫に対して使用されている．
- 四肢骨肉腫では，切除と化学療法により5年生存率70〜80％であるが，切除ができない体幹部骨肉腫では5年生存率は0〜10％である．切除ができない体幹部骨肉腫に対し重粒子線治療を行った結果，5年生存率は35％であり，切除不能な骨肉腫に対して有効な治療である．

2　粒子線治療とは

- 粒子線治療の最大の利点である線量分布は，発見者の名前をとってBragg Peak（ブラッグピーク）といわれ，荷電粒子に特徴的な性質である．このブラッグピークを重ね合わせ広げて腫瘍の形状に合わせることで，腫瘍の線量を高く周囲の線量を低くすることができる（**図2，3**）．荷電粒子線は特殊な治療装置であるサイクロトロンやシンクロトロンで作られ照射室まで運ばれ，患者に照射される（**図4**）．**図5**は，放射線医学総合研究所のシンクロトロンである．約100m×40mの大きさである．ここで炭素イオンは光速の80％まで加速されエネルギーを与えられ，患者に照射される．陽子線の場合は質量がずっと軽いので治療装置はより小型であり，その分安価である．
- X線，陽子線，重粒子線の性質の違いは**表1**にまとめた．

第3章 照射部位別のがん放射線治療（代表的疾患）

- 2016年4月から，「切除非適応骨軟部肉腫に対する重粒子線治療」は保険収載されたので，患者の経済的負担は緩和された．陽子線治療が小児がんに対して保険収載されたので，小児の肉腫患者に関しては疾患に応じて重粒子線治療も陽子線治療も保険診療の範囲で治療を選択できるようになった．
- 放射線医学総合研究所で重粒子線治療を行った最も多い組織型は脊索腫で，次いで，骨肉腫，軟骨肉腫であった．治療部位では骨盤（含む仙骨）が最も多く，次に，脊椎が多かった．
- 重粒子線治療の適応となる代表的な疾患は仙骨脊索腫である（図6）．仙骨を切除すると一緒に仙骨神経も切除されてしまうため，歩行や排尿排便障害が出現し患者のADL（activity of daily living, 日常生活動作）が低下する．仙骨脊索腫は高齢者に多く発症するため，QOL（quality of life, 生活の質）の低下が大きい．重粒子線治療により神経を切除することなく治療することで，機能をできるだけ温存しQOLの低下を最小限にすることができる．近年は，とくに高齢者の仙骨脊索腫に関しては，切除より重粒子線治療が選択されることが多くなっている．

3 骨軟部肉腫に対する粒子線治療の看護

- 学ぶべき基本的事項は通常の放射線治療の看護と同じである．
- 粒子線治療に特徴的なことは，X線治療より大線量を照射することが多いので，腫瘍周囲の正常組織反応に対して注意深い観察が必要である．とくに皮膚や粘膜には注意が必要で

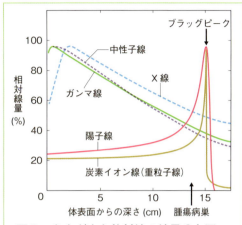

図2　さまざまな放射線の線量分布図

横軸のゼロ点を体表面とするとX線やガンマ線，中性子線は，体表面から入ってすぐのところが100％の線量となり，深部へいくにつれて線量が低下している．陽子線や重粒子線は，体表面から腫瘍病巣までが低線量で，腫瘍部分で線量のピークを作っている．このピークをBragg Peak（ブラッグピーク）とよび，荷電粒子線の特徴である．
（古澤佳也：〈Ⅳ〉2-1粒子線の線質と生物効果—LET，損傷，酸素効果，他．放射線科学50（7）：51，2007より改変）

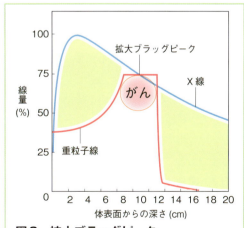

図3　拡大ブラッグピーク

ブラッグピークを重ね合わせて広げ病巣部の形に合わせる．病巣部の手前は低い線量しか照射されず，奥側はほとんど照射されない．

表1 X線，陽子線，重粒子線の性質

	X線	陽子線	重粒子線
種類	波	荷電粒子	荷電粒子
線量分布	＋	＋＋	＋＋＋
殺細胞効果 （生物学的効果）	＋	＋	＋＋＋
施設数	日本中に多	10施設	5施設

実験からX線の生物学的効果を1とすると，陽子線は1.1，重粒子線は3とされている．施設数はParticle Therapy Co-Operative GroupのHP (http://www.ptcog.ch/index.php/facilities-in-operation) を参考にした．
2016年3月現在日本では10陽子線治療施設，5重粒子線治療施設が稼働している（陽子線治療と重粒子線治療と両方可能な1施設を含む）．

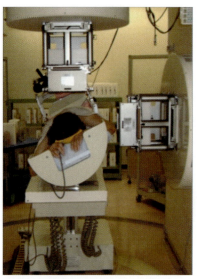

図4 治療室の様子

X線のような回転ガントリーはないので照射方向は2方向のみ（垂直〔12時の方向〕と水平〔3時の方向〕）である．治療台は20度まで傾けることができる．

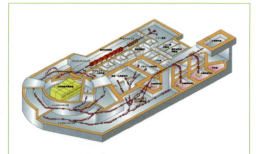

図5 放射線医学総合研究所にある重粒子線治療装置（HIMAC：Heavy Ion Medical Accelerator in Chiba，ハイマック）

イオン源で炭素イオンが供給され，シンクロトロンを回り光速の80％まで加速され，照射室に到達する．近年は，大きさが3分の1の小型普及型加速器が開発され，日本のほかの施設で使用されている．

ある．皮膚の場合は，照射中，照射後も長期にわたり物理的化学的刺激を避けるように，患者に繰り返し指導する必要がある．粘膜の場合は，常に清潔を保ち過剰な刺激を避けるように指導することが必要である．仙骨部や骨盤部を治療する場合は，直腸炎の予防のために，照射中から治療後も便秘をしないように指導する．

- 治療時ADLが低下している症例も少なくないので，積極的に疼痛コントロールに介入した上で骨折や麻痺のリスクに留意した看護が必要である．
- **図7，図8**は皮膚反応である．照射後皮膚炎になっても，適切な処置により回復する．
- 肉腫はまれな疾患であるため，疾患に関する情報が得られにくく孤立感，孤独感を強く感じやすい．同様に粒子線治療は新しい治療法であるため，情報が得られにくいことゆえの

第3章 照射部位別のがん放射線治療（代表的疾患）

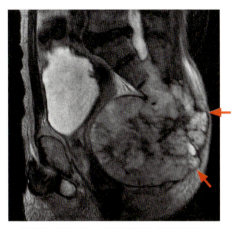
a. 治療前：直径10cmの腫瘍を仙骨部に認める.

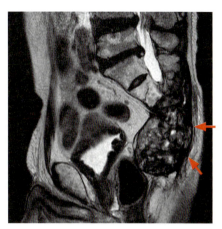
b. 治療後8年：腫瘍は縮小している.

図6　仙骨脊索腫に対する重粒子線治療

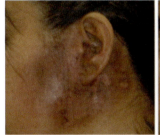
a. 照射終了時

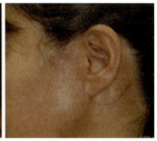
b. 治療後9か月：皮膚炎は改善している.

図7　照射後皮膚炎の経過

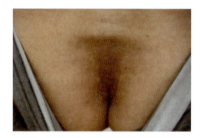

図8　治療後3年経過した照射された臀部

仙骨部に照射した場合は，治療後数年たっても皮膚炎から皮膚潰瘍になるリスクがあるので入浴時にこすらないこと，湿布を貼らないこと，かゆい場合は市販のかゆみ止めを使用せず医師に相談することなど，繰り返しきめ細かい指導が必要である.

不安も生じやすい．患者の訴えを傾聴し，「知らないこと，わからないこと」から生じる不安に対しては，「何がわからないのか？」を明らかにしながら，答えを説明していく姿勢が大切である．孤立感の強い患者には，プロフェッショナルの立場から共感や理解の姿勢を示すことが大切であろう．

第 **4** 章

特殊な放射線治療

白血病などに対する全身照射

Main Point

- 造血幹細胞移植の前処置として，全身照射が行われる．
- 目的は，ドナーの細胞が生着するための免疫抑制，腫瘍細胞の根絶などであり，移植を前提に骨髄機能を廃絶する亜致死的線量の照射である．
- 2〜3日かけて，連日1日2回ずつ（朝・夕）照射する方法が一般的である．
- 照射中から悪心・嘔吐，唾液腺炎などの急性期有害事象が生じ，患者は小児から若年者が多いことからも，看護師の積極的介入が期待される．

1 全身照射が適応となる疾患

- 白血病などに対し，骨髄移植や末梢血幹細胞移植[※1]の前処置として，免疫抑制的化学療法と全身照射（TBI：total body irradiation）を組み合わせて行う．
- 全身照射の適応の多くは成人または小児の白血病であるが，悪性リンパ腫やその他の骨髄の腫瘍に対しても行われる．
- 全身照射の目的は，ドナーの細胞が生着するための免疫抑制，腫瘍細胞の根絶，発生学的障害をもった細胞群の根絶である．
- 成人の固形腫瘍や先天性免疫不全，自己免疫疾患などでは，骨髄非破壊的同種造血幹細胞移植（ミニ移植）を前提とした全身照射も行われる．

2 放射線治療の方法

- 分割照射することで，放射線性肺炎のリスクが減少する．
- 線量率（時間あたりに照射する量）が低いほうが有害事象の発生が少ないため，通常の外部照射と比較して時間をかけ照射する（図1）．
- 全身を1度に照射するため，患者と照射装置の距離を大きくとる長SAD（source-axis distance，線源回転軸間距離）法が最も一般的な照射方法である．
- 長SAD法には立位と坐位があり，立位では前後対向2門，坐位では前後対向2門と左右対向2門がとられる（図2）．
- 線量分割は1回2Gy（グレイ）の1日2回3日間という分割で合計で12Gy照射する方法が多く用いられている．

[※1] 白血病では骨髄バンクあるいは血縁間の移植が多く，悪性リンパ腫や多発性骨髄腫などでは自家移植（あらかじめ採取しておいた患者自身の「血液を造る細胞→造血幹細胞」を化学療法などによる骨髄細胞の死滅後，再び身体に戻す方法）が多い傾向である．

第 4 章　特殊な放射線治療

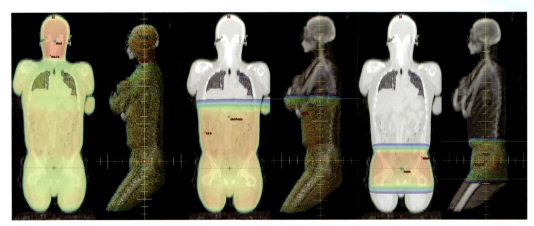

図1　全身照射の線量分布図
全身を1度に照射すると，容積が小さい頭部の線量が高くなる．腹部と骨盤部を追加，さらに骨盤部を追加して線量を均一にする．

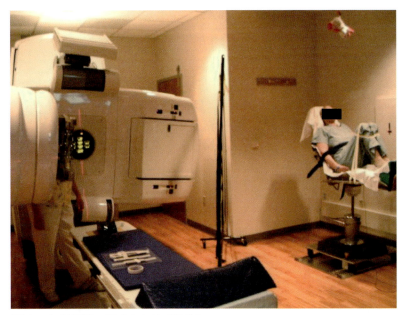

図2　全身照射：長SAD法（坐位）
患者の左右より照射．膝は立て，上腕で肺をブロックしている．全身を含むような照射野を使用した照射が必要なために，患者と照射装置とのあいだに距離をおいている．

3 有害事象

急性期有害事象

悪心・嘔吐，下痢
- 最も発症率が高い．
- 化学療法がほぼ同時に行われているので，そのいずれが原因かは区別できない．相互作用により生じている可能性もある．

唾液腺炎
- 唾液腺障害による唾液腺炎は，照射後すぐに起こり，唾液腺の疼痛や腫脹を引き起こすが，2〜3日以内に改善する．
- 患者は数日以内に，唾液腺障害による口腔乾燥，涙腺の障害による涙の減少，咽頭痛などを自覚する．

脱毛
- 頭髪が保たれている場合，可逆的な脱毛が2週間以内に起こる．

肝静脈の閉塞
- 肝静脈の閉塞による肝腫大，腹水，黄疸，食物静脈瘤，肝機能低下，肝性脳症（肝機能低下により，尿素を処理できずアンモニアが大量に発生してしまうことにより生じる）は10％以内の患者で生じる．

晩期有害事象

間質性肺炎
- 全身照射の線量規定毒性（線量の上限を決める有害事象）は放射線性肺炎（間質性肺炎）であり，全体の25％の症例で間質性肺炎が起こるとされているが，そのうちの半数弱は，サイトメガロウイルスの感染によるものである．
- 間質性肺炎発症までの期間の中央値は2か月で，発症に関連する因子は肺疾患の既往，肺照射の既往，移植片対宿主病（GVHD：graft versus host disease）[※2]，高齢である．

生殖機能障害
- 生殖機能はほとんど全例で障害される．少数だが回復することもある．
- 小児では思春期の発現が遅れるが，ホルモンを補充することにより誘発することができる．

その他
- 白内障，肝機能障害，腎機能障害，発育遅延，二次がんなどが起こりうる．

※2　GVHD（graft versus host disease）　放射線治療によって免疫抑制された患者に移植された骨髄のリンパ球が，患者自身の組織を非自己と認識して攻撃・破壊する状態．発熱，黄疸，下痢などの症状を呈する．

小児腫瘍の放射線治療

Main Point

- 適応となる疾患は中枢神経腫瘍，ウィルムス腫瘍，神経芽腫，横紋筋肉腫，ユーイング肉腫，リンパ腫，白血病，血管腫などである．
- じっとすることが困難な年齢の小児では，毎回麻酔などにより鎮静し，シェルやビーズピローなどで体位を固定する必要がある．
- 患児本人とともに親の理解を得る必要があり，精神的サポートが必要なことから，看護師の積極的な介入が期待される．

1 適応となる疾患

中枢神経腫瘍

- 中枢神経腫瘍は小児期腫瘍の約15％を占める．
- 小児の場合，半分近くは小脳などに出現し，低悪性度の腫瘍がほとんどである．
- 各種中枢神経腫瘍は第3章-1「頭部の放射線治療」の項を参照．
- 3歳未満（状況が許せば，8歳未満）の脳への照射は有害事象を引き起こすリスクが高く，可能な限り避けるべきである．
- 照射開始時期を遅らせるために，化学療法で腫瘍の増大を防ぎながら待つという作戦がとられることが多い．
- しかし，低悪性神経膠腫，脳室上衣腫，髄芽腫など，開始時期の遅延が治療効果を低下させることが示されている腫瘍もある．
- 胚芽腫は放射線単独で100％近い根治率を得ていたが，有害事象を低減させるため，化学療法の使用で腫瘍を縮小させ，その後，照射範囲を狭くし，線量を低減した放射線治療が行われるようになっている．

ウィルムス腫瘍（腎芽腫）

- 小児腎腫瘍で最多である．
- 好発年齢：3～4歳．
- 治療法：腎摘出術が基本．放射線の有無，化学療法の有無は腫瘍の進行度や悪性度で変わる．
- 照射：腫瘍床[※1]に10.8～19.8Gy（グレイ）程度．
- 椎体は，1つの椎体をまるごと入れる．椎体は半分だけ照射されると照射された部分だけ成長障害が起き，側彎の原因となる（図1）．
- 肺や肝臓の転移にも積極的に照射が行われる．

※1 腫瘍床　手術前に腫瘍があったところ．

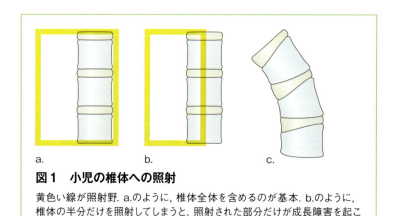

図1　小児の椎体への照射
黄色い線が照射野．a.のように，椎体全体を含めるのが基本．b.のように，椎体の半分だけを照射してしまうと，照射された部分だけが成長障害を起こし，c.のように側彎を引き起こしてしまう．

- 肝転移がある場合は全肝照射が行われる．

神経芽腫

- 小児悪性腫瘍は，白血病，中枢神経腫瘍に次いで多い．
- 好発年齢：中央値は2歳．
- 早期の場合，容易に治療可能．ときどき良性腫瘍に変化することもある．
- 進行すると治療困難である．
- 交感神経系ならばどこからでも生じうる．好発部位は副腎髄質（30〜40%），腹部，骨盤の交感神経節（**図2**）（25%）などである．
- 70%以上が発見時にすでに転移がある．
- 転移の好発部位はリンパ節，骨，骨髄，皮膚，肝臓である．
- 転移が肝臓，骨髄，皮膚のみの1歳未満の患児の場合（Stage IV-S），ほとんど無治療で75%程度が完治する．
- 転移や播種がないもの
    - 完全切除可能な場合：追加治療は不要（2/3で可能）．
    - 3年生存率：99%
    - 完全切除困難な場合：術前化学療法で腫瘍を縮小させ，完全切除を目指す．
    - 3年生存率：85〜90%

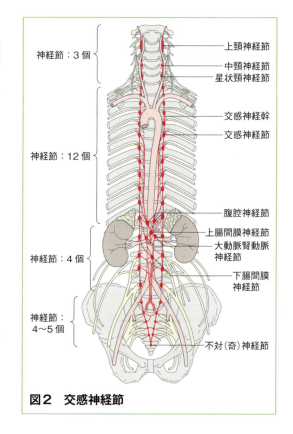

図2　交感神経節

- リンパ節転移を有するもの
    - 3年生存率：50〜93%
    [1歳未満]
    - 完全切除可能な場合：術後化学療法が必要．

- ・完全切除困難な場合：化学療法で腫瘍を縮小させ，完全切除を目指す．
  [1歳以上]
  - ・術後放射線療法あるいは化学放射線療法が必要．
- 遠隔転移を有するもの（大半がここに含まれる）．
  - ・Stage IV-S を除くと予後は悪い．
  - ・化学療法で腫瘍を縮小させ，可能な限りの切除，残存腫瘍に放射線治療を行う．
  - ・骨の痛み，腫瘍による内臓痛，呼吸困難などに対し，緩和的照射も効果がある．
  - ・椎体は全体を含める（**図1**）．
  - ・1度でもリンパ節転移を認めた場合，領域リンパ節を照射野に含める．
  - ・肝転移への全肝照射は不要．
  - ・3年生存率
    1歳を超える場合：10～47%
    Stage IV-S の場合：75～90%（このタイプは，ほとんど無治療で根治するため，積極的な治療は行わず，症状緩和の治療にとどめる）．

横紋筋肉腫

- 身体のどこにでも起こりうる肉腫である．
- 好発部位は泌尿生殖器系31%，頭頸部25%，上下肢13%などである．
- 小児の肉腫で最多である．
- 年齢のピークは二峰性，2～6歳と思春期．
- 1歳未満と10歳より上は予後が悪い．
- 診断時に15%でリンパ節転移があり，15%で遠隔転移がある．
- 治療後5年間再発がなくても10%がその後再発する．

- 完全切除が可能ならば，追加の放射線治療は不要．
- 以下の場合は化学放射線療法が検討される．
  - ・不完全切除の場合：32～44.8Gy 程度の化学放射線療法が必要．
  - ・中枢神経浸潤のある場合：化学放射線療法の照射野は浸潤のある髄膜だけで十分．
  - ・脳脊髄播種のある場合：50.4Gy 程度の全脳全脊髄照射（第3章－1「頭部の放射線治療」参照）を行う．
  - ・リンパ節転移があった場合：領域リンパ節への照射が必要．
  - ・上下肢の腫瘍：完全切除が可能でも，それにより患児が手を失ったり，足を失うリスクが生じる場合は，無理に完全切除を狙わず，化学放射線療法を組み合わせて，切除範囲を小さくとどめる．

リンパ腫

- 化学療法が著効するため，放射線治療の出番は少ない．
- 非ホジキンリンパ腫のほうが圧倒的に多い．
- 放射線治療は痛みや麻痺症状のあるときに使用（20Gy 程度の線量で十分）．
- 再発時や化学療法で残存腫瘍が認められるときは30～40Gy の線量が必要．

白血病

- 中枢神経の予防照射や骨髄移植の前処置として全身照射を施行する（第4章－1「白血病などに対する全身照射」参照）．

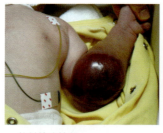 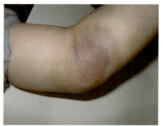

a. 放射線療法前　　　　　　b. 放射線療法後1か月

図3　Kasabach-Merritt症候群の放射線療法
a. 播種性血管内凝固症候群（DIC）※2 を起こしていた．
b. 血管腫はほぼ消失し，患児はすっかり元気になった．

Kasabach-Merritt（カサバッハ-メリット）症候群（図3）

- 新生児期から乳児期にかけて生じる，カポジ型血管内皮腫または房状血管腫．これに合併して起こる血小板減少，貧血，凝固異常などをさす．
- 通常の血管腫とは異なるものである．
- 出血や心不全により生命予後に影響することがあり，緊急の対応が必要な場合がある．
- 1Gyを10回照射するのが通常である．
- 照射野に血管腫全体を含める必要はない．

2　放射線治療の一般的な留意点

- 4歳未満の子ども，発達障害などでじっとしていることが困難な場合，麻酔を使用して鎮静する．
- シェルやビーズピローなどを使用して毎回同じ体位を保持する（**図4**）．

3　主な有害事象と対処方法

- 放射線治療の有害事象は照射部位に生じる．
- それぞれの有害事象は，頭頸部ならば第3章 -2「頭頸部の放射線治療」など，各項で詳しく解説されているので，各項を参照されたい．ここでは，小児に特徴的な晩期有害事象に絞って解説する．

中枢神経

- 脳の成長は，若年成人まで続いていることが知られている．
- 放射線治療の影響でIQ（intelligence quotient，知能指数）は，照射後，成長とともに下がり続ける．
- ただし，これは放射線治療単独の影響ではなく，手術，化学療法，また腫瘍自体もIQ低下に影響する．
- 有害事象の重症度を左右するのは照射時年齢，化学療法の有無，腫瘍の部位，照射部位，線量，NF-1（Neurofibromatosis type1，神経線維腫症1型）※3 の有無である．
- 脳下垂体などが照射野に入るとホルモンの分泌低下（成長ホルモン，甲状腺ホルモンなど）をきたす．

※2　**播種性血管内凝固症候群**（DIC：disseminated intravascular coagulation）　本来，血液凝固反応は，出血した部位にのみで生じるものであるが，これが全身の血管内で無秩序に生じる状態．

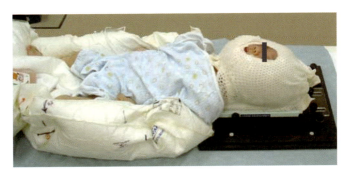

図4　小児の体位保持
シェル，バックロック（固定用マット），フレームあるいは呼吸同期や位置確認システムなどで照射の際の位置のずれがないよう固定する．

骨

- 骨が照射されると骨の成長の遅延をきたす（30Gyの照射で50％に生じる）．
- 側彎：椎体を半分だけ照射してしまった場合に起こる（**図1**）．
- 膝：14歳未満の男児と12歳未満の女児が膝に照射された場合は，下肢の成長障害が生じるリスクが上がる．
- 妊娠：女児の腹部に25Gy以上照射すると，将来，低出生体重児の出産，早産，先天性異常が生じる確率が上昇する．
- 不妊：女児の骨盤への照射を計画する場合，妊孕性温存のため，事前に卵子凍結保存，性腺遮断，卵巣位置移動術などの可能性について検討を行うべきである．化学療法などでも不妊を引き起こす薬剤は多数存在し，こちらも考慮しなければならない．
- 同様に男児の睾丸照射などを計画する場合，妊孕性温存のため，事前に精子凍結などの可能性について検討を行うべきである．
- 二次がん：照射線量が60Gyを超えると起こりやすい．通常，放射線治療後10〜20年以上経過後，照射野内に生じる．二次がんとして発生する腫瘍として最多は骨肉腫である．二次がんの発生率は20年後で1〜4％．

 心理的サポートとケアの実際

- 患者をリラックスさせるためのアイデアを以下にあげる．
  ・事前に放射線治療室などのツアーをする．
  ・スタッフと対面させ「お友達」になる．
  ・放射線治療を題材とした，ごっこ遊びで治療への理解を促す．
  ・お気に入りのおもちゃの持ち込みを許可する（持ち込んだおもちゃが放射能を帯びたりする心配はないので，おもちゃは照射後そのまま持ち出してもよい）．
  ・照射中に患児のお気に入りの音楽を治療室に流す．
  ・必要に応じて，少量の精神安定薬を使用する．
- 幼児や小学校低学年の学童では，毎日の治療ごとにスタンプカードにスタンプを押す．毎日シールをもらって絵を完成させるなど，治療が楽しく継続できる工夫を考える．
- 子どもの年齢，発達段階などを十分に考慮して，親と密な関係をとることが重要である．

※3　NF-1（Neurofibromatosis type1）　神経線維腫症1型のことである．全身の皮膚や神経，脳などに多数の腫瘍（末梢神経線維腫）が生じる疾患．中枢神経に照射した場合，放射線療法の有害事象が強く出ることが知られている．

3 高齢者の放射線治療

Main Point

- 高齢者は，"合併症が多い""体力的に治療に耐えられない"という理由で長いあいだ，臨床試験などの対象外とされていた．
- このため，高齢者の放射線治療についての報告は少なかったが，最近すこし見直されるようになった．
- 本項では，論文報告を中心に高齢者の放射線治療についてまとめた．
- また，高齢者の看護の留意点などもあげた．

1 高齢者とは

- 社会の高齢化がますます進行し，がん患者も，今後ますます高齢化することが予想される．
- 高齢者の定義は，さまざまである．
  - 国連：60歳以上
  - 世界保健機関（WHO：World Health Organization）：65歳以上
  - 医療保険上の定義
    ○前期高齢者：65〜74歳
    ○後期高齢者：75歳以上
- WHOの定義を使用した場合，日本のがん患者のおよそ70％は，高齢者である．
- 確かに高齢者は，身体機能の低下，認知障害，がん以外の合併症などを抱えているリスクが高いなど，医学的な問題点を有している可能性が若い世代よりも高いのかもしれない．
- しかし，たとえば，同じ65歳でも，40代としか思えないような若々しい人もいれば，80歳は余裕で超えているかのような年配な印象の人もいる．
- 年齢以外に，さまざまな検査データや画像など，その人間の身体の状態を表す指標は今や無数にある．
- そろそろ，年齢だけで適応を判断するのは時代遅れではないのか？
- がん治療における高齢者の定義は何だろうか？
- 2012年の米国放射線腫瘍学会で，高齢者の乳がん治療のセッションの座長を務められたエール大学のミーナ・モーラン（Meena Savur Moran）先生は，「誰だって，高齢者扱いはされたくありません．私だってイヤです．私にとって高齢者とは，常に，自分よりも10歳以上年上の人のことをさしています」

※1　KPS (karnofsky performance scale)　70％は，自分自身の世話はできるが，正常の活動をすることは不可能．80％は，かなりの臨床症状があるが，努力して正常の活動が可能．90％は，軽い臨床症状があるが，正常の活動が可能というレベル．

という言葉でセッションをしめくくった.
- とはいえ,「高齢者」のがん治療についてのこれまでの研究の知識をもっておくのも, 他科の医療従事者とディスカッションをする上で有用である.
- 以下, 高齢者の放射線治療について, 論文報告を中心にまとめた.

2 高齢者の放射線治療の現状

悪性膠芽腫 (Glioblastoma)

- 悪性膠芽腫の半数以上が, 診断時に60歳を超えている.
- 悪性膠芽腫の予後は, 60歳以上では, 診断時の年齢が10歳上昇するごとに悪くなる.
    - 生存期間中央値
        - 60～69歳：14か月
        - 70～79歳：12か月
        - 80～89歳：7か月
- 化学放射線療法は高齢者には耐えられないと思われがちだが, フランスの報告[1]では, 70歳以上でも問題なく治療が継続でき治療効果が出ているという結論であった.
- ドイツの65歳以上の患者を対象とした報告[2]もある. 放射線治療と外科手術を受けた患者と, 放射線治療単独の患者において, 治療後の質の高い生存ができた期間 (QAS：quality adjusted survival) を比較したものである. 手術を追加してもQAS延長はなかった. KPS (Karnofsky performance scale)[※1] ＜70の患者では治療後のQASは著しく低下したが, 年齢が上がるにつれて, 治療後のQASが下がるという傾向はなかったという結論であった.

喉頭がん

- 喉頭がんでは, 患者の70％以上が診断時に65歳以上である.
- 米国の66歳以上の早期喉頭がん患者 (1,413人) を対象とした報告では, 年齢が上昇するほど, 術後, 放射線治療後の脳血管障害のリスクも上昇することが指摘されている[3].

肺がん (図1)

- 肺がんでは, 患者の70％以上が診断時に65歳以上である.
- カナダの報告では, 非小細胞肺がんのスタンダードな化学放射線療法, カルボプラチン＋パクリタキセル併用化学放射線療法を66歳以上の患者に行った場合, 放射線性肺炎の発生頻度が50％を超えることが報告[4]されている.
- 米国の報告では, 66歳以上の早期の非小細胞肺がんに対しては, SBRT (stereotactic body radiation therapy, 体幹部定位放射線治療)[※2]と外科手術 (肺葉切除) が同等の効果を示し, SBRTのほうが死亡のリスクが低かったことが報告[5]されている.

乳がん

- 日本では, 乳がんの好発年齢は欧米諸国より若い (40～60代) ため, 診断時に65歳を超えている患者数は全患者の1/3にすぎない.
- 乳房温存療法とは, 乳房の部分切除と放射線治療がセットとなった治療である.

※2 SBRT (stereotactic body radiation therapy) 体幹部定位放射線治療. 比較的高い線量を身体の狭い部位に絞ってあてる方法. 脳と異なり, 身体の臓器は呼吸変動があるため, IGRT (image-guided radiotherapy：画像誘導放射線療法), すなわち, 照射前にCTを撮影して位置確認や, 腫瘍の中に埋め込んだ金マーカーなどを透視で確認しながら照射等の工夫が必要. 原発肺がん, 転移性肺がん, 転移性肝がん, 膵がんなどの治療に行われることがある.

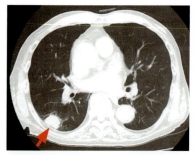

a. 胸部X線異常影精査目的のCT：長径20mmほどの腫瘍が右下葉（矢印）に認められた．

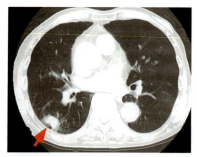

b. 化学放射線療法終了後1か月後のCT：化学放射線療法に対する明らかな有害事象は認められず，元気に外来通院していた．CT上，腫瘍（矢印）がわずかに縮小している．

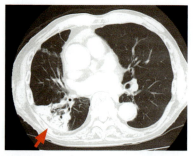

c. 化学放射線療法終了後半年のCT：放射線性肺炎（矢印）が認められている（本人は自覚症状なし）．

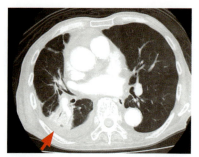

d. 化学放射線療法終了後13か月のCT：急性胆管炎から腸炎になり入院中．全身状態が悪化したため撮影．照射部位は線維化が起きている．このため，腫瘍は同定できていない（腫瘍が消えたかどうかの判断はできない）が，少なくとも腫瘍の増大や新しい転移などは認められていない．

図1 高齢者の肺がん化学放射線療法

90歳男性．他疾患治療中の胸部X線でたまたま指摘された，右早期肺がん．

- この治療法は再発率が非常に低く，術後の放射線治療が省略可能な患者群がいるのではないかと考えられ，これまで省略可能な患者群を検出するため，さまざまな研究が行われてきたが，現状では，どのような患者が省略可能かわかっていない．
- 高齢者では，とくに再発率が低いため放射線治療は不要かもしれないという報告が出ている．
- 米国の報告[6]は70歳以上，カナダの報告は50歳以上[7]，国際的な多施設共同研究では65歳以上[8]の患者を対象として，ホルモン受容体陽性の早期乳がん患者を対象とした研究をそれぞれ行った．どの研究でも，全患者に乳房の部分切除と内分泌療法を行った．ただし，放射線治療に関しては，施行群と非施行群とで分け，治療成績を比較した．
- 無再発生存率では，米国が10年で98％対90％，カナダが5年で99.4％対92.3％，国際研究が5年で98.7％対95.9％であったが，全生存率で差が出たものはなかった．
- このデータの解釈は容易ではない．
- 少なくともほかの合併症を有し，全身状態

が芳しくない高齢者の患者においては，ホルモン受容体陽性の早期乳がんならば，乳房の部分切除と内分泌療法のみを行い，放射線治療を省略することは正当化できるデータではないかと思われる．
- 「乳がんのうつぶせ照射」とは，乳房の大きな患者において，乳房内の線量分布を均一化し，有害事象が発生する確率を下げる目的で行われている照射方法である．
  - うつぶせの体勢を，治療のたびに毎回とるためには，自分の上半身の重みを腕の力で支えられるような腕力が必要である．
  - 高齢者に限ったことではないが，腕力の弱い患者には施行が困難な治療であることを理解する必要がある．
- 「乳がんの寡分割照射」とは，1回あたりの線量を増加させることにより，乳房の放射線治療の治療期間を3週間程度とする治療法である（通常は5〜6週間かかる）．
  - 高齢者でも安全性を示す報告[9]がフランスより出ており，とくに通院が困難な高齢者には積極的に適用してもよい治療と思われる．

子宮頸がん（図2）

- 子宮頸がんの好発年齢は30〜60代であり，診断時に65歳を超えている患者数は全患者の1/4にすぎない．
- 90歳以上の患者に対する放射線治療についての日本の報告[10]がある．根治目的の治療は全例で完遂され，有害事象も許容範囲内であり，全身状態のよい高齢者に対し，根治照射を躊躇するべきではないと結論づけている．
- 米国の，70歳以上と70歳未満を比較した放射線治療の報告[11]においても，有害事象に差は認められなかった．

膀胱がん

- 膀胱がんでは，患者の80％以上が診断時に65歳以上である．

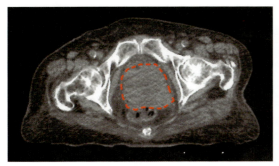 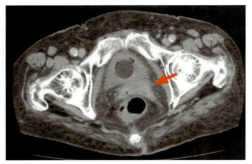

a. 初診時に撮影したCT：腎機能などのデータがなかったため，造影剤を使用していない．大きな腫瘍（赤い点線の範囲）が膀胱，直腸を圧迫している．

b. 照射最終日のCT：腫瘍（矢印）は著明に縮小．この後，前医へと転院となった．

図2　高齢者の子宮頸がん放射線治療
102歳女性．大量の不正性器出血で受診．腟内のガーゼ止血でも止血が困難なため，放射線科受診となった．45Gy（グレイ）を25回で照射し，照射開始7日目でほぼ止血．明らかな有害事象は認めなかった．

- 英国で65〜76歳の膀胱がんに対して放射線治療単独より，放射線治療と化学療法を合わせた治療を行ったほうが治療成績がよいという報告[12]がある．しかも，化学療法の追加による明らかな有害事象の増加は認められなかった．

前立腺がん

- 前立腺がんでは，患者の80％以上が診断時に65歳以上である．
- 米国のガイドラインでは，PSA（prostate-specific antigen，前立腺特異抗原）[※3]が6の場合，あるいはPSAが7でも高齢（70歳以上）で腫瘍が小さい場合は，6か月おきのPSAの採血と2年に1回の生検で十分とされている．
  - このガイドラインが誤用され，75歳を超えている場合，ハイリスク（PSAの値が大きい，腫瘍が大きいなど）でも治療が省略されるケースが多いという米国の報告[12]がある．
- 高齢者においても，経過観察ではなく，しっかりと治療を行ったほうが生命予後がよいという報告[13]もある．
- 米国の報告[14]では，ガイドラインで指定されたような経過観察（半年に1回のPSA測定，2年に1回の生検）が正しく行われていたのは，66歳以上で11.1％にすぎなかった．とくに高齢の患者，ほかに疾患を多数有している患者では，生検が省略される確率が高くなっていた．

がん治療一般（図3）

- 米国の高齢者（65歳以上）のがん治療の有害事象の報告[15]がある．2009年から2011年までのあいだにがんに対し，外科手術を受けた939,150人を対象としたものである．高齢者に発生しがちな，せん妄，脱水，転倒骨折，

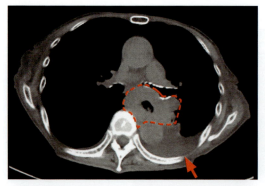 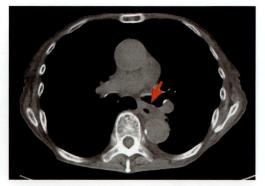

a. 初診時CT：食道はほとんど腫瘍（点線）に置き換わっており，原型をとどめていない．胸水の貯留（矢印）も認められている．

b. 放射線治療終了後2週間のCT：腫瘍（矢印）は著明に縮小している．

図3 高齢者の食道がん放射線治療
93歳女性．のどのつかえ感で受診，精査の結果，進行食道がんを指摘され，放射線科受診．60Gyを30回で照射した．途中誤嚥性肺炎を起こしてしまったが，飲み込みも改善し，食事も全量摂取可能となり，元気に前医に転院した．

※3　PSA（prostate-specific antigen）　前立腺特異抗原．前立腺で作られるタンパク質．採血で測定することが可能な腫瘍マーカー．健康人のPSAは60歳未満なら2.5ng/mL以下，60歳以上65歳未満なら3ng/mL以下，65歳以上で4ng/mL以下で，それぞれの数値を超えると前立腺がんの疑いがあり，精密検査の対象となる．

嚥下障害，褥瘡のリスクを計算し，年齢，原発腫瘍などの因子との関連を解析した．9.2%で少なくとも1つのイベントを認めた．
- とくに75歳以上の，膀胱がん，卵巣がん，大腸がん，膵がん，胃がん症例でイベントの発生頻度が高かった．
- 9割の高齢者では，高齢者に生じがちと思われるイベントが発生していない．
- 外科手術よりも身体的な負担が小さい放射線治療を65歳以上の患者に施行することに対し，躊躇する理由はいよいよ見つからなくなる．

3 高齢者看護の留意点

- 高齢者と一言にいっても，身体能力などの個人差は非常に大きい．サポート方法は年齢で判断するのではなく，それぞれの患者ごとに判断するべきである．
- 認知力の低下，難聴などの理由で，医療従事者の説明がうまく伝わっていない可能性もあり，治療内容の理解など確認が必要である．
- 1人ぐらしであったり，老老介護のような状態で生活をしていたりする患者もいる．治療を外来通院で行う場合，自宅での生活や通院が問題なくできる状態か，事前に確認をする必要があり，場合によってはサポート体制などの紹介が必要である．
- 認知力の低下，体力の低下などのため，こちらの手助けが必要で，頼りなげにみえる患者は少なくない．しかし，相手は目上であり，人生の先輩である．このことをしっかり心にとめ，十分な敬意を払った対応がなされるべきである．

引用・参考文献

1) Keime-Guibert F, et al: Radiotherapy for glioblastoma in the elderly. N Engl J Med 356 (15) : 1527-1535, 2007.
2) Muacevic A, Kreth FW: Quality-adjusted survival after tumor resection and/or radiation therapy for elderly patients with glioblastoma multiforme. J Neurol 250 (5) : 561-568, 2003.
3) Hong JC, et al: Risk of cerebrovascular events in elderly patients after radiation therapy versus surgery for early-stage glottic cancer. Int J Radiat Oncol Biol Phys 87 (2) : 290-296, 2013.
4) Palma DA, et al: Predicting radiation pneumonitis after chemoradiation therapy for lung cancer: an international individual patient data meta-analysis. Int J Radiat Oncol Biol Phys 85 (2) : 444-450, 2013.
5) Shirvani SM, et al: Comparative effectiveness of 5 treatment strategies for early-stage non-small cell lung cancer in the elderly. Int J Radiat Oncol Biol Phys 84 (5) : 1060-1070, 2012.
6) Hughes KS, et al: Lumpectomy plus tamoxifen with or without irradiation in women age 70 years or older with early breast cancer: long-term follow-up of CALGB 9343. J Clin Oncol 31 (19) : 2382-2387, 2013.
7) Fyles AW, et al: Tamoxifen with or without breast irradiation in women 50 years of age or older with early breast cancer. N Engl J Med. 351 (10) : 963-970, 2004.
8) Kunkler IH, et al: Breast-conserving surgery with or without irradiation in women aged 65 years or older with early breast cancer (PRIME II) : a randomised controlled trial. Lancet Oncol 16 (3) : 266-273, 2015.
9) Ortholan C, et al: Long-term results of adjuvant hypofractionated radiotherapy for breast cancer in elderly patients. Int J Radiat Oncol Biol Phys. 61 (1) : 154-162, 2015.
10) Oguchi M, et al: Experiences of 23 patients > or = 90 years of age treated with radiation therapy. Int J Radiat Oncol Biol Phys 41 (2) : 407-413, 1998.
11) Mitchell PA, et al : Cervical cancer in the elderly treated with radiation therapy. Gynecol Oncol 71 (2) : 291-298, 1998.
12) Chen RC, et al: Receipt of guideline-concordant treatment in elderly prostate cancer patients. Int J Radiat Oncol Biol Phys 88 (2) : 332-338, 2014.
13) Wong YN, et al: Survival associated with treatment vs observation of localized prostate cancer in elderly men. JAMA 296 (22) : 2683-2693, 2006.
14) Loeb S, et al: How Active is Active Surveillance? Intensity of Follow-Up During Active Surveillance for Prostate Cancer in the United States. J Urol 2. pii: S0022-5347 (16) 03325-5, 2016.
15) Tan HJ, et al: Burden of Geriatric Events Among Older Adults Undergoing Major Cancer Surgery. J Clin Oncol 34 (11) : 1231-1238, 2016.

4 緊急照射

Main Point

- 放射線治療は効果が出るのに比較的時間がかかるため、通常、緊急対応が必要な患者には、より早く効果が出る外科手術が行われる.
- 本項では、放射線治療における緊急照射の適応、さらには、緊急とまではいかなくても、比較的早急な対応が必要な状況についてまとめた.
- 緊急照射の場合、患者が状況を受け入れる時間的余裕がないことが多い. また、緊急照射の適応となる疾患の症状はどれも患者のQOL（quality of life, 生活の質）を著しく下げるものばかりである. 理解を助けるための説明、心理的なサポートなどが必要な分野である.

1 適応となる疾患

- 緊急対応が必要な疾患
  - 腫瘍による脊髄圧迫
- 比較的早急な対応が必要な疾患
  - 腫瘍による疼痛
  - 腫瘍による閉塞
  - 大量の不正性器出血
  - 上大静脈（SVC：superior vena cava）症候群

2 緊急対応が必要な疾患

腫瘍による脊髄圧迫（図1）

- 緊急の積極的な治療が必要である.
- 発生頻度：全がん患者の5〜14％.
- 対象患者で、治療後1年以上の生存が見込めるのは1/3程度である.
- 早期の場合は脊髄の白質の虚血のみだが、時間の経過でこの虚血は梗塞へと変化する.
  - 虚血：圧迫解除で症状改善.
  - 梗塞：圧迫解除だけでは症状は改善しない.
- 原発腫瘍：乳がん29％, 肺がん17％, 前立腺がん14％.
- 好発部位：胸椎59〜78％, 腰椎16〜33％, 頸椎4〜15％.
- 半分以上の例で椎体の多発転移が認められる.
- 好発症状：背部痛88〜96％, 筋力低下76〜86％, 感覚低下51〜80％, 膀胱直腸障害[※1]40〜64％.
- 歩行障害改善の予後因子：症状の進行の早さ, 原発腫瘍の放射線感受性, 手術前の歩行状態.
  - 症状の進行の早さ：脊髄圧迫によるなんら

※1 膀胱直腸障害　脊髄損傷で発生する神経症状の1つ. 尿意や便意を感じることができなくなる状態.

第4章 特殊な放射線治療

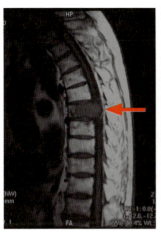 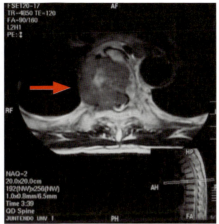

a. 矢状断　　　　　　　　b. 軸状断
図1　胸椎の脊髄圧迫症例のMRI像
胸椎の骨転移（矢印）が脊髄を圧排している画像である。
矢状断では，胸椎の信号強度が低下し（白から灰色に色が変化），その背側の脊髄方向に突出しているのがわかる．軸状断では，椎体のほとんどが信号強度の低い腫瘍（矢印）に置き換わり，脊髄が右腹側から圧排を受けているのがわかる．

かの症状が出現してから，歩行障害発生にいたるまでの日数．
・7日以下が最も予後が悪く，照射後歩行可能になる確率は10％程度である．
● 治療法
・外科手術（減圧術）※2，放射線治療，ステロイド療法などを組み合わせる．
〔ステロイド療法〕
　○脊髄圧迫が疑われた場合，画像診断を待たずにステロイド療法は開始するべきである．
　○放射線治療開始前にステロイド療法を行っている群のほうが，歩行能力回復の確率は高い．
〔外科手術（減圧術）〕
　○即座に症状を解除でき，さらに，骨転移

等によりもろくなった脊椎の補強も可能なので有利な治療である．
　○症状発現から24時間以内ならば，放射線治療単独よりも，外科手術ののち放射線治療を行ったほうが，歩行能力改善の確率が高い．
〔放射線治療〕
　○照射線量：30Gy(グレイ)を10回で照射するのがスタンダード．
　○原発が根治されており，これが唯一の転移の場合，1回線量を少なくして，50Gy程度の照射を行う場合もある．
　○小児の場合，脊髄圧迫を起こす疾患で最多のものは神経芽腫である．この疾患は化学療法で症状がほぼ消失するので，安易に放射線治療を行うべきではない．

※2　**減圧術**　さまざまな方法があるが，一般に弱くなった脊椎を固定し，それと同時に腫瘍による脊髄圧迫を除去するために減圧術として椎弓などを切除することが多い．

3 比較的早急な対応が必要な疾患

腫瘍による疼痛

- 痛みが出現しやすい部位：骨転移，肝転移，副腎転移，骨盤内腫瘍の仙骨神経への浸潤など．
- 転移性骨腫瘍による骨痛
  - 痛み，骨折の予防などのため，比較的早期の治療開始が必要な場合が多い．
  - とくに大腿骨など体重がかかる骨（加重骨）の溶骨性変化を伴う転移は，痛み等の症状がなくても，骨折のリスクが高いため照射の適応となる．
  - 詳細は第3章-6-①「骨転移に対する対症的照射」を参照．
- 肝転移
  - 転移数が1～4個程度で，ほかに転移がない場合は，外科的切除で12～36％が根治可能である．
    ○ラジオ波による焼灼やSBRT（stereotactic body radiation therapy, 体幹部定位放射線治療）※3でも同様の効果がある．
    ○ほとんどは転移が多発しており，適応とならないため化学療法を行う．
  - 放射線治療の適応
    ○化学療法も施行困難な，全身状態の悪い患者．
    ○化学療法を行っても改善しない疼痛のある患者．
  - 照射線量：肝臓の耐容線量により規定．
    ○全肝照射の場合：30Gy15回が限度．
    ○放射線障害は，比較的早期（治療終了後1週間～3か月後）に出現する．
    ○肝不全で命を落とすリスクもあるので注意が必要である．
- 副腎転移
  - 肺がんからの転移がほとんどである．
  - 通常無症状だが，痛みを呈する場合がある．
  - 単独の転移でPS（performance status）のよい患者では外科手術が行われる．
  - 緩和的に放射線治療も行われる．
    ○線量：通常30Gy10回程度．
- 激痛を伴う骨盤内腫瘍
  - 仙骨神経を巻き込んでいる可能性が高く，手術適応とならないことが多い．
  - 骨盤への放射線治療歴がない場合：化学放射線療法の適応である．照射線量は50Gy以上が効果的．

腫瘍による閉塞

- 気管支閉塞
  - 原発性の肺がん，食道がん，転移性肺腫瘍，縦隔のリンパ転移などで気管が圧迫されたり，気管内部に腫瘍が浸潤したりすると発生する．
  - 上気道（**図2**）閉塞は気管切開で治療可能だが，下気道（**図2**）では，このようなアプローチは困難．
  - 治療法：気管内へのステント挿入（**図3**），放射線照射．
  - 照射線量：短期の照射よりも30Gy以上の多めの線量を照射したほうが効果的．
- 胆道閉塞
  - 胆道の周囲からの圧迫，あるいは胆管内の腫瘍により引き起こされる．

※3 SBRT（stereotactic body radiation therapy） 第4章-3「高齢者の放射線治療」※2（p.179）参照

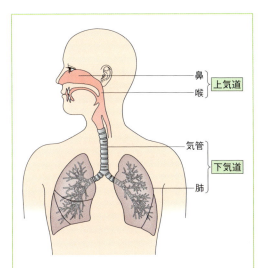

図2 上気道と下気道

気道は，上気道と下気道にわけられる．上気道閉塞は気管切開で治療可能だが，下気道にはこのようなアプローチは困難．

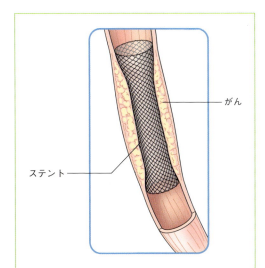

図3 ステントグラフト（ステント）

ステントにはさまざまな材質のものがある．もともとは細く，固定を外すと広がる性質の筒状の形状をしている．腫瘍の圧迫などにより狭くなった気道，食道，胆道などの内部に挿入し，内側から外側に押し広げることにより，閉塞を解除させる．

- 胆道閉塞は黄疸を引き起こす．
  - ○身体のかゆみ，食欲不振，体重減少などを引き起こす．
  - ○命にかかわることもあり，比較的早急な対応が必要である．
- 第一選択はドレナージ※4，その後ステント留置による閉塞解除．
  - ○ただし，これは腫瘍を縮小させているわけではないので，4～8か月程度しかもたない．
- 放射線治療は，胆道周囲の腫瘍を縮小させることが可能である．胆管外からの圧迫による閉塞には効果的である．

大量の不正性器出血

- 婦人科がんの初診時によくみられる．
- 第一選択は，ガーゼなどによる圧迫止血だが，放射線治療も非常に有効である．
- スタンダードは30Gy10回．
  - ・3～5回照射したあたりで，出血量減少あるいは止血がみられる．
  - ・根治照射を行う予定の患者の場合，止血や出血量の減少が認められたら，1回線量を1.8～2Gyに下げて根治線量の照射を行う．
- 大量の出血がみられ，緊急の止血が必要な場合は10Gyの1回照射を行う場合もある．
  - ・照射の24時間から48時間以内に通常止血可能．
  - ・出血が再発した場合は，前回の照射から1か月以上間隔をあければ，2回目の10Gy照射までは可能．

上大静脈（SVC）症候群

- 腫瘍による圧迫で上大静脈が閉塞した状態．

※4 **ドレナージ** 体内にたまった余分な水分・血液などの液体を体外に抜き取る処置．細いチューブ（ドレーン）の先端を体内の液体貯留部まで進め，体外に余分な体液を抜き取る．

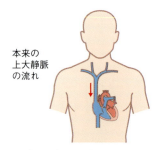
a. 通常，頭部や上腕の血流は上大静脈を介して，心臓へと流れる．

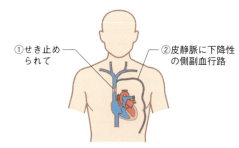
b. 上大静脈が腫瘍等により圧迫され閉塞すると，頭部や上腕の血流がいき場所を失い，頭部や上腕の浮腫が生じる（SVC症候群）．この部位の圧力が高まると，奇静脈（**図4c**）や皮静脈（皮下を走る静脈）を介して，血液が流れるようになる．

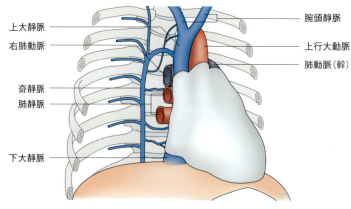
c. 上大静脈，下大静脈，奇静脈の関係

図4　SVC症候群

- 頭部や上腕の浮腫が生じる．
- 頭部等の浮腫が出現すると，たまった血液は，奇静脈などを介して下大静脈へと流れるようになる（短絡形成）（**図4**）．
- この短絡は数週間かけて形成され，形成されると上肢や顔面の浮腫は軽減する．
- 重篤度は閉塞の強さだけではなく，閉塞が生じるまでの時間とも関係する．
- SVC症候群の原因疾患：ほとんどが肺がんによる．
- 浮腫以外の症状：咳，呼吸困難，脳浮腫，喉頭喘鳴．
- 血栓や気管の閉塞などを合併した場合は一気に状況が悪化する．
- 以前は緊急対応が必要とされる疾患であったが，命にかかわるような事態になることはまれであり，近年はしっかりと診断をつけてから治療することが多くなった．
  ・理由：症状は短絡血管ができると通常改善するため．
  ・例外：これを原因とした脳浮腫のための意識障害，喉頭喘鳴などが出現した場合は，緊急の対応が必要である．

5 定位放射線照射

> **Main Point**
> - 定位放射線照射（STI：stereotactic irradiation）とは，病変部に対し，多方向から放射線を集中させる，いわゆる「ピンポイント照射」とよばれる照射法である．
> - 定位放射線照射を行うためには，腫瘍が小さく，腫瘍と正常組織の境界が明瞭であることが必要である．
> - 1度に大きな線量を照射するため，通常照射に比べて厳密な照射精度が求められ，体動に対する対応（固定具の使用），呼吸性移動に対する対応（呼吸同期）などが必要である．

1 定位放射線照射とは

- 定位放射線照射（STI）とは，小さな悪性腫瘍と一部の良性腫瘍に対し，多方向から放射線を集中させる，いわゆる「ピンポイント照射」とよばれる照射法である．
- 通常の放射線治療では，放射線ビームの入射方向は2～4方向程度のことが多く，病巣の周囲の正常組織にも，ある程度は放射線がかかり副作用が生じることがあるが，定位放射線照射では，多方向から放射線を入射するため，病巣に放射線の高線量を集中することができ，周囲の正常組織にかかる放射線の量を減らすことが可能となる．
- 定位放射線照射の利点は①放射線治療に要する期間の短縮，②腫瘍の局所制御率の向上，③治療関連の有害事象を少なくする，などである．
- 定位放射線照射を行うためには，腫瘍が小さく，腫瘍と正常組織の境界が明瞭であることが必要である．また治療装置や患者を固定する精度はmm単位で管理されている．
- 定位放射線照射には，ガンマナイフに代表される1回照射の定位手術的照射（SRS：stereotactic radiosurgery）と，数回に分割して照射する定位放射線治療（SRT：stereotactic radio therapy）に大別される．

主に使用される治療装置と特徴

- ガンマナイフ，サイバーナイフ，ノバリス，トモセラピー，リニアック（LINAC：linear accelerator，直線加速器）などの治療装置により行われる．それぞれの治療装置ごとに特徴を有する（**表1**）．

5 定位放射線照射

表1 定位放射線治療機器の特徴

	ガンマナイフ	ノバリス・シナジー	サイバーナイフ	トモセラピー	粒子線治療
治療部位	頭部専用	頭部・体幹部	頭部・頸部	全身	頭部・体幹部
照射回数	1回治療	1回・分割	1回・分割	分割	1回・分割
照射範囲	3cm以下	10×10cm, 16×21cm	制限なし	40×160cm	15×15cm
多発病巣	+++	−	+	++	++
IMRT[*1]	−	+++	−	+++	−
特徴	低侵襲性・正確性	比較的大病巣・MLC[*2]	ロボットアームでの多方向照射	全身病巣の連続照射	放射線抵抗性腫瘍
保険適応	頭部腫瘍・動静脈奇形（機能的疾患は適応外）	頭頸部腫瘍, 肺・肝腫瘍, 脳・脊髄動静脈奇形	頭頸部腫瘍	頭頸部腫瘍, 肺・肝腫瘍, 脳・脊髄動静脈奇形	全て自費治療

*1　IMRT：強度変調治療　　*2　MLC：マイクロ・マルチリーフコリメーター（可変型照射絞り装置）
（小林達也：ガンマナイフ－切らずにがんを治す放射線手術. p.32, 平凡社, 2008を元にして作成）

治療にかかる費用

- 平成28年度の診療報酬点数は下記である．保険適応の疾患であれば，各自の保険負担割合（3割〜1割）となり，さらに高額医療費助成の対象にもなる．
- 治療一連に対してかかる費用であり，治療回数による治療費の違いはない．
  - ガンマナイフ治療による定位放射線：50,000点（50万円）
  - 直線加速器による定位放射線：63,000点（63万円）[※1]

脳転移

適応

- ガンマナイフでは3cm以下の病変が基本となる．サイバーナイフ等では，より大きな病変も治療可能である．
- 転移の個数は4個以下が定位照射の適応とみなされることが多いが，その個数については施設によっても異なり，議論がある．2014年の山本らによると，転移性脳腫瘍に対するガンマナイフ単独治療の多施設共同研究で，5〜10個の脳転移に対するガンマナイフ治療は，2〜4個の脳転移と比べても奏功期間・

※1　呼吸移動対策を行っている場合は，動体追尾法では10,000点（10万円），その他の方法では5,000点（5万円）が加算される．

治療関連有害事象に大きな差がなかった[1]と報告された.

治療線量

- 1回照射の場合の線量は，腫瘍辺縁で50%線量域に20Gy(グレイ)(腫瘍中心部で40Gy)程度が基本だが，腫瘍の大きさや周辺臓器(とくに視神経，脳幹部など)により適宜調整を行う.

治療の流れ

- ガンマナイフでは①金属フレームを固定・装着，②MRI/CT撮像，③治療計画，④照射の順で，1日で治療が終了する.
- サイバーナイフ，トモセラピー，リニアックなどでは，事前に①頭部固定具の作成，②治療計画用の画像(CT)の撮影，③放射線治療計画(コンピュータを用いた，放射線ビームの入射角度，照射形状，照射量の計算)など準備を行う.治療当日に④頭部固定具を装着し位置の再照合，⑤照射となる.

3 肺腫瘍

適応

- 原発性肺がん:腫瘍の最大径が5cm以内で，リンパ節転移や遠隔転移がないもの.ただし，腫瘍に近接して気管・気管支，食道，肺動脈，脊髄などが存在すると，大線量での照射による障害リスクが生じるため，適応とならない場合がある.
- 転移性肺がん:腫瘍の個数が3個以内，最大径が5cm以内で，原発巣が制御されていること，かつ他臓器転移がない病変.

線量と治療成績

- 線量の表記法や線量計算法により，実際に投与された線量が異なることに注意が必要である.国内ではアイソセンタ(標的の中心)を線量評価点としていることが多いが，欧米では標的の辺縁線量(80〜90%線量域)で表示されることが多い.たとえば日本での肺がんに対する定位照射の初の臨床試験である，JCOG0403で用いられたアイソセンタ処方の48Gy/4回照射は，おおむね辺縁線量処方の42Gy/4回に相当するとされている
- 国内では48Gy/4回，50〜60Gy/5回，60Gy/8回，45Gy/3回など異なった線量・分割の報告があり，それぞれの局所制御率は90%を超えている.また米国の臨床試験であるRTOG0239では，辺縁線量54Gy/3回照射で局所制御率97.6%と良好な成績が報告された.

呼吸性移動の対策

- 肺がんは，とくに中下葉の病変では呼吸による位置の変化が大きい.定位照射の場合は，放射線治療自体に要する時間が長いため，呼吸による腫瘍の位置変化を考慮しないと「的はずし」となったり，思わぬ正常組織障害を生む危険を内包している.また，腫瘍をすべての呼吸位相において完全に照射範囲に含めると，照射野が大きくなり有害事象が増える可能性がある.その対策として①呼吸性移動自体を小さくする(酸素吸入，腹部圧迫，規則的な呼吸の練習，呼吸を停止するタイミングで照射を行う)方法，②照射中の呼吸性移動を相対的に小さくする(呼吸同期法:呼吸

位相の一定の部分のみ照射する)，動いている腫瘍に合わせて照射範囲を変える(追尾法：呼吸位相に合わせて照射野を移動する)方法などがある[2] (**図1**).

治療の流れ

- 迎撃照射を行う場合や，腫瘍の位置確認の目的で，治療計画の前に腫瘍の近傍に金製のマーカーを挿入することがある．治療計画当日には①治療用の固定具を作成，②X線透視・CT撮影，照射野中心の決定，呼吸性移動の確認(**図2**)，③治療計画：コンピュータを用いて，放射線ビームの入射角度，照射形状，照射量を計算する(**図3**)．治療当日は安定した治療体位をとった上で，⑤腫瘍の位置確認とアイソセンタの位置補正(**図4**)，⑥必要に応じ呼吸性移動への対策の上で照射，となる．

4 肝腫瘍

適応

- 体幹部定位放射線治療は5cm以下の原発性肝がんや転移性肝がんを治すことを目的として行う．ただし腫瘍の位置や肝機能により適応とならない場合がある．
- 5cmを超える大きな腫瘍や，門脈腫瘍栓や下大静脈腫瘍栓を伴う腫瘍でも，陽子線治療や重粒子線治療などの粒子線治療も行われる．

線量と治療成績

- X線による体幹部定位照射では，30～40Gyを3～6回で治療する．治療成績では，Child-Pugh分類のAまたはB[※2]の症例を対象とした第Ⅰ/Ⅱ相臨床試験などで奏効率49

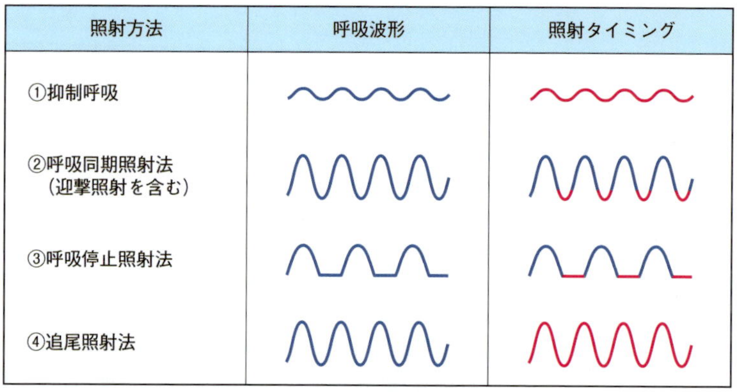

図1　呼吸状態と照射のタイミングの模式図
(日本放射線腫瘍学会編：総論 Ⅷ 呼吸性移動対策の手法と品質管理. 放射線治療計画ガイドライン2012年版, 第3版, p.37, 金原出版, 2012より引用)

※2　Child-Pugh 分類　肝機能の指標．肝性脳症，腹水，血清総ビリルビン値，血清アルブミン，プロトロンビン時間の5項目から肝臓の障害度をA，B，Cの三段階で評価する．Aが最もよい．

第4章 特殊な放射線治療

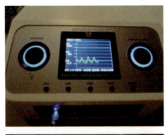
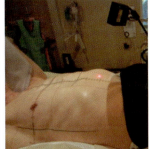
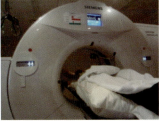
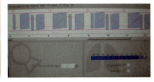

図2 呼吸同期システムを用いた，肺がんに対する定位照射の計画
レーザーを体表面に投影し，呼吸による体表の動きをとらえる呼吸センサーを装着する．得られた呼吸情報は，呼吸波形として画面上に表示される．治療計画時のCTも呼吸波形に合わせて解析・画像収集ができる．

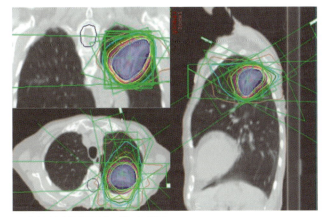

図3 肺がんに対する定位放射線照射の治療計画
多方向（この症例では8方向）より放射線を照射し，腫瘍の形状に合わせた照射野を作成する．

〜86％，1年局所制御率65〜100％などが報告されている[3]．

- 陽子線治療では，肝機能や腫瘍の位置に応じて，66GyE[※3]/10回などで，重粒子線治療では49.5〜79.5GyE/15回での治療などが報告されている．有効性や安全性が確認された後，徐々に治療の短期化がはかられており，近年では45GyE/2回の報告もある．粒子線治療では90％程度の確率で局所制御がえられる．

治療の流れ

- 事前に，肝臓内の腫瘍の位置確認を可能とするための対応（肝臓内に経皮的に金属マーカーを挿入する（**図5**），塞栓術などによる

※3 GyE 粒子線治療で用いられる放射線の影響を示す単位．放射線の種類による生物学的な効果の性質の差を補正した単位で，X線であればどの程度の線量に相当するかを示す．

5 定位放射線照射

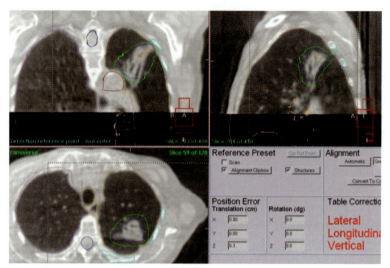

図4 肺がんの定位照射における画像誘導放射線治療
放射線治療の際には,治療寝台上でCTを撮像し,事前に描画した目安となる臓器や腫瘍の形状と,撮像したCTを重ね合わせ,位置を補正して照射を行う.

X線不透過物質の注入)を行い,①治療用の固定具を作成,②X線透視・CT撮影,③放射線治療計画を行う.治療当日は④安定した治療体位をとり,⑤腫瘍の位置確認とアイソセンタの位置補正,⑥肝臓は横隔膜直下に位置し,呼吸性の位置移動が大きい臓器である.必要に応じ呼吸性移動への対策の上で照射を行う.

引用・参考文献
1) Yamamoto M, et al : Stereotactic radiosurgery for patients with multiple brain metastases (JLGK0901) : a multi-institutional prospective observational study. Lancet Oncol 15 (4) : 387-395, 2014.
2) 日本放射線腫瘍学会編:総論 Ⅷ 呼吸性移動対策の手法と品質管理.放射線治療計画ガイドライン2012年版,p.35〜p.40, 金原出版, 2012.
3) 日本肝臓学会:第7章 放射線治療.肝がん診療ガイドライン2013年版.
http://www.jsh.or.jp/doc/guidelines/13_LiverCancer GL2013_CQ7.pdf より2016年5月23日検索

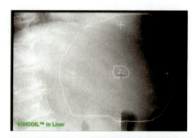

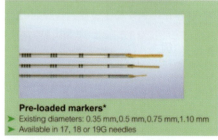

図5 金製コイル(Visicoil™)
腫瘍の位置を治療中に確認する手段として,金マーカー1〜3個を直接腫瘍に刺入する.
〔画像提供:IBA社〕

6 強度変調放射線治療
（IMRT：intensity-modulated radiation therapy）

Main Point

- 高精度放射線治療であるIMRTは，コンピュータ技術を応用した放射線照射技術の1つである．
- すべての限局した固形がんが保険適応になるが，照射中の動きの少ない臓器（前立腺，頭頸部，脳など）に対してよい適応になる．
- 従来の放射線治療と比べ腫瘍に十分な線量投与を維持しつつ，周囲臓器を避けることが可能なため，治療効果の向上と有害事象の低減が期待されている．

1 IMRTの特徴

- 従来の放射線治療は，各方向の放射線の強さは均一であった．IMRTは，コンピュータ技術を用いることで，放射線に強弱をつけることができる．この技術を用いて，凹みのあるような線量分布を作成することができるため，ターゲットにそって周囲の正常臓器を避けるような線量分布をつくることが可能になった（図1, 2, 3）．
- 治療精度を保証するため，放射線治療開始までに時間がかかる．
- 腫瘍の形状に合わせた線量分布を作成できるが，一方で，多方向から放射線が照射されるため，放射線の低線量域が広がってしまうという問題がある．

2 前立腺（図4）

- 隣接臓器である膀胱と直腸の高線量域を凹ませて照射することが可能である．
- 照射直前に低電圧CTや超音波検査を用いてターゲットの位置を補正する画像誘導放射線治療（IGRT：image-guided radiotherapy）を併用することで，毎回の照射の再現性を保つことができる．
- 照射時の再現性を保つため，照射前の排尿・排便の状況を確認する必要がある．

3 頭頸部（図5）

- 隣接臓器である唾液腺，脊髄，下顎骨などの高線量域を凹ませて照射することが可能．
- 従来の放射線治療は，左右対向2門照射を行うことが多く，健側（病気のないほう）の臓

6 強度変調放射線治療（IMRT：intensity-modulated radiation therapy）

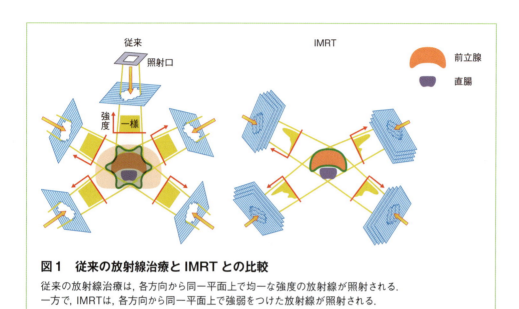

図1　従来の放射線治療と IMRT との比較
従来の放射線治療は，各方向から同一平面上で均一な強度の放射線が照射される．
一方で，IMRTは，各方向から同一平面上で強弱をつけた放射線が照射される．

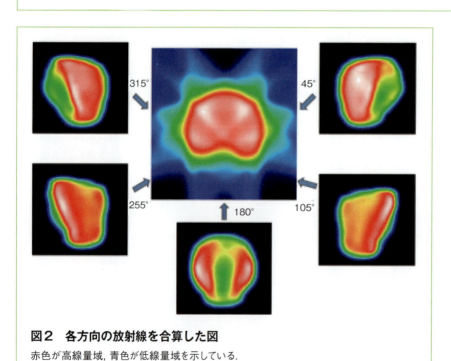

図2　各方向の放射線を合算した図
赤色が高線量域，青色が低線量域を示している．
各方向の放射線を合わせることで，3次元的に線量を凹ませることができる．

第 4 章　特殊な放射線治療

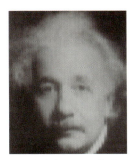

図3　IMRTの技術を用いて作成したフィルム
同一平面上でX線の強弱をつけることが可能である．

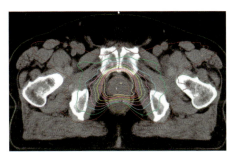

図4　前立腺がんに対するIMRT線量分布図
前立腺の形にそった線量分布図である．前立腺の背側にある直腸への高線量域が凹んでいることがわかる．

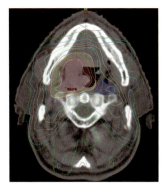

図5　右中咽頭がんに対するIMRT線量分布図
右側中咽頭に高線量域が集中し，線量分布に左右差がある．また，脊髄や耳下腺を避けるような線量分布であることがわかる．

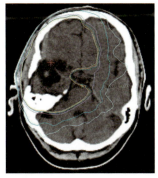

図6　右側脳腫瘍術後に対するIMRT線量分布図
ターゲットにそった線量分布になっている．また，視神経交叉部を避けるような大きく凹んだ線量分布図であることがわかる．

器にも患側（病気のあるほう）と同等の線量が投与されていた．また，脊髄が照射野に含まれることで，脊髄耐容線量をまもるため，投与線量に制限が出ることがあった．IMRTによってこれらの問題点が解消された．
- 放射線治療の有害事象である口腔粘膜炎や化学療法併用に伴う食思不振のため，食事摂取が不十分になることがあるため，注意が必要である．
- 腫瘍の縮小や腫瘍周囲の浮腫のため，頭頸部のかたちが変わってしまうことがあり，照射の再現性に問題を生ずることがある．

脳（図6）

- 脳は，呼吸性移動などの臓器の動きがなく，IMRTに適している．
- 隣接臓器である脳幹や視神経を避けることができる．
- 正常脳への高線量域を少なくできる．
- 一方で，低線量域が脳全体に広がってしまう．
- 膠芽腫などの進行が早い疾患においては，IMRT開始までに時間がかかることが問題になる．

第 5 章

がん放射線治療を受ける患者のケア

1 がん放射線治療担当看護師の役割

Main Point

- がん治療における放射線治療は，がんの根治を目指すものから症状緩和や延命をはかるものまで広範囲に適応される．そのため生涯をがんとともに生きる患者のQOL（quality of life，生活の質）向上が求められる．
- 治療期間中とその後の一定期間に，放射線治療によるさまざまな副作用症状をもたらすことがある．また，がん疾患や治療を受けることから生じる心理社会的な問題など，多くの困難を抱える患者をサポートする必要がある．
- 患者は，治療計画時や治療期間に起こりうる副作用症状の説明によって，ある程度の見通しを得ることができる．また，変化に対するセルフケア行動を効果的に患者が行えるようにオリエンテーションを充実させ，治療前・治療中・治療後にわたって継続看護を提供する（図1）．

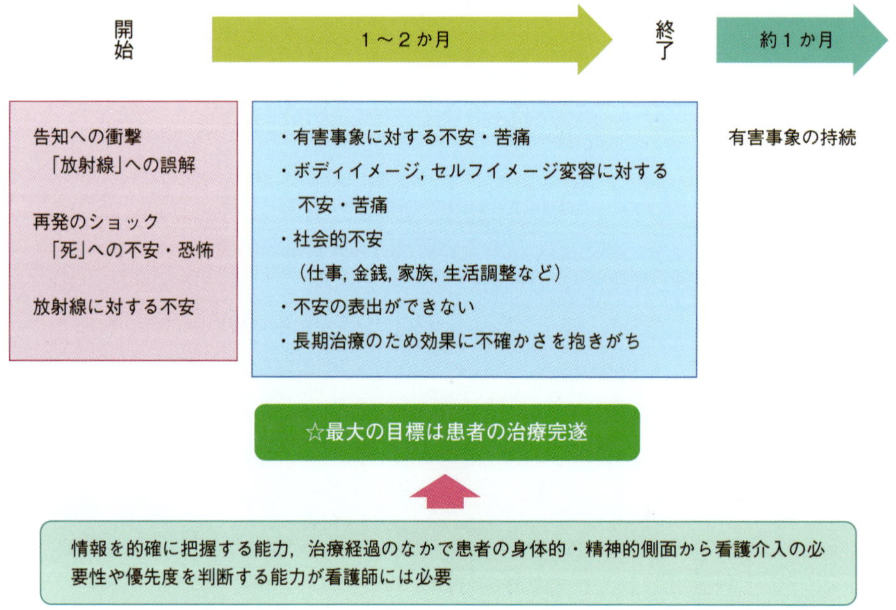

開始 → 1〜2か月 → 終了 → 約1か月

- 告知への衝撃
  「放射線」への誤解
- 再発のショック
  「死」への不安・恐怖
- 放射線に対する不安

・有害事象に対する不安・苦痛
・ボディイメージ，セルフイメージ変容に対する不安・苦痛
・社会的不安
　（仕事，金銭，家族，生活調整など）
・不安の表出ができない
・長期治療のため効果に不確かさを抱きがち

有害事象の持続

☆最大の目標は患者の治療完遂

情報を的確に把握する能力，治療経過のなかで患者の身体的・精神的側面から看護介入の必要性や優先度を判断する能力が看護師には必要

図1　放射線治療の経過

1 放射線科初診時の看護

診察前

- 放射線治療は主科からのコンサルテーションを放射線腫瘍医が受ける．依頼内容を看護師も確認しておく必要がある．
- 放射線治療に必要な以下の情報を収集する．
  1) 病歴・治療歴
  2) 治療方法は放射線治療単独か，外科手術・薬物療法の併用か．
  3) 照射部位・治療目的（根治・姑息・緩和照射など）
  4) 患者が病気や放射線治療をどのように受け止めているか，また認識に問題がないか．
  5) 病気や治療による患者の不安
  6) 入院または外来治療か
  7) サポート体制の有無
  8) セルフケアの状況
  9) 病気そのものの症状の有無とコントロール状態
  10) 社会的状況（家族構成・家族の役割・職業・生活環境・生活で気がかりなことなど）

- 放射線治療に対して不安を訴える患者は多く，主治医より患者の不安軽減のために「治療環境」や「治療スタッフのかかわり」など治療の一連の流れを事前に説明するように依頼されることがある．患者がイメージしやすいように放射線腫瘍医と相談の上，これらの情報提供を行う．術後に放射線治療が予定されていることも多く，手術後，入院中の患者のもとへ訪問することもある．
- 患者のための図書館が設置されている施設も多い．患者が病気や身体について興味や疑問をもったときに，いつでも利用できるようになっており，わかりやすいパンフレットなどが置いてある．がん相談支援センターなどが併設され，個別相談をできる施設もある．

診察時

- 看護師は診察に同席し，患者が質問しやすい環境を作る．患者の緊張をやわらげ，患者が自らの思いや訴えを表現し，治療内容の確認や自己の考えが整理できるようにかかわる（表1）．

看護師のインフォームド・コンセントへの同席

- 患者への十分な説明により意思決定が行われる．
- 意思決定とは多くの選択肢から1つを選択することであり，提示された治療法の利益を選

表1 共感していることの示し方

反映	患者から見てとった感覚，あるいは感情を患者に伝える
正当化	患者の持っている感情面での体験を承認し，それが正当なものであることを伝える
個人的な支援	援助したいということを，患者に明確に伝える
協力関係	患者と看護師間の平等関係と協力関係を示す
尊敬	患者に敬意をはらっていることを示す

（池永昌之：共感していることを患者に示す言葉かけ．ギア・チェンジ―緩和医療を学ぶ二十一会．（池永昌之，木澤義之編），p.1，医学書院，2004より引用）

択し自己決定していく．
- 患者がこれまで選択してきた意思決定の傾向を知り，サポートを行う．
- インフォームド・コンセントへの同席をし，患者が放射線治療について以下のような理解ができているかを確認する．
  1) 看護師は病名を確認し，告知の内容を確認する．
  2) 患者の放射線治療についての理解が一致していることを確認し，治療目的を共有し，放射線治療の期待する効果を理解できる．
  3) 放射線治療の方法が理解でき，照射部位・線量・回数・方向などのさらに詳しい説明を理解し，治療では正常な細胞への影響は最小限に計画されていることを理解できる．
  4) 予測される急性有害事象や晩期有害事象が理解でき，有害事象出現時期や対処方法が理解できる（照射野の皮膚の変化・口内炎・乾燥・腫脹など）．
  5) 放射線治療が安全であることや被ばく・隔離・後遺症・治療効果に対する誤解がない．
  6) 治療期間中の生活方法がわかる．
  7) 日常生活での注意点や，仕事を継続する場合の治療への影響を理解できる．
  8) 入院で行う可能性が高い化学放射線療法の必要性を理解できる．
  9) 小児の場合は，子どもの発達段階に応じてインフォームド・アセントが行われる．子どもの理解に応じ，正直な病気の説明や治療が行われる（**表2**）．

表2 インフォームド・アセントに必要な要素

- 子どもたちが自分の症状について，発達段階に適した理解を得られるよう支援する．
- なされる治療の内容とその結果についても，子どもに伝える．
- 子どもの状況理解や反応に影響を与える要素について臨床的に査定する．
- 治療に対して自発的に子どもが納得しているか否かを表現できるように工夫する．

（American Academy of Pediatrics：Informed Consent, Parental Permission, and Assent in Pediatric Practice. Pediatrics 95：314-317, 1995）

ライフスタイルを考える

- 外来で放射線治療を行う患者には，仕事や家事・育児・介護などさまざまな社会生活背景がある．そのため放射線治療を受けることを，生活の一部としてどのようにイメージできるかが重要となる．
- 通院時間や通院方法・時間帯・他科受診などから，患者が治療可能な時間帯を練り出せるようにかかわる．また，患者が通院可能であることをイメージできるよう介入する必要がある．
- 入院患者では，リハビリテーションや薬物療法，疼痛コントロールをはじめ，入浴や経管栄養，家族の付き添いの要・不要など，入院生活状況を考慮した治療時間調整が必要となる．
- 小児は鎮静下で治療を行う場合は，両親の同伴や院内学級や遊びの時間など重要な時間が妨げられることがないように配慮する．

2 治療計画撮影に向けて

- 頭部以外の放射線治療患者は，身体にマーキングを行うため，下着や衣服に色落ちすることを患者に説明しておく．また，外部からみえる場所へのマーキングを行う場合の衣服の選択について指導する．

第5章　がん放射線治療を受ける患者のケア

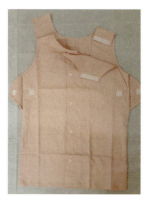

図2　マンマスーツ

- 乳がん患者は，上半身を露出しての放射線治療となるため，マンマスーツ（図2）を着用することで羞恥心への配慮を行う．
- 前立腺がんIMRT（intensity-modulated radiation therapy，強度変調放射線治療）を行う患者は，消化管への副作用低減のために，当院では治療計画前CT（preCT）撮影を行っている．治療計画準備は体幹部固定具作成を行い，便・腸内ガスの貯留がなく，膀胱内に尿貯留があることが重要となる．preCT撮影時に絵や写真を多く用いたパンフレットで説明を行い，患者の治療計画や治療のイメージ化をはかる（図3）．
- 小児は発達段階に応じたプレパレーションが必要となる．そのためには両親や病棟看護師と共同し，放射線治療室の見学を実施することが治療受け入れにつながる．また，小児は鎮静が必要な場合があるため，鎮静薬・小児救急カート・酸素飽和度モニタの準備をする．両親の同伴や，子どもらしく入院生活を過ごすことができるよう治療時間の調整は重要である．
- 治療体位保持は放射線治療にとって重要である．そのため骨転移による痛みは，非ステロイド抗炎症薬（NSAIDs：non-steroidal anti-inflammatory drugs）やオピオイドによる，疼痛コントロールを行う調整が必要である．また，下肢麻痺完成予防のために緊急即日照射を行うことがある．治療計画当日の治療となるため，治療の流れを病棟看護師と共有し，安全にできるように援助が必要である．

 「治療計画用撮影」時の看護

- 治療計画時は，放射線腫瘍医から説明された治療部位や方法などを，患者が理解し同意していることを確認する．
- 看護師は事前に治療計画体位や固定具を，放射線腫瘍医や診療放射線技師と共有し，患者のADL（activitiy of daily living，日常生活動作）とともに，治療体位保持が可能か問題点を抽出し，対処方法を患者に指導する．
- 治療計画の流れを患者にオリエンテーションし，治療体位保持に用いるシェル（図4）体幹部固定具・両腕挙上が必要な場合は可動制限がないかを最終確認する．また，疾患からくる問題点として，呼吸苦による体位保持困難がある場合などは，体位保持方法を検討しておく．
- 治療計画体位の決定は診療放射線技師が行う．照射時の体位であることを患者に説明し，診療放射線技師とともに看護師は，安楽な体位が取ることができるように，援助を行う．
- 治療計画は，30分程度だが，体幹部固定具作成や呼吸同期装置を用いる場合などは，準備に時間を要し90分程度かかることもある．CT撮影や透視装置によるXP撮影において，患者が緊張を軽減し自然な呼吸で体位を保つように，音楽などリラックスできる環境を作る．

203

図3 前立腺がんIMRT治療患者パンフレット

前立腺がん高精度放射線治療を受ける患者様へ　　　　　　　　　　患者名：　　　　　　　　様　　　東京女子医科大学病院

1. 放射線治療計画前CT（所要時間20分）		※IMRT照射が可能かどうか内臓の位置を治療計画前に単純CTで確認します！！（食事制限はありません！）
2. 治療計画当日（治療計画：set up）		3. 治療開始は治療計画後1〜2週間後から開始となります！
所要時間	60分	※実際の照射時間は5分程度ですが、入室から退室までは20〜30分　かかります。時間に余裕をもって来院しましょう！！
体位	〈所要時間　①　　または　②〉	
方法	・専用ベッドの作成 ・検査着の着替え（下着は着用可） ・陰部の剃毛（印を見やすくするため） ・排尿後、飲水300cc（膀胱照射への副作用を減らすため） ・透視下での位置確認とCT撮影 ・休への印（マーク）づけ ・治療開始前にマークの確認を放射線治療室で行います	治療開始：週5日間（土・日・祭日を除く）毎日照射を行います。　　37回（74Gy） ※治療30分前に排尿を済ませ、300ccの水を飲みます。 ※毎回照射位置合わせのためにまずはエコーとCTを照射前に行います。 ※排尿の我慢・腸のガス抜きなどに慣れるまでは時間を要することもありますが、大丈夫です！ 1〜2週間で慣れてきます！ ※治療計画の日から気をつけること：体に描かれたマークは放射線を正確にあてる大切な印です。
治療中の症状と対応	【皮膚】	・下着は肌に優しいもの、締めつけがなく、清潔なものを身に着けましょう。（下着にマークのインクが付きます。白いて着ない方が目立ちません。） ・入浴時、石鹸をたっぷり泡立てシャワーで洗う程度にしましょう。 ・湯の中に入っても構いませんが、ただし、温泉・サウナは避けましょう。 ・照射範囲への刺激（摩擦、湿布、温布など）は避けましょう。皮膚炎を生じます。
	【排尿】	・放射線性膀胱炎を予防するために、水分を多く摂り排尿を我慢しないようにしましょう。 ・酒、たばこはやや、香辛料は控えましょう。 ・排尿困難、排尿痛がある場合はお知らせください。
	【排便】	・便やガスをお腹に溜めないように、毎日の排便を心がけましょう。 ・肛門部の痛みやかゆみ、頻便は放射線直腸障害のサインです。症状がある時は、お知らせください。
	【その他】	・汗を多くかく激しい運動、水泳は避けましょう。（マークが消えやすくなります。） ・バランスの良い食事をこころがけましょう。
受付での説明		・翌日の来院時間　・希望時間帯を同じ。・診察日・治療回数・担当医・治療室・その他注意事項をお伝えします。患者さんの状態に応じて、スケジュールや内容が変更になる場合があります。その都度説明します。 代表番号　　　　　　　　　内線

第5章 がん放射線治療を受ける患者のケア

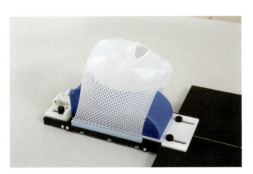

図4　シェル　頭頸部用固定具
（提供：エンジニアリングシステム(株)）

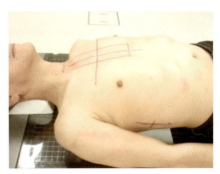

図5　照射マーク
放射線治療は硬い台で治療するため，洋服の厚みでも位置条件が変わることから，治療部位を露出させる．硬い枕を使い，首の高さがいつも同じになるようにする．サイドのマーク（アイソセンター）は，腫瘍の中心部に治療位置がくるための重要な印である．背部から照射する場合も照射マークは前面のみに記入する．どの方向から照射されるか確認することが重要である．息を止める必要はないが，呼吸性の変動を考慮するため，リラックスした自然な呼吸ができるように患者指導する．

- 小児の場合はプレパレーションを用いることが多い．治療への恐怖心をなくし，覚醒下で治療を受けられることを目指す．治療室の工夫として安全を優先し，小児の好きなDVDを天井に投影し不安の軽減を行う．
- 治療回数は長いもので37回と，2か月ほどかかる患者も多い．治療を完遂するために，患者のライフスタイルをふまえ，薬物療法の併用・リハビリテーションなど患者にとってよりよい治療時間の提供を目指す．受付方法や治療予約時間の確認を行った後，帰宅となる．

4 治療中の看護

- 患者は，治療初回に最も不安や緊張感を感じている．最後まで治療を継続できるか，有害事象に耐えられるかなど不安を抱える患者に看護師はセルフケアが適切に介入できるようにする．
- 治療効果を得るために決められたスケジュールどおり治療を行うことが最も重要である．

安全・安楽への支援

- 疼痛のためにオピオイドを内服している患者は多い．適切な疼痛コントロールを患者と共有する．また，運転禁止薬であるため通院方法も確認しておく．
- 身体に書かれた照射マークは，照射室のサイド・フロントポインターに合わせて照射野を再現する．これが消失すると再治療計画となる可能性があるため，照射期間中の長時間の入浴や石けんの泡などで照射マーク（図5）が消失しないよう指導する．

治療の完遂を目指した看護支援

セルフケアの能力をアセスメントし介入する

- 事前に情報収集した患者の情報と照射部位から予測される症状を把握する必要がある．
- アセスメントした内容や患者の観察，提供する看護を統一するために，放射線情報システム（RIS：radiology information system，図6）や病院情報システム（HIS：hospital information system，図7）で情報を共有し，看護記録を記載して医師に報告する．

1 がん放射線治療担当看護師の役割

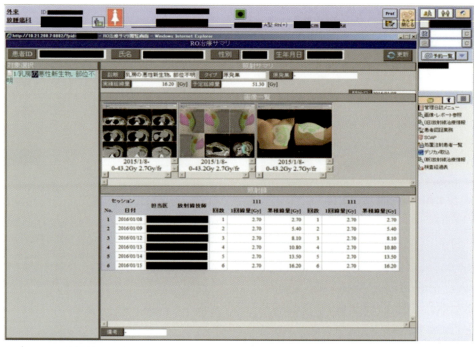

図6　放射線情報システム（RIS：radiology information system）

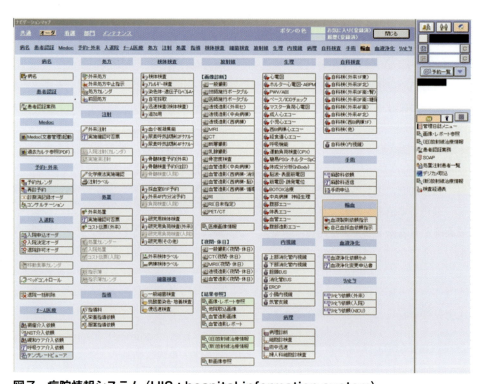

図7　病院情報システム（HIS：hospital information system）

セルフケアを促進する

- 急性有害事象についての理解や，セルフケアの必要性とその理解度を確認し，実施状況を把握する．ケア方法の調整や必要な知識・技術の補足を行う．
- 治療開始時の患者の心理状態として，不安が増強しセルフケア能力が低下している可能性がある．1度にたくさんの指導を行うのではなく患者の状態に応じて徐々に行う．

治療中の苦痛への介入

- 治療環境に伴う苦痛や，疾患・治療に関連した症状による苦痛を患者と共有し，治療時間や疼痛コントロール・患者の緊張を軽減するための調整を行う．
- 患者の状態を観察し，行ったケアを記録する．

チーム医療の充実をはかる

- 放射線腫瘍科では，医師・看護師・診療放射線技師・医学物理士・医療事務のメンバーで治療内容や治療方針，患者の精神面や社会面及び身体的側面などを週1回検討する．
- 放射線腫瘍医と診療放射線技師は常に質の高い看護が提供できるよう情報交換を密に行う．
- 病棟看護師との連携を促進するため，急性期有害事象が出現している場合は，適切な処置方法を情報提供する．

5 治療終了時の看護

- 患者は放射線治療効果への不確かさや，実感がもてないことにより，漠然とした不安があることが多い．気持ちを表出できるように，傾聴や共感を行う．
- 患者の急性有害事象や晩期有害事象についての理解を確認する．
- 治療中に起こった急性有害事象に対するセルフケアの継続の指導や，経過の予測と転帰の指導を行う．
- 患者に，晩期有害事象の予防方法や異常の早期発見，異常が生じた場合の対処方法と受診方法，障害を誘発する禁忌事項について説明する．
- 社会復帰への問題点を患者と共有し，社会支援部に必要時コンサルテーションを依頼する．
- ボディの変調についての介入として，ウイッグの準備や発毛の時期などを患者へ指導しイメージ化をはかる．
- 核家族化に伴うがんサバイバーの精神的苦痛や家族のかかわり方に問題が生じた場合，家族看護専門看護師との連携も重要である．

引用・参考文献

1) 菱川良夫監，藤本美生編：放射線治療を受けるがん患者の看護ケア．p.108-110．日本看護協会出版会，2008．
2) 池永昌之：共感していることを患者に示す言葉かけ．ギア・チェンジ－緩和医療を学ぶ二十一会．(池永昌之，木澤義之編)，p.1．医学書院，2004．
3) 厚生労働省：診療報酬の算定方法の一部を改正する件（平成28年3月4日 厚生労働省告示第52号）．
http://www.nmp.co.jp/member/shinryohoshu/tensu/2-1-b001-2-8.html より2016年6月6日検索
4) 一守くみ子：患者の治療継続を支えるナースの対応とは①治療を決断する前の患者にどう接し，どう説明するか？．臨牀看護35(11)：p.2015-2019，2009．
5) 前田正一：インフォームド・コンセント－その理論と書式実例．p.4-12．医学書院，2005．
6) 日本看護協会：患児へのインフォームド・アセントをどのように展開するか－両親が拒否する場合．
https://www.nurse.or.jp/rinri/case/assent/column.html より2016年8月17日検索

2 放射線治療と看護

> **Main Point**
> - 看護師は，放射線治療を受ける患者が，がん治療のどの段階であるのか，また，ほかの治療との関連はどうかなど，全体的な事柄にも気をつけて，患者が治療に主体的に取り組めるよう心身をサポートする．
> - 避けることのできない有害事象の情報を事前に知らせるなど，有害事象の予測を立て，意思決定時から積極的に介入して治療に対する不安を取り除く．
> - そのためにもがん看護に携わる看護師は，放射線治療に関する専門的な知識と技術をもつ必要がある．

1 放射線治療における看護目標と看護師の役割

- 治療技術の進歩により腫瘍に集中的にして照射が行われるようになり，同じ臓器の治療であっても腫瘍の位置や範囲，患者の治療目的などによって照射方法（治療期間・総線量・分割回数など）が異なる．このことは看護においても治療の個別性を把握した上での介入が求められているといえる．
- 放射線治療のゴールは，有害事象を最小限にしながら計画された治療が完遂できることである．
- なんらかの原因で治療の延期や中断が起きれば，期待した効果が得られない．がんによる症状や有害事象症状をコントロールしながら，治療へも主体的に取り組むよう患者の心身をサポートすることが看護師の役割である．
- すなわち個別的に計画された患者個々の治療方法（治療計画）を理解して，有害事象を最小限にするための介入をすること，また最後まで前向きに治療が受けられるように身体的精神的な支援をすることである．
- 治療は長期にわたるため，患者・家族の協力は不可欠で，セルフケア支援に重点を置きながら支援しなければならない．
- がん患者の治療過程で放射線治療を受ける割合が増えつつあり，がん看護に携わる看護師は，放射線治療に関する専門的な知識と技術をもっておく必要がある．
- 治療方法によっては隔離が必要であったり，長期間を要する場合もあるため，患者に予定されている治療を正しく理解し，治療に対する不安を取り除き，各々の時期で看護師の役

表1 各時期の目標

時期	目標
治療前	・治療の流れについて理解できる ・治療を受けるための心身の準備ができる ・心配なことについて医療者とともに解決することができる
治療中	・順調に治療を受けることができる ・有害事象を予防または悪化を防止するためのケアを実施できる ・心身の問題を医療者とともに解決することができる
治療終了後	・経過観察の目的が理解できる ・現在の症状に対するケアが継続できる ・異常があったときの受診場所がわかる

割を果たしながらサポートしていく（**表1**）．

2 放射線治療のプロセス

- 一般的な放射線治療のプロセスを**表2**に示す．

3 放射線治療を受ける患者への支援のポイント

- 支援のポイントは大きく以下の7つがあげられる．
  ① 意思決定の支援
  ② 放射線治療に伴う不安への介入
  ③ 放射線治療を受ける患者の理解
  ④ 有害事象の予防と症状緩和
  ⑤ 安全で安楽な治療への援助
  ⑥ 身体のモニタリング
  ⑦ 精神的な支援

① 意思決定の支援

- 担当医から放射線科へ紹介となり，放射線腫瘍医からも放射線治療の適応や期待できる効果，有害事象，治療を受けなかった場合起こりうることなどが説明される（インフォームド・コンセント，**表3**）．

- 看護師はインフォームド・コンセントに同席し，患者・家族の理解の程度や受け止め方の観察を行う．
- インフォームド・コンセントで生じた疑問や不安に対しては，説明の補足や修正を行い，不安の軽減に努める．
- 医師による専門的な説明は，短時間では理解しがたく，質問しにくいことが多い．説明後の反応や質問にあわせて補足・修正を行うことが正しい理解につながる．
- 患者によっては自宅に帰ったあと，多くの疑問が出てくることもあるため，次回診察時には不安や疑問について問うてみることも重要である．
- 患者や家族の反応を記録し，治療時の重要な情報は，医師，診療放射線技師と情報の共有がはかれるようにする．
- 根治目的や延命効果を期待して行われることも多く，長期生存が可能となっている症例も増加している．治療効果が得られた反面，治療後数か月から数年後に出現する晩期有害事象を体験する患者も多くなり，インフォームド・コンセントではそれらのことが患者に説明される．
- 治療中だけでなく，治療後の生活を考えながら治療選択をしなければならず，意思決定の手助けの場面は増えている．看護師は患者家族の生活や考えを尊重しながら支援していかなければならない．

② 放射線治療に伴う不安への介入

放射線に関する誤った知識に起因する不安

- 放射線治療を受ける患者は「放射能を浴び

2 放射線治療と看護

表2 放射線治療のプロセス

プロセス	内容	看護介入のポイント
①放射線科受診，治療方針の決定 インフォームド・コンセント	・各診療科の主治医から，放射線科の受診をすすめられ，受診にて治療適応の判断がされる ・治療目的，および放射線単独の治療か，抗がん薬併用療法の方針か決定される	・全身状態の観察 ・治療適応となった場合は，治療への受け止めや不安への介入
②検査 治療計画用の画像検査（X線，CT，MRIシミュレーション）	・治療計画の基本画像を撮影するが，固定具を使用する場合には固定具を作成し，装着した状態で治療体位をとり撮影をする ・皮膚や固定具にマーキングをする	・検査の目的や，必要な前処置を説明し，不安の軽減に努める
③治療計画 インフォームド・コンセント	・治療の処方箋が作成される．画像を元に，コンピュータ上で照射する範囲や照射を避ける臓器を決定して，線量やビームの方向，分割回数などを決定する ・治療方法が決定すれば患者に期待できる効果，予測される有害事象等説明される	・治療の方針を確認し，患者の意向と相違がないか確認する ・体位や身体的苦痛を把握した上で，最後まで治療完遂するための看護を想定する ・前処置を確認し，説明をして協力を得る ・照射範囲を確認し，有害事象のためのオリエンテーションを行う
④位置合わせ	・コンピュータ上で作成した計画どおりに治療ができるかどうか，治療台の上で体位をとり確認作業をする	・体位の苦痛はないか，必要な症状マネジメントなど確認し，プラン立案する． ・患者には，この体勢で最後まで治療を行うので，体位の苦痛は我慢しないように伝え，苦痛があれば修正する
⑤照射開始	・照射回数や線量はがんの種類や治療目的で異なるが，平日のみの治療で約2週から6週前後の治療が行われる ・1回の照射時間は数分であるが，入室し体位を合わせ，照射範囲の確認を含めて20分程度必要である	・安全で安楽な治療が行われるためのサポートを行う ・照射野を毎日観察し，有害事象の有無，程度を確認して介入を行う
⑥照射終了　経過観察	・治療効果の確認と有害事象の早期発見のため，最低5年は経過観察が必要である ・各診療科だけでなく，晩期有害反応の専門的な観察も必要なため，放射線科での診察も受けることが望ましい ・乳がんや前立腺がんなど，経過の長いがんについては10年間の経過観察が必要である	・治療後の経過観察の必要性の説明を行う ・晩期有害事象の早期発見や異常時の相談場所の説明を行う

表3 インフォームド・コンセントの内容

・診断名，病期，病理検査結果など
・提示する治療方法の根拠と，それをしなかった場合の他の可能な治療法（各々の長所，短所についても説明）
・治療の目的と期待される効果
・治療の具体的方法（治療期間，放射線の種類，照射線量，1回線量，照射部位，方向など）
・予測される有害事象・治療終了後の経過観察

る」[※1]と誤解している患者も多く，被ばくに関する恐怖がある．

- 放射線に対しての認識の程度を確認し，外照射では家族へは影響はないことなど，正しい知識の提供を行い，不安の軽減に努める．

有害事象への不安

- 有害事象は未知のものであるため，症状に対

※1　放射線を出す元素を放射性元素または放射性物質という．これらの物質が放射線を出す性質（能力）のことを放射能という．

して過度な不安を抱く場合がある．治療中から3か月以内に出現する急性期有害事象は一時的なものが多く，患者に予測される有害事象の症状や程度，消失時期を説明しておくことで，不安を軽減するだけでなく予防的セルフケア能力を高める要因となる．
- 放射線の有害事象とは
  - 急性期有害事象（治療中と直後の副作用のこと．一般的に一過性である）
    全身照射の影響：悪心・嘔吐，白血球減少など
    局所照射の影響：脱毛，皮膚・粘膜反応，口腔乾燥症，放射線肺炎，下痢など
  - 晩期有害事象（治療後，数か月から数年で起こるまれな副作用．生じさせないように治療が計画される）
    全身的影響：成長障害，不妊，発がんなど
    照射局所の影響：放射線性脳壊死，肺炎，白内障，直腸炎，膀胱炎，放射線性脊髄炎
- 症状緩和の方法をパンフレットなどで提示し，症状緩和対策を紹介することも不安の軽減につながる．
- 有害事象は照射部位に一致して起きる．

③放射線治療を受ける患者の理解

- 放射線治療の目的は根治から症状緩和まで幅広く[※2]，各々の患者にとっての治療目標を把握し，より効果的な結果が得られるよう援助する．
- 医師から放射線治療をすすめられた患者は，「ほかに治療方法がない」と思いがちである．反面，「まだ治療が行える」という期待感も抱いている．未知の治療への不安，まだ方法が残されている治療への期待と副作用の不安，再発への不安を抱えているが，治療の目標を共有し，励ましていく
- 治療には長期間を要することもあり，体力や気力が低下してくることもあるため体力の消耗を最小限にするなど身体状況を調整しながら，精神的な支援も行う．
- とくに外来通院による疲労の蓄積や緩和されない有害反応症状は，弱っていく自己の身体の自覚を余儀なくされ，治療や予後への不安を抱かせることになる．通院治療が困難と判断される場合は無理せず，入院治療に切り替える判断も重要である．

④有害事象の予防と症状緩和

- 放射線の（X線，γ線，電子線など）の線種，照射方法（門数，回数など），照射線量などを医師の治療計画から読み取り，有害事象の種類，出現時期，程度などを予測する．
- 患者のセルフケア能力をアセスメントして，適切な介入を行う．
- 放射線治療では，治療中に起きる急性期有害事象と，3か月以降に出現する可能性のある晩期有害事象に分類される．
- 治療中の急性期有害事象は適切な処置をすることで2週間～1か月前後で回復するが，晩期有害事象はまれであるが，発症するとQOL（quality of life，生活の質）の低下をきたすだけでなく致命的なものもあり難治性である．
- 根治目的の治療ではとくに晩期有害事象が起こらないような治療が計画されるが，照射範囲によっては注意が必要である．
- 放射線治療による効果と有害事象は，照射した部位にしか起こらない．したがって患者の

※2　放射線治療は，組織所見，臨床病期，腫瘍サイズ，原発腫瘍の発生部位，腫瘍の放射線感受性と反応性，宿主の全身状態などの要素により個別の治療が計画される．

訴える症状が，放射線治療に関連して起こっている症状なのか，それともほかの原因なのかを治療計画をみて判断し，適切に対処していく．

⑤安全で安楽な治療への援助

- 再現性を保つための工夫：治療中，身体に微妙なずれがあると治療効果に影響を及ぼすため，部位によっては，固定具などで身体を固定して体動を制限することがある．
- 患者に動かないように協力を得るとともに，看護師は固定具による患者の苦痛の緩和，保温やプライバシーの保護に努めながら確実で安全・安楽な体位の確保の工夫を診療放射線技師とともに行う．
- 治療室での苦痛を理解し，苦痛の要因（治療台の固さ・固定具や同一体位保持による苦痛・孤独感・治療部位露出の羞恥心や寒さ・治療室・治療台への移動の苦痛など）となっているものを除去する．室温などの調整や，リラックスできるための音楽をかけるなど，診療放射線技師の協力を得て環境の調整に努める．
- 咳そうや疼痛，吐き気などの症状がある場合は，診療放射線技師と治療時間の調整を行い，治療前にレスキュー投薬[※3]を行い，症状の緩和がはかれた段階で治療を行うことが望ましい．
- 放射線治療では，他職種との情報の共有や連携が治療効果を左右するため，看護師にはコーディネータとしての役割も期待される．
- 治療期間中は体力の消耗を最小限に防ぐために，栄養管理を重点的に行う．
- 頭頸部や消化器への照射は治療により，経口摂取量が減少する可能性があるため，栄養補助食品の利用や，好みの食べ物の準備など家族へ依頼をしておく．
- 症状がある場合は治療までにコントロールし，安楽に治療を受けられる身体状況を整える．

⑥身体のモニタリング

- 照射中は，照射部位の観察だけでなく全身状態の観察（発熱，倦怠感，食欲，ADL（activity of daily living，日常生活動作）など）も重要である．
- 外照射では一般的に，照射期間は極端な身体の変化は避けなければならない．たとえば，胸腹部の照射では胸水・腹水の増加はビームの届き方が違ってくるため注意が必要である．
- 看護師は，体重測定や腹位測定などを行い，異常があれば医師に報告する．とくに，抗がん薬治療を併用している患者には，感染徴候がないか留意し，バイタルサインや血液データをモニタリングしておく．
- 疼痛の増加や，治療体位に対する苦痛などを観察し，対策を講じていく．

⑦精神的支援

- 患者にとっていちばんの安心材料は，治療スケジュールが順調に進んでいることである．
- 患者はさまざまなことで不安を抱きやすく，たとえ治療が順調に進んでいても些細なことで不安となる．看護師は治療が順調に進んでいる場合には意図的に伝え，治療について患者と話をする機会をもつことは重要である．
- また長期の治療では心理的状況も変化しやすく，とくに治療後半は倦怠感や有害事象での身体的苦痛も加わるため，心身への介入が必

※3　臨時追加投与のこと．鎮痛薬や鎮咳剤を用いる．

4 チーム医療における看護師の役割（図1）

- 放射線治療は，多職種がかかわる治療である．医療従事者間で方針が統一され，よいコミュニケーションがとれることが治療効果を左右するといっても過言でない．
- 看護師は常に患者に近い存在であり，患者の心身を観察し安全で安楽な治療が行われるためにさまざまな調整が求められる．
- 患者にとって治療のプロセスすべてがはじめての体験という患者が多い．
- 医療従事者から説明される専門用語は患者にとっては耳慣れない言葉で不安を増強させることがある．看護師は補足をし，説明を繰り返すなど患者の理解度に合わせて治療に適応できるようなはたらきかけが必要である．
- 治療部門との調整においては，診療放射線技師や治療部門看護師へ患者の日々の身体状況やレスキュー薬使用の時間の申し送りを行うことで，苦痛を最小限にした治療が行えるはずである．

5 カンファレンスにおける看護師の役割

- 治療方針について患者の認識と問題はないか？
- 安全で安楽な治療が行われているか
  ①体位の苦痛は？
  ②再現性が確保できるか？
  ③症状コントロールは必要か？
  ④必要な前処置は？
  ⑤必要な薬物や観察は？
- 最後まで治療が完遂できるか？

引用・参考文献
1）池田 恢監：放射線診療と看護．新体系看護学全書（別巻），メヂカルフレンド社，2007．
2）辻井博彦監：がん放射線治療とケア・マニュアル―放射線治療の基礎知識から腫瘍部位別の治療法とケア．医学芸術社，2006．
3）三上恵子，山下曜子，中村美佐子：放射線治療をどのように説明するか．緩和ケア 15（3）：p.202-206，2005．

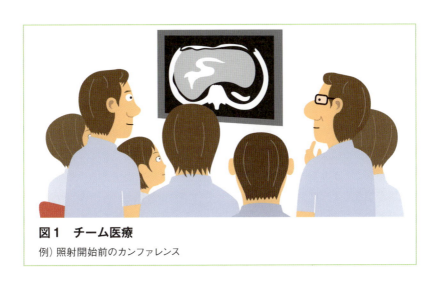

図1 チーム医療
例）照射開始前のカンファレンス

心理・社会的サポート

Main Point

- 患者の発達段階や背景，治療目的も患者個々で異なるため，それぞれの背景を考慮したケアが必要である．
- 患者の家族は，放射線は身体に悪影響があるのではないか，家族も被ばくするのではないかという不安を抱いている場合がある．患者とともに放射線に対する正しい情報提供を行い，治療によって得られる効果と副作用を理解できるよう支援することが重要である．
- 仕事や家庭における役割の変化など社会的な問題，医療費や収入など経済的な問題，家族の問題などへのサポートが必要である．
- 性の問題は，多くの患者にとって相談しにくい内容であるが，QOL（quality of life，生活の質）に大きくかかわる問題であり，十分な情報が得られるよう支援することが大切である．

1 治療を受ける患者の心のケア

- 放射線治療は，小児から高齢者，合併症をもつ患者まで対象は幅広く，治療目的も根治から症状緩和までさまざまである．患者の発達段階や背景，治療目的も患者個々で異なるため，それぞれの背景を考慮したケアが必要である．
- 放射線というと，原爆や原発事故などによる被ばくのイメージに対する恐怖心や，根治のための治療ではないのではないかというような不安を抱いていることがある．放射線に対して正しい理解ができるように適切な説明を行い，不安を軽減することが重要である．
- 放射線単独治療を受ける患者の場合，通院治療が可能であるが，日常生活のなかに治療やケアを組み込まなければならない．外科手術や薬物療法との併用療法になると，長期間の入院治療が必要となる．いずれにしても，ライフスタイルの変更を余儀なくされたり，家庭や社会における役割の変化や，就労への影響，経済的な問題も生じてくる．長期間の治療を完遂するために，気持ちの変化を見逃さず闘病意欲を維持できるよう支援していくことが求められる．
- 放射線治療の最大の目的は，治療計画で予定された治療を，休まずに決められた期間内に終了することである．事前に予測される有害事象や対処方法，セルフケア方法などを具体的に説明し理解を促すことで，患者は治療に対するイメージ化ができ，不安の軽減につな

がる．
- 放射線治療は，特殊な治療環境下で行われるため，大きな機械に囲まれて1人にされる不安や，放射線が照射されている自覚がなく，正確に治療ができているのだろうかという思いを抱いていることがある．事前に治療室の見学を行い，治療の流れや，どのように照射されているかイメージできるようにすることも有効である．
- 根治目的で照射される場合，患者は侵襲の少ない治療で根治を目指せることを理解している．しかし，長期にわたる治療により治療開始時は自覚症状がなくても，治療が進むにつれ有害事象による自覚症状の変化や苦痛などから，精神的に落ち込んだり，病気が悪化したのではないかという不安を抱くことがある．
- 事前に急性期有害事象の出現時期や程度，症状に対する対処方法や，急性期の有害事象は一過性のものであり，適切なケアによって治療終了後は改善することを説明し，心の準備ができるようにしておく．
- 症状緩和目的で照射される場合，患者は日常生活や社会生活に支障が出たり，他者への依存を余儀なくされたりしていることが多い．また，病状の進行から，死への恐怖を抱いている．日常生活においてできることが減少してくる状況のなかで感じる不安やいらだちなど，患者の思いに十分配慮してケアすることが重要である．

2 家族ケア

- 放射線治療を受ける患者の家族は，患者と同様に，放射線は身体に悪影響があるのではないか，家族も被ばくするのではないかという不安を抱いている場合がある．患者とともに放射線に対する正しい情報提供を行い，治療によって得られる効果と副作用を理解できるよう支援することが重要である．
- 放射線治療は長期間にわたるため，通院の場合，患者を支える家族も患者と同様にライフスタイルの変更を余儀なくされる．毎日の通院の付き添いに加え，有害事象による身体管理，精神的なサポートも必要となり，家族が疲弊することもある．
- 通院の際の限られた時間のなかで，家族の気持ちの変化を見逃さないように，積極的にコミュニケーションをとっていく．定期的に面談を行うことで，家族の精神状態を把握したり，思いを表出できる機会をもつことは，家族の精神的なサポートになる．
- 家族は，通院時の付き添い，食事や有害事象のケアのサポートなどで患者を支えているが，家族としてあたり前のことと認識している場合が多い．
- 治療が進むにつれ，患者への介入の必要性が増えてくると，家族の身体的，精神的な負担は大きくなる．家族のサポートで，患者は治療の継続や，有害事象のコントロールができていることなどを肯定的にフィードバックし，家族が抱えている気がかりや困りごとを

一緒に解決できるように働きかけていく．
- 放射線治療は，起こりうる有害事象の程度と時期の予測が可能である．患者のセルフケア能力をアセスメントし，家族の介入が必要な部分を具体的に説明し，協力が得られるようにしておく．治療が進むにつれて起こりうる有害事象や，倦怠感などの身体的な変化，それに伴う精神的な変化など，具体的に指導しておく．患者の変化や気づいたことなどがあれば伝えてもらい，患者のセルフケアの状況に合わせてケア方法の変更を行っていくことを説明しておく．
- いつでも相談できるような関係作りをしておくことで，家族の精神的負担を軽減することも大切である．
- 治療後半の患者は，有害事象による苦痛や倦怠感，通院の疲れなどにより，闘病意欲の低下をきたす場合がある．そのような状況で患者をケアしている家族は，どのようにサポートしたらよいのか対応に戸惑っている場合もある．
- その場合，患者の状態と家族のサポート力のアセスメントを行い，必要であれば，セルフケアを看護師介入に変更したり，ほかにサポートしてもらえる人がいれば，ケアの分担ができるように調整する．患者や家族の状況によっては，タイミングよく入院治療に切り替えるなどの対応が求められる．
- 治療終了時には，患者とともに起こりうる晩期有害事象と日常生活上の注意点について説明を行う．晩期有害事象は，照射した部位に関しては一生観察が必要であることや，観察の方法，何かあったときの受診方法，相談窓口などを伝えておく．患者の些細な変化もそのままにせず，医療機関を受診するよう説明し，受診した際には，必ず医療者に放射線療法を受けたことがあることを伝えるように指導しておく．

3 社会的サポート

- がん治療を受ける患者は，治療により今までのライフスタイルが一変する．予測が立たない病気と治療の経過に対する不安はもちろんであるが，仕事や家庭における役割の変化など社会的な問題，医療費や収入など経済的な問題，家族の問題などが出てくる．
- 役割の変化に対する問題に関しては，患者個々の社会的背景や価値観により大きく異なる．治療開始前には，患者の仕事上の役割や家庭内での役割，協力してもらえる人がいるかどうかなど確認しておくことが大切である．患者が治療中の制限ある状況のなかで，すこしでも役割遂行ができるよう，生活上の工夫のしかたをともに考えたり，家族の協力が得られるように支援する．
- 仕事をしながら放射線治療を受けている患者の場合，治療により職場での役割に変化が生じたり，業務への支障をきたしていることがある．治療と仕事との両立には，職場の理解と協力は不可欠である．治療による有害事象と仕事への影響などを具体的に説明し，仕事を続けながら治療を受けるための問題点を整理する．仕事内容の検討や通勤時間の調整など，具体的な内容を伝えて職場に協力してもらえるよう指導する．
- 患者自身には，治療前オリエンテーション時に，有害事象の対処方法などを具体的に伝え

ておき，仕事や生活のしかたを工夫できるように支援する．患者の仕事の状況に合わせて，治療時間の調整を行うことも重要である．治療によって就労に対する困りごとがある場合，必要性に合わせて社会保険労務士や医療ソーシャルワーカーなどの専門家につなぐことも大切である．
- がん患者は治療を行うために高額な医療費がかかるため，家族の負担を考えて治療の選択肢で悩んだり，患者ががん治療を受けることによる家庭の収入減少などが問題となっている場合がある．このような場合は，具体的にかかる治療費（表1）の説明や，利用できる社会保障制度[※1]や相談窓口などの情報提供を行うことが必要である．

4 セクシュアリティのサポート

- 医療技術の進歩によってがんは根治を目指せるようになったが，がん患者は疾患や治療によってさまざまな性的変化が起こってくる．性の問題は，多くの患者にとって相談しにくい内容であるが，QOLに大きくかかわる問題であり，十分な情報が得られるよう支援することが大切である．
- 患者とパートナーは，性生活によって病気が進行しないか，治療によってどのような性的変化が起こるのか，誰に相談すればいいのかなど，性に対してさまざまな疑問を持っているが，がん治療を行う状況のなかで羞恥心やうしろめたさから，なかなか聞き出せないでいることが多い．
- 治療によって性的問題が予測される場合，治療を選択するときに正確な情報を提供することが求められる．性的問題のリスクを承知した上で治療を受けた場合，治療が終了するまでに，その可能性と対処方法について基本的な内容を伝え，理解をうながしておくことが必要である．
- 治療によるボディイメージの変化や，有害事象の出現により，性生活に対して消極的になったり，性欲が減退したりする．そのため，患者はパートナーとの関係性に1人悩んでいることがある．治療を開始する前に，治療中に起こりうる性的問題について情報提供をしておき，気がかりがあればいつでも相談してよいことを伝えておくとよい．
- また，必要な情報は，パートナーと一緒に情報提供を行い，パートナーと十分なコミュニケーションがとれるように支援することが重要である．
- 高橋は「性の専門家ではない一般の医療者が患者の性に取り組む際には，Annonが提唱したPLISSITモデル（表2）が参考になる」[1)2)]と提唱している．医療者は，患者に対していつでも性相談を受けるというメッセージを出すことと，正確な情報を年齢や婚姻関係にかかわらず，全員に行うことが求められる．この最初の2段階を行うだけでも，患者にとっては問題解決への支援となる．
- 前立腺がん患者では，照射による晩期有害事象として，勃起不全や射精障害が起こる可能性がある．ほかの治療法とも十分比較検討を行い，納得して治療選択ができるように情報提供することが必要である．
- 骨盤領域に治療をした女性患者では，腟潤滑の低下，腟粘膜の萎縮，狭小化による性交痛がある．性交痛緩和のための潤滑ゼリー（図

※1 **社会保障制度** 健康保険，高額療養費制度，生命保険やがん保険，医療費控除制度，傷病手当金制度など．

3 心理・社会的サポート

表1 治療費

カテゴリー	分類	診療報酬点数（円）
放射線治療管理料 （分布図作成1回につき）	1門，対向2門，外部照射	2,700点（27,000円）
	非対向2門，3門，腔内照射	3,100点（31,000円）
	4門以上，運動照射，原体照射，組織内照射	4,000点（40,000円）
	強度変調放射線治療（IMRT）	5,000点（50,000円）
高エネルギー放射線治療 （1回目）	1門，対向2門	840点（8,400円）
	非対向2門，3門	1,320点（13,200円）
	4門以上，運動照射，原体照射	1,800点（18,000円）
	IMRT	3,000点（30,000円）
2回目（2部門目）	1門，対向2門	420点（4,200円）
	非対向2門，3門	660点（6,600円）
	4門以上，運動照射，原体照射	900点（9,000円）
	IMRT	1,500点（15,000円）
定位照射	ガンマナイフ	50,000点（500,000円）
	直線加速器（リニアック）	63,000点（630,000円）
粒子線治療	重粒子線治療[*1]	150,000点（1,500,000円）
	陽子線治療[*2]	150,000点（1,500,000円）
組織内照射	前立腺がんに対する永久挿入療法	48,600点（486,000円）
外来放射線照射診療料	1回/週	280点（2,800円）
	1回/週（算定した日から3日以内に照射終了の場合）	140点（1,400円）

[*1] 陽子線治療：小児腫瘍（限局性の固形悪性腫瘍に限る）．
[*2] 重粒子線治療：切除非適応の骨軟部腫瘍（厚生労働省：平成28年度診療報酬改定説明会（平成28年3月4日開催）資料等について 平成28年度診療報酬改定説明（医科）．http://www.mhlw.go.jp/stf/seisakunitsuite/bunya/0000112857.htmlより2016.9.1検索）

（後藤志保：社会的サポート．がん放射線療法ケアガイド—病棟・外来・治療室で行うアセスメントと患者サポート，新訂版（久米恵江ほか編），p.252，中山書店，2013より改変）

表2　PLISSIT モデル

P	Permission（許可：性相談を受けるというメッセージを出す）
LI	Limited Information（基本的情報の提供）
SS	Specific Suggestions（個別的アドバイスの提供）
IT	Intensive Therapy（集中的治療）

（Annon J.S.: The PLISSIT model: a proposed conceptual scheme for the behavioral treatment of sexual problems, Journal of Sex Education and Therapy 2（2）：1-15, 1976.
高橋　都：がん患者・家族のセクシュアリティへの支援—支援のヒントと活用できるリソース．家族看護6（2）：111, 2008より引用）

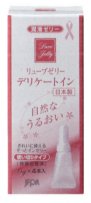
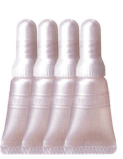

図1　性交痛緩和のための潤滑ゼリー「リューブゼリー」

〔画像提供：ジェクス株式会社〕

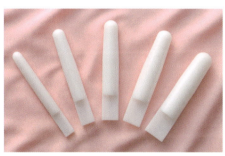

図2　腟の狭小化を防ぐために腟ダイレーター

〔画像提供：日本性科学会〕

1）や，腟の狭小化を防ぐために腟ダイレーター（図2）があることを情報提供する．性の価値観はカップルによってさまざまであるため，患者とそのパートナーが，情報提供を受けた上で，自分たちで答えを見つけられるように支援することが求められる．

引用・参考文献

1) Annon J.S.: The PLISSIT model: a proposed conceptual scheme for the behavioral treatment of sexual problems, Journal of Sex Education and Therapy2（2）：1-15, 1976.
2) 高橋　都：がん患者・家族のセクシュアリティへの支援—支援のヒントと活用できるリソース．家族看護6（2）：111, 2008.
3) 久米恵江ほか：がん放射線療法ケアガイド—病棟・外来・治療室で行うアセスメントと患者サポート．新訂版，中山書店，2013.
4) 根岸　恵ほか：特集 がん患者の社会的苦痛への緩和的アプローチ．看護技術60（8），2014.
5) 野島佐由美ほか：特集 がん患者の家族ケア．家族看護6（2），2008.
6) ジェクス株式会社：製品情報
http://www.jex-inc.co.jp/products/jelly/luve-jelly-110/index.html より2016年6月6日検索
7) 日本性科学会：腟ダイレーターの開発と販売促進
http://www14.plala.or.jp/jsss/dilator.html より2016年6月6日検索

4 放射線治療のチーム医療

Main Point

- 放射線治療は，医師，看護師だけでなく，診療放射線技師，医学物理士，事務職などの多職種が連携して行う治療である．
- 円滑で安全な治療のためには，スタッフ間の有効なコミュニケーションで情報を共有することが重要で，看護師はそのハブ的な役割を持つ．
- それぞれの医療従事者が自分の役割に責任をもって，協働で患者のケアにあたる必要がある．

1 放射線治療のチーム

- 放射線腫瘍医：患者を診察して治療の適応を決める．定期的に診察して効果と有害事象をチェックして対処する．
- 診療放射線技師：放射線治療機器を操作して患者に放射線を照射する．治療計画撮影を行い，線量計算を行う．
- 医学物理士：装置の精度を管理する．複雑な線量計算を行い承認する．
- 看護師：放射線治療患者の身体的，精神的な看護とケアを行う．スタッフ間のコミュニケーションを取り持つ．
- 事務：治療の予約，受付業務．
- 多くの職種がかかわるのでスタッフのコミュニケーションが重要．

2 チーム医療の重要性

- 放射線治療は，放射線診断と異なり，高線量の放射線被ばくそのものによって病気を治療する方法であり，正しい治療が行われないと病気が治らないばかりか，重篤な有害事象が起こる可能性がある．
- 看護師や診療放射線技師による，放射線治療患者の治療時の観察と医師への報告は，診療報酬上も義務づけられている．
- 放射線治療に従事する医療者にとっては，治療の品質管理と安全管理が重要で，スタッフ間の有効なコミュニケーションで情報を共有することが必須である．
- 放射線治療品質管理委員会を作り，看護師もその一員として加わることが望まれる．

表1　事故予防のためのチェックリスト

組織，職務，責任	患者と照射部位の確認
●すべての必要な責務や責任が分担されていますか？ ●すべての責務や責任が理解されていますか？ ●スタッフの人数は作業量と釣り合っていますか？ ●作業量が増えたとき，新しい機器を導入したとき，スタッフの人数について再評価していますか？	●患者と照射部位の正確な確認を保証する手順はありますか？ ●患者のカルテをチェックするプロトコルはありますか？
教育と訓練	**外部照射**
●スタッフ全員が，それぞれの責任に従って，教育や訓練を受けていますか？ ●教育や訓練の内容は文章化されていますか？ ●配置後の個人啓発のためのプログラムがありますか？ ●新しい機器，新しい手順に対する追加訓練の規定はありますか？	●治療計画は許可されたプロトコルに沿って文章化されていますか？ ●クロスチェックおよび多重の独立した検証が含まれていますか？
連絡	**小線源治療**
●連絡の方策は適切ですか？またすべてのスタッフに理解されていますか？ ●機器が通常と違った動作をしたときの報告方法は定められていますか？ ●患者の様子が通常と異なったときの報告方法は定められていますか？	●患者の衣服のモニタリングを含めて，線源が患者の体内に残っていないかを確認する規定がありますか？

（日本アイソトープ協会翻訳・発行：ICRP Publication 86 放射線治療患者に対する事故被ばくの予防．日本アイソトープ協会，2004より抜粋して引用）

3 放射線治療安全のチェックリスト

- 国際放射線防護委員会（ICRP：International Commission on Radiological Protection）のPublication 86「放射線治療患者に対する事故被ばくの予防」に掲載されている「事故防止のためにチェックリスト」から看護にかかわる項目を引用する（**表1**）．
- 放射線治療スタッフの1人ひとりが，よりよい治療体制と医療安全に向き合って，チームとして力を合わせることが重要である．

引用・参考文献
1）日本アイソトープ協会翻訳・発行：ICRP Publication 86 放射線治療患者に対する事故被ばくの予防．日本アイソトープ協会，2004.

第6章 セルフケアを重視した患者指導

セルフケアを重視した患者支援

Main Point

- セルフケアにより有害事象を悪化させることもある．患者には正しいセルフケアを理解してもらい，主体的に取り組んでもらえるように支援を行う．
- オリエンテーションとケア指導を効果的に行うことが，セルフケア支援につながる．

1 放射線治療におけるセルフケアとは

- セルフケア理論では，セルフケアは「人が生命・健康・安寧を維持するために自分自身で開始し，遂行する意図的な行動や諸活動」とされる．
- 患者にどの程度セルフケア能力があるかをアセスメントして，患者をささえる度合いによって判断される看護システムは，以下のようになる．
  ①全代償システム…患者にかわり全てのケアを行う．
  ②一部代償システム…部分的に患者にかわりケアを行う．
  ③支持教育システム…患者のセルフケアをよいものにするように教育指導を行う．
- 放射線治療中に出現した有害事象は，治療終了まで継続する場合が多いため，悪化させないためには細やかなセルフケアが重要である．
- 患者自身が自己の身体に関心を深め，主体的にケアに取り組めるような教育と支援が必要となる．
- 近年は高齢者の治療も増えてきている．高齢者のセルフケア能力は個別性が高いため，心身の能力を細やかにアセスメントしなければならない．また家族も含めた支援も重要となってきている．

2 看護に必要な情報収集

- 以下の点について，情報収集を行う．
  ①病歴・治療歴
  ②治療方法（放射線治療単独か，外科手術または薬物療法との併用か）
  ③治療の目的（根治，姑息，症状緩和など）
  ④治療や病気に関する認識の程度
  ⑤治療に対する不安はないか
  ⑥治療スタイル（入院か通院か）
  ⑦現在症状はあるか

⑧サポート体制　など
- 治療の目的を達成するためには，患者本人の協力は欠かせず，検査・治療の必要性を理解し，セルフケア能力を最大限に発揮しながら主体的に取り組んでもらえるようセルフケア支援を行う必要がある．
- セルフケア能力をアセスメントし，指導内容や方法を検討する．
- 患者の状態によっては，すべてのセルフケアを求めることが難しい場合もあり，家族のサポートを求めたり，どの部分のケアを看護師が担うかなど具体的に検討する．
- 定期的に，治療継続可能か，有害反応の出現の確認などのため医師の診察を行う．
- セルフケア能力も治療中に変化するため，看護師は早期にアセスメントを行い，症状の変化とともに修正の必要性や，介入のタイミングなどを定期的に評価していく．
- 前治療で薬物療法や外科手術を行っている場合や告知直後などは，心身が十分回復していない場合があり，一時的にセルフケア能力が低下している場合がある．セルフケア能力は多側面からの情報を活用し，アセスメントしなければならない．

3 セルフケア支援のための必要な技術

①対象のセルフケア能力をアセスメントし，個別の治療前オリエンテーションを企画する技術
②対象にあわせた効果的な教育を行うための指導技術とコミュニケーション技術
③放射線有害事象が起きるメカニズムに関する知識をもとに，有害事象を予防するための効果的患者オリエンテーションの技術
④家族の心理的ストレスを緩和し，患者のサポーターになることができるよう支援する技術

4 セルフケアを促進させるはたらきかけ

- 治療により起こっている急性反応（急性期有害事象）は，一時的なものであり適切にケアを行うことで時期がくれば消失するものであることを伝え，セルフケアの参加の程度が副作用軽減につながることを説明する．
- 患者は今後どうなっていくのかが心配なため，有害事象出現の程度と時期，ピーク，消失時期を伝えておくことも重要である．
- ケアが適切に行われているときは，患者にフィードバックすることもセルフケア能力を促進するはたらきかけとなる．

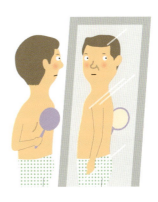

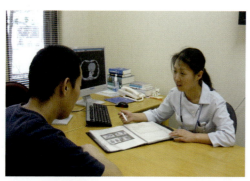

図1 効果的なオリエンテーションおよび患者指導

表1 オリエンテーションに必要な項目

①治療スケジュールと治療の行い方
②日常生活の過ごし方や心身の過ごし方
③急性反応の出現時期と観察および対処方法
④治療終了後の予定と生活について

表2 患者が知りたいこと

- 治療について
  ・治療はいつまで続くのか？
  ・何に気をつければいいのか？
- 副作用について
  ・どんな症状がいつ出現するか？
  ・症状の程度は？
  ・ピークはいつか？
  ・対処方法はあるのか？
  ・いつ改善するのか？

5 治療前の患者オリエンテーション

- 患者にわかりやすく指導を行うには，クリニカルパスやパンフレットなどを利用してオリエンテーションを行うとよい（**図1**，**表1**）．
- オリエンテーションを行いながら，治療に対してどのような考えをもっているのか，表情や反応を観察しながら患者の不安（**表2**）を解消できるよう丁寧に面接を行う．
- クリニカルパスは，検査や治療スケジュールの全体像が把握でき，患者自身の心の準備を促すと同時に，行うべきセルフケアが記されているため，医療従事者・患者にとっても治療をスムーズに進めていく上での有効なツールである．
- 高齢者には年齢を配慮した，理解しやすいようなパンフレットなどを作成し，具体的指導を行う．

①治療スケジュールと治療の行い方

- 検査の予定や治療期間と治療予定日，診察日などの説明を行う．
- とくに外来治療患者は，仕事や家庭の調整の必要性などを聞いておき，可能な限り調整をはかる．
- 実際の治療に要する時間と，治療室の状況などを伝える．場合によっては，治療室の見学，ビデオや写真をみせるなど，イメージがしやすいようにする工夫があれば，より不安の軽減につながる．
- 有害事象の確認や治療継続に問題がないかなど，医師・看護師の診察が定期的にあることを伝えておく．

②日常生活の過ごし方や心身の整え方

- 栄養と睡眠を十分に摂れるように指導を行

う．場合によっては治療食への変更を行うこともある．
- 治療が始まるまでさまざまな不安の軽減に努める．
- 日常生活にとくに制限はないが，照射部位の保護と皮膚につけられたマーキングは照射部位の再現性を確保する上で重要な目印となるため，患者にも消さないように注意してもらう．
- 治療に影響を及ぼす場合があるため，喫煙やアルコールは控えてもらうように説明する．
- 治療の中断につながる可能性があるため，風邪をひかないよう，またけがをしないように一般的な健康管理と安全にも留意してもらう．
- 治療中盤には倦怠感が出現し，後半にかけて程度も強くなる．患者にも身体の変化および見通しを伝えておき，エネルギーの消耗を最小限にする生活方法を一緒に考える．
- 家族にも治療に伴い，患者の身体がどのように変化するかを伝えておき，協力を得る．

③急性反応（急性期有害事象）の出現時期と観察および対処方法

- どのような症状がいつ出現するのか，またはピークと消失時期はいつかを説明し，患者が行える観察方法と対処方法を説明する．
- 照射範囲を具体的に身体で示して伝えることで患者は「いたわらなければならない部位」としてとらえることができる．
- どのような症状がでれば看護師に報告しなければならないのかなどを説明しておき[※1]，我慢しないよう伝える．
- 看護師は定期的（1～2回/週）に面接などを行い，身体状況の観察とともに，有害事象を評価して患者と共通認識をもつ．

④治療終了後の予定と生活について

- 治療終了後，有害事象がどのように変化し軽減していくのかと，晩期有害事象の観察と対処方法についても説明をしておく．
- 治療後も定期的な診察や検査が必要であることを説明しておく．

6 治療終了後の教育と指導

- 照射終了が近づいてくると，患者自身も治療後の生活を想定し始め，新たな心配ごとが出現する．
- 治療後の不安を以下に示す．
  - ・治療終了に伴う漠然とした不安
  - ・有害事象のケアを継続しなければならない苦痛
  - ・有害事象を生活に適応させなければならない不安
  - ・未知の晩期有害事象・二次がんへの不安
  - ・社会復帰への不安
- 照射が終了しても皮膚炎などの有害事象は1～2か月は回復までに時間を要するため，ケアの継続が必要となる（**表3**）．
- ケアをしていても悪化する症状は，受診が必要となることを伝えておく．
- 治療後の生活をどのように想定しているのか，仕事の復帰時期の相談やボディイメージへの不安に対しても介入を行う．
- 照射部位によっては禁忌事項や注意事項を伝えなければならない．たとえば，頭頸部の腫瘍で，照射範囲に入っている歯は抜歯すると

※1　治療によって出現する有害事象以外にも身体がだるい，食欲がない，痛みがある，皮膚が赤い，かゆい，その他（発熱，咳など）などがあれば報告してもらう．

表3 治療終了時の教育・支援

- 有害事象のセルフケアの継続
- 有害事象のピークや転帰
- 社会復帰への支援
- ボディイメージへの介入
- 晩期有害事象の早期発見
- 禁忌事項
- 異常時の相談場所，放射線治療歴を伝えること
- 放射線リコール現象

※放射線リコール現象：以前に生じた放射線治療の炎症反応が薬剤投与などによって再増悪する現象

表4 治療終了後の看護の役割

- よき相談者となる
- 社会復帰への支援
- 体力回復への支援
- QOL状況の把握
- 晩期有害事象の早期発見

骨髄炎になる可能性があるため，基本的には抜歯できない．なぜ，抜歯できないのか，最悪の状態を起こさないためにはどのように予防していくのかを再度伝えておく．

- 照射部位に異常を感じ，主治医以外を受診する場合には，必ず放射線治療歴を伝えるように指導しておく．
- 診断が遅れれば致命的あるいは不可逆的となる症状もあるため，患者だけでなく家族にも指導をしておき，治療部位や線量を示した治療の同意書を携帯してもらうことも1つの方法である．
- 照射後に抗がん薬治療を行う場合には，いったん治癒した皮膚炎が再燃することがあるため，照射部位の刺激を避け，保護することを伝えておく．

- 治療終了後は，がんサバイバーとしての視点で患者を支援していき（表4），順調に回復していくように身体を自己で管理できるように支援していかなければならない．

引用・参考文献

1) ドロセア E. オレム：オレム看護論—看護実践における基本概念．第4版，医学書院，2005．
2) 池田 恢編：放射線診療と看護．新体系看護学全書（別巻），メヂカルフレンド社，p.64-75，2012．
3) 辻井博彦監：がん放射線治療とケア・マニュアル—放射線治療の基礎知識から腫瘍部位別の治療法とケア，副作用のケアまで．クリニカル・ナース BOOK，医学芸術社，2003．
4) 日本放射線腫瘍学会：一般向けガイドブック『放射線治療を受けるあなたのために』
http://www.jastro.or.jp/customer/customer.php?eid=00007 より2016年5月23日検索

小線源治療患者の看護

Main Point

- 小線源治療の代表例は，女性なら子宮頸がんの腔内照射，男性なら前立腺がんのシード線源による永久挿入密封小線源治療であり，それぞれの特徴に沿ったケアが必要である．
- どちらも羞恥心を伴う治療であるため，十分な配慮を行う．

1 腔内照射を受ける患者への看護

- 腔内照射が選択される代表的な疾患は子宮頸がんである．腔内照射を受ける患者は，処置に伴う痛みや砕石位での治療について，強い不安や恐怖，抵抗感を抱いていることも少なくない．腔内照射に伴う身体的・精神的苦痛を，最大限取り除くことができるよう支援する．
- 経静脈的鎮痛薬・鎮静薬投与や全身麻酔など施設で実施可能な方法で治療中の苦痛軽減を図る（**表1**）．
- 治療開始前までに，痛みに対する思いや考え，不安の内容や強さなどを把握し，個々に合ったオリエンテーションを行う．
- 腔内照射が始まる頃には，外照射や併用している抗がん薬の有害事象が生じていることも多い．それらの症状マネジメントを患者とともに行い，症状をうまくコントロールしておくことも，安全・安楽に治療を行う上で大切である．
- 腔内照射前には食事は控えめにする，器具挿入時には楽な呼吸をするなど，患者自身ができることを伝え，できていることを意図的にフィードバックすることで患者が前向きに治療に取り組めるよう支援する．
- 看護師は単なる介助者としてではなく，羞恥心への配慮や同一体位保持による苦痛緩和など，きめ細やかなケアを行う必要がある．
- 子宮腔内照射の流れにそった看護のポイントを**表2**に示す．

2 前立腺永久挿入密封小線源治療を受ける患者への看護

- ^{125}I（ヨウ素-125）とよばれる核種を密封した線源（以下，シード線源）を前立腺内に挿入し，治療する方法である．
- 全身麻酔あるいは腰椎麻酔をかけて治療を行うため，短期間であるが入院が必要になる．
- 患者・家族が安心して治療を受け，またシード線源を体内に保持したまま社会復帰することになるため，過剰に被ばくを心配すること

表1 鎮痛と鎮静の処方例

群馬大学の処方例
1. 生理食塩液100mL 　ペンタゾシン（ペンタジン®注）15mg 　塩酸ヒドロキシジン（アタラックス®-P注）25mg ｝点滴静注 2. フルニトラゼパム（サイレース®注2mg/mL）を1回分0.4mg（0.2mL）として静注
琉球大学の処方例
1. ペンタゾシン（ソセゴン®注）30mg＋ミダゾラム（ドルミカム®注）10mg＋生理食塩液20mLをゆっくり静注 　（念のため，フルマゼニル［アネキセート®注］0.5mgを準備）
静岡県立静岡がんセンターの処方例
1. ジアゼパム（セルシン®注）5〜10mg　ワンショット静注 　必要に応じてペンタゾシン（ペンタジン®注）15mg　ワンショット静注 　個々に応じて必要時： 　処置開始30分前にフルルビプロフェンアキセチル（ロピオン®注）50mg＋生理食塩液50mLを30分で静注 　ミダゾラム（ドルミカム®注）10mg＋生理食塩液8mLをゆっくり持続静注，疼痛に応じてワンショット静注

（厚生労働科学研究費補助金がん臨床研究事業：「がん医療の均てん化に資する放射線治療の推進及び品質管理に係る研究」子宮頸癌に対する腔内照射―手技の基本とコツ（DVD），2011より一部加筆修正）

なく過ごすことができるように，患者の周囲の人も含めて支援することが大切である．
- そのためには，治療前から，パンフレットなどを用いてオリエンテーションを行い，患者・家族に治療や退院後の過ごし方について具体的に説明する（**表3**）．

具体的な援助

- 腰椎麻酔の影響で頭を高くすると頭痛や吐き気を生じるため，治療翌日朝まで安静臥床となる．
- 腰椎麻酔により下半身の感覚は消失するが，意識は保たれるので治療中に聴きたいCDや観たいDVDがあれば持参してもらい，治療中少しでも安楽に過ごせるようにする．
- 挿入されたシード線源が脱落して尿中に排泄される可能性が高いのは，挿入後24時間以内である．脱落したシード線源を見つけやすくするために，治療後翌日までは一時的管理区域に設定した病室で過ごす必要がある．
- 入院中は，脱落したシード線源を見つけやすいように，一度尿器に排尿後，ガーゼなどで尿を濾すように説明する．
- 退院前に，日常生活調査票を用いて，患者の生活様式から身近に接する人への放射線の影響を考慮して，具体的に注意すべき点について，再度医師から説明がある．
- 身体の外に出る放射線は非常に弱いため，周囲の人への影響はほとんどないが，治療後約1年間は注意すべき点を**表4**に示す．

退院後の指導

- 前立腺永久挿入密封小線源治療は膀胱や直腸への影響が少なく，重篤な有害事象はほとん

表2　子宮腔内照射の流れと看護のポイント

① 小線源治療室へ入室・更衣・治療台へ臥床
- 注腸検査用のディスポーザブルパンツの股の部分に切り込みを入れたものに更衣する
- 治療台へ移動後は砕石位をとる．少しでも安楽な姿勢となるように患者と相談しながら体位を調整する
- 静脈血栓塞栓症の予防および血流のうっ滞や浮腫を軽減する目的でフットポンプを装着する
- 保温のため下肢はバスタオルで大腿部までくるむ
- 羞恥心に配慮し，処置が始まる直前まで陰部はバスタオルで覆っておく

② 血管確保・前投薬投与
- 処置に伴う疼痛緩和目的のため，個々に応じた鎮痛薬や鎮静薬を医師の指示により投与する
- 呼吸抑制や血圧低下などが生じる可能性があるため，処置中だけでなく照射中もモニタで状態を確認する．外来通院で治療することもあるため，患者の希望や治療環境などを考慮し，適切な鎮痛薬・鎮静薬を使用する（表1）

③ 膀胱カテーテル挿入

④ ゾンデ・ヘガールによる子宮口の拡張

⑤ アプリケータ挿入
- スムーズにアプリケータが挿入できるように医師の介助を行う
- 常に患者の様子を観察し，鎮痛薬・鎮静薬の追加投与を医師と検討する
- 言葉かけやタッチングを行い，苦痛の緩和や不安の軽減に努める

⑥ ガーゼや綿花によるパッキング
- 直腸や膀胱との距離をとり線量を下げる目的で，ガーゼ/綿花を挿入する（ガーゼはオリーブ油で湿らせておく）

⑦ X線撮影/CT撮影

⑧ 治療計画
- 計画には30～40分程度かかる．殿部が冷えてくるので保温を心掛ける
- 腰や下肢を動かすことでアプリケータの位置が変わってしまうため，動かないように説明する
- 治療室の照明を暗くするなどし，安楽に過ごせるように環境を整える

⑨ 照射
- 照射中は治療室に1人になるが，隣の部屋でモニタを通して様子を観察していること，何かあれば動かずに普通の大きさの声で話してもらえば聞こえており，すぐに対応することなどを伝え，不安の軽減に努める
- 鎮痛薬や鎮静薬の使用をしているときにはとくに注意し，モニタでバイタルサインの確認を行う

⑩ 器具抜去
- 出血の有無を確認する
- 膀胱カテーテル挿入に伴う尿道炎症状が一時的に生じることがあるため，水分摂取をすすめる

⑪ 退室
- 鎮痛薬や鎮静薬の使用，長時間同一体位でいたことから，ふらつきや下肢のしびれが生じることがある．転倒・転落に注意し，患者の状況に応じて車椅子やストレッチャーで帰室，外来通院の場合は別室で休憩してから帰宅するようにする

表3　オリエンテーション内容

- 前立腺永久挿入密封小線源治療とは
- 治療のスケジュールや所要時間（入院期間：3泊4日，治療時間：約4～5時間）
- 治療の流れと治療中の注意事項
- 治療時の体位や麻酔について（砕石位，腰椎麻酔時の体位保持への協力　など）
- 治療後の注意事項（安静度や管理区域での管理，尿の処理方法　など）
- 退院後の注意事項（日常生活の過ごし方，脱落線源の管理　など）
- 起こりうる有害事象と対処方法

どない（**表5**）．
- しかし，退院後の排尿障害により，日常生活への支障が生じQOL（quality of life，生活の質）に影響を及ぼすこともある．患者の生活様式や社会背景などを考慮し，一人ひとりに合った退院指導と，退院後に生じた支障についてともに対処法を考える．
- 水分摂取を心掛け，濃縮尿を避けるように説

表4　日常生活での注意点

- 小さい子どもを長時間膝の上にのせること，妊婦との長時間の接触は避ける
- 治療後2～3週間したら性行為を行うことは問題ない．しかし，シード線源が精液中に出ることがあるので，1年間はコンドームを使用する
- 排尿時にシード線源が排泄された場合は，直接手で触らず，拾えるようであれば，スプーンなどで拾い密閉容器に入れ，子どもの手の届かないところに保管する．その後，治療を受けた病院に連絡し持参する
- 治療後1年間は，シード線源が体内にあることが記載された治療カードを，常に所持・携帯する
- 体内に入っているシード線源のカプセルはチタン製であるため，MRI検査や空港の金属探知機検査も問題ない．しかし，アメリカなどではテロ対策として放射線の探知を行っている空港もあるため，治療後1年以内に海外に行く場合は，英文の治療証明書を持参することが望ましい
- 治療後1年以内にその他の手術を受けるときには，その担当医に小線源治療を受けたことを伝え，その担当医から小線源治療の担当医への連絡をしてもらう
- 万一，治療後1年以内に死亡された場合には，解剖により前立腺を摘出し保存する必要があるので，家族の方は，必ず小線源治療を受けた病院に連絡する

表5　前立腺永久挿入密封小線源治療の有害事象

急性期有害事象	頻尿，排尿時痛，尿線の狭小化（尿勢の低下），血尿，血便，血精液症，肛門出血，会陰部皮下出血，会陰部痛，肛門部痛，尿閉　など
晩期有害事象	尿道の狭窄，難治性の血便，男性機能障害　など

明する．
- 治療後1か月程度は，飲酒，香辛料，カフェイン，柑橘類の摂取は控えるように説明する．
- 治療後1か月程度は，会陰部を圧迫する行為は避ける（自転車やバイクの運転など）．

引用・参考文献

1) 厚生労働科学研究費補助金がん臨床研究事業：「がん医療の均てん化に資する放射線治療の推進及び品質管理に係る研究」子宮頸癌に対する腔内照射—手技の基本とコツ（DVD）．2011．
2) 末國千絵：腔内照射．がん看護12（7）：p.712-715，2007．
3) 日本放射線腫瘍学会ほか：シード線源による前立腺永久挿入密封小線源治療の安全管理に関するガイドライン．第5版，日本アイソトープ協会，2011．
4) 土器屋卓志ほか監：ヨウ素125線源の永久挿入による前立腺がん小線源療法—治療に関するQ＆A　治療を受けられる方やそのご家族の方へ．日本メジフィックス，2009．
5) 土器屋卓志ほか監：ヨウ素125線源永久挿入による前立腺がん小線源療法を受けられた患者さんへ．日本メジフィックス，2009．

内用療法患者の看護

Main Point

- 内用療法とは，放射性同位元素を静脈内あるいは経口投与し，体内から照射を行う治療法である．
- 内用療法の適応は，甲状腺機能亢進症，甲状腺がん（乳頭がんと濾胞がんの甲状腺全摘後）の残存組織と遠隔転移や再発腫瘍，有痛性骨転移，悪性リンパ腫などである．
- 内用療法中は，患者自身や患者の排泄物から放射性同位元素が放出されるので，家族や介護者，医療従事者などに影響が及ばないようにするため，治療は管理区域で行われる．

1 内用療法とは

- 内用療法とは，放射性同位元素（RI：radioisotope）を静脈内あるいは経口投与し，RI が腫瘍部分に集積する性質を利用して腫瘍部のみに体内から照射を行う治療法である（第2章-4「放射線治療の方法」⑤内用療法参照）．
- 内用療法には，放射性ヨウ素（^{131}I，ヨウ素-131）による甲状腺機能亢進症の治療や，甲状腺がん（乳頭がんと濾胞がんの甲状腺全摘後）の残存甲状腺組織の破壊（アブレーション），遠隔転移，再発腫瘍の治療がある．また，骨転移の疼痛の治療として ^{89}Sr（ストロンチウム-89）や，悪性リンパ腫に対する免疫放射線療法 ^{90}Y（イットリウム-90）イブリツモマブがある．
- ^{89}Sr（半減期：50.53日，β線）はがんの骨転移による疼痛緩和を目的とした治療用の放射性医薬品で，骨の成分であるカルシウムと同様に骨に集まりやすい性質を利用している．骨転移部に放射性同位元素が長くとどまり，痛みがやわらぐなどの症状緩和に有効と考えられている．主な副作用は骨髄抑制である．
- RI 標識抗体療法（ゼヴァリン）は β線を放射する ^{90}Y（半減期：64.10時間）とモノクローナル抗体（イブリツモマブ）によって構成された薬剤を使用した治療で，リツキシマブという薬剤と併用する．静脈投与し，リンパ腫細胞に結合した抗体の ^{90}Y から放出される β線によってリンパ腫細胞にダメージを与える．^{90}Y の副作用は主に，骨髄抑制，倦怠感，消化器症状などで，リツキシマブは発熱，頭痛，発疹などである．
- 内用療法は，患者自身や患者の排泄物（尿，唾液，汗，便）から RI が放出されるため，家族や介護者，医療従事者などの他者に影響

3 内用療法患者の看護

- が及ばないようにする必要がある.
- 看護師の放射線防護について, **表1**に示した.
- 看護師は, 内用療法を受ける患者・家族が治療の必要性を理解し, 安全に治療を受けられるようにケア・サポートする.
- 患者が治療による有害事象を理解し, 生活上の制限や注意に対応していくことを目的とした教育的役割も看護師は担っている. 具体的には, ①患者の被ばく線量の低減のための指導, ②患者の排泄物の取り扱い方法, ③患者と患者家族との接触についての指導, ④母乳育児中の母親の授乳指導などである[1].

2 放射性ヨード(^{131}I) 内用療法における看護

- 甲状腺のもつヨウ素集積機能を利用して, 放射性ヨウ素(^{131}I)を選択的に腫瘍に取り込ませ, 身体の内部から放射線(β線)で甲状腺がんの転移や浸潤した甲状腺がんの細胞を破壊する. 放射性ヨウ素のβ線の有効飛程は約2mmである[2].
- 放射性ヨウ素(^{131}I)はカプセル(**図1**)になっており, 内服投与の治療である. 投与量は患者の体格, 年齢, 性別, 病状などにより個々に決められ, 1,110~3,700MBq(メガベクレル)(30~100mCi(ミリキューリ))が一般的である[※1].
- 放射性ヨード(^{131}I) 内用療法では, 外来管理が許される基準値(投与量500MBq)を超える場合は, 管理区域として設営された病室(**図2, 3**)を使用する必要がある.
- 放射性ヨード(^{131}I) 内用療法の治療スケジュールを**図4**に示す.

表1 看護師の放射線防護

入室	・管理区域入室時には線量計を装着し, 被ばく線量をモニタリングする ・専用のスリッパに履き替え, ガウン, 手袋, マスクを着用する
ケア中	・放射線防護の三原則(距離, 時間, 遮蔽)に基づく
退室	・着用していた防具を適切に処理し, 手洗いを行う ・モニタで放射同位元素の付着の有無を確認する

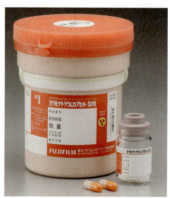

図1 放射性ヨウ素カプセル(ヨウ化ナトリウムカプセル)

〔写真提供:富士フイルムRIファーマ(株)〕

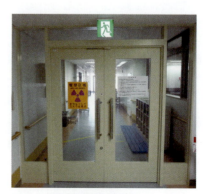

図2 放射線管理区域

※1 <u>放射性ヨード内用療法</u> 2010年より専門的研修を受けた者が当該医療機関で実施する場合に限り, 1,110MBq(30mCi)のアブレーションを目的とした外来投与が可能となった[2].

第6章　セルフケアを重視した患者指導

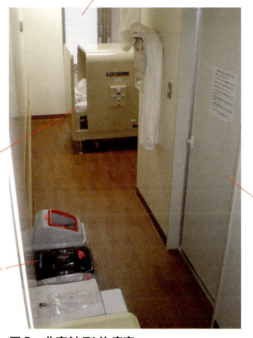

陰圧空調完備

リネンは退室後ある一定期間保留し，放射線量が基準値以下となってから洗濯に出す

シャワーとトイレがある
※排水・汚水は貯水・浄化などの安全管理のもと処理される

ごみは患者に分別してもらう
※放射線量が基準値以下となれば一般ごみとして廃棄できる

図3　非密封RI治療室
患者は退室基準を満たすまで過ごす．

治療前の看護

- 治療室では患者個人が自立して生活できることを前提としているため，入室前から自己管理を含めた生活指導を行う（**表2**）．
- 患者は，治療室での生活や放射性医薬品を内服するということのイメージをもちにくいため，漠然とした不安をもっていることが多い．不安なく治療に臨めるように，入院前から，クリニカルパス（**図7**）やパンフレット（**図8**）を使用し，患者の理解度を確認しながら効果的にオリエンテーションを行う．また，生活する場を実際に見学してもらい，入室中の過ごし方をイメージできるようにする．
- 看護師は患者のセルフケア能力やADL（activity of daily living，日常生活動作）をアセスメントし，必要となる看護援助を計画する．
- 患者は治療前から，ヨウ素を含む食事（海藻類，貝類，魚類，肉類の内臓部分など）の摂取を制限したり（**図9**），甲状腺ホルモン剤（レボチロキシンナトリウム水和物：チラーヂンS）やヨウ素を含む医薬品の使用を中止することが必要となる．これは，治療の前処置で

3 内用療法患者の看護

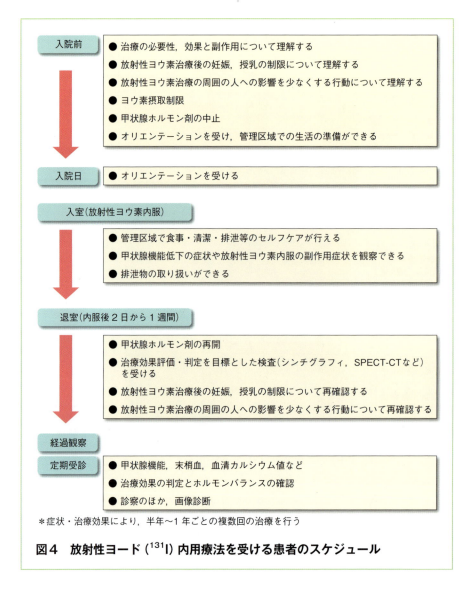

図4 放射性ヨード（^{131}I）内用療法を受ける患者のスケジュール

あり，より多くの放射性ヨウ素（^{131}I）を甲状腺がんに取り込ませ，高い治療効果をあげることを目的としている．

治療中の看護

- 甲状腺ホルモン剤の服用を一時的に休薬[※2]するため，甲状腺の機能低下症状（易疲労感，食欲不振，便秘，寒気，皮膚の乾燥，体重変動，うつ状態など，**図10**）が現れることがある．休薬による全身症状を観察し，症状が強い場合，症状をやわらげる治療を行う．
- 放射性ヨウ素内服後の副作用[※3]の対処方法と患者の被ばく線量の低減のための指導を行う．
  ・腫瘍に取り込まれなかった放射性ヨウ素の90％以上は尿中に排泄するため，水分摂取

※2　**甲状腺ホルモン剤の休薬なしの場合**　ヒトチロトロピン アルファ（タイロゲン）を使用した場合，甲状腺ホルモン剤の休薬をすることなく，RI検査や，転移のない患者へのアブレーションという条件で，放射性ヨード内用療法が可能となった．

第6章 セルフケアを重視した患者指導

表2 放射性ヨード内用療法を受ける患者へのオリエンテーション内容

食事	入院前から，スケジュールにそいヨウ素制限を開始する．管理区域入室中はディスポーザブル食器を使用する（図5）．残飯・食器は患者自身で後始末をする
清潔	汗などからも放射線が排出されるため，シャワーや清拭を行い，寝衣やベッド上のバスタオルなどを交換する
排泄	体内の放射性ヨウ素の排泄を促すため水分を多く摂取する．便所の水洗は2回流すこと，男性も便座に座り排尿をする（図6）
検温	自己検温，検脈を行う
内服	甲状腺ホルモン剤は治療のスケジュールにそい休薬する．入院後甲状腺ホルモン剤以外の定期内服は入室分のみを持ち込み継続する．退室基準を満たしたら甲状腺ホルモン剤を再開する
内服中の症状	甲状腺ホルモン剤の休薬による甲状腺機能低下の症状と，放射性ヨウ素内服による副作用を説明する．内服後の嘔吐に関する注意事項（内服後の吐物は袋に出し，汚染したときは医療者に知らせる）を説明する
持ち込み物	持ち込んだ物は放射線量が一定基準以下にならなければ持ち出せないため，必要最低限の持ち込みとする
行動範囲	管理区域の病室内を原則とし，入室中必要な物品は担当医療従事者が準備し渡す
面会	管理区域入室中の面会はできない．施設によっては電話を設置している
医療従事者の入室について	放射性ヨウ素を内服後数日間は，患者自身や排泄物に放射性ヨウ素が含まれるため管理区域内での治療となる．これにより，担当医療従事者の訪室回数や在室時間は最小限となり，訪室時は放射線防護を考慮した対応（防具着用，適切な距離の確保など）になる．患者には，これらのことをあらかじめ説明し，了承を得る．また，管理区域内の施設設備（陰圧，ドア・窓開閉不可など）についても説明する．管理区域内・病室内に設置している監視モニタやナースコールは，患者に必要性を説明し，了承を得た上で活用する

※施設の設備や環境により異なる

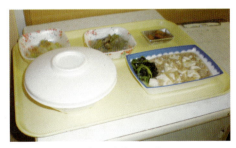

図5 ディスポーザブルの食器
管理区域に入室中はディスポーザブル食器を使用する．食器，割り箸や紙コップなど，使用したものは患者自身で廃棄してもらう．

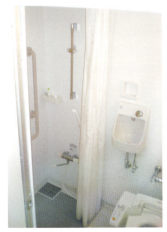

図6 非密封RI治療室のトイレ

※3 ¹³¹I内服後の副作用 ●放射線宿酔：倦怠感，食欲不振，悪心・嘔吐 ●唾液腺炎：腫脹，疼痛，味覚異常 ●頸部の腫張と疼痛 ●骨髄抑制，急性胃炎 ＊個人差がある

3 内用療法患者の看護

	入院まで	入院日		1日目	2日目	3日目～退院まで
月/日(曜日)		/( )		/( )	/( )	/( )～
		ヨード内服前	ヨード内服後			
食事	治療3週間前から退室までヨード制限が必要です		ヨード内服後、1時間たってから食事を召し上がって下さい	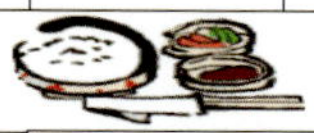		
行動範囲		制限はありません	病室内のみ	病室内のみ	退室許可が出たら制限はありません。（ただし、体からは放射線が出ているので、他の方と接するときは距離をとって下さい）	
清潔	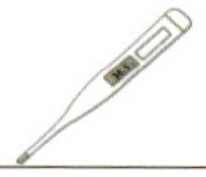	病衣に着替えてお待ち下さい	シャワー・更衣・ベッドのバスタオル交換を毎日行って下さい 退室前にもシャワーと更衣を行って下さい		シャワー・更衣・ベッドのバスタオル交換を適宜行って下さい	
検温		入院時		検温・検脈し紙に記入して下さい。食事量と排便回数も記入しておいて下さい		
検査	胸レントゲン 血液検査、心電図				退室許可がでたら、甲状腺シンチ撮影があります	
内服	治療3週間前から退室までチラージンは中止して下さい		12時頃ヨードカプセル内服	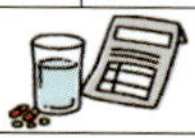		
排泄		ヨード内服前に排尿しておいて下さい	ヨード内服後2日目の朝までは蓄尿をして下さい 便は普通に流して下さい			
副作用			吐き気、食欲低下、倦怠感、唾液腺の炎症など個人差があります 症状にあわせて処置いたします			
その他		病室に持ち込む物、ロッカーに置いておく物、看護師が詰め所でお預かりする物を仕分けします			退室許可後も、病室内に持ち込んだ物は持って出られません 必要なものだけ、1日分ずつ病室に持ち込んで下さい	

※注：入院期間や検査日は現時点で予想されるものであり、変動がありますのでご注意下さい。

図7 放射性ヨード内用療法のクリニカルパスの例 ※施設の設備や環境により異なる

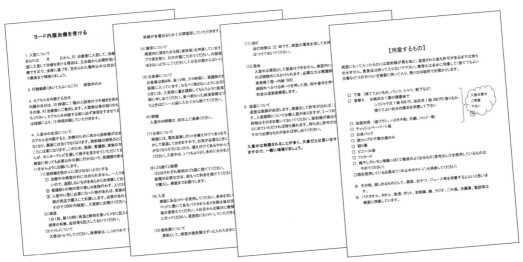

図8 オリエンテーション用パンフレットの例 ※施設の設備や環境により異なる

第6章 セルフケアを重視した患者指導

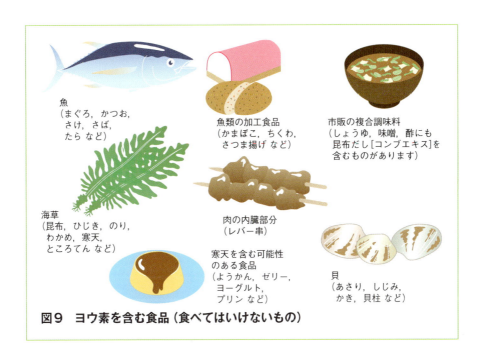

図9 ヨウ素を含む食品（食べてはいけないもの）

を促す.
- 唾液腺への放射性ヨウ素の貯留を防ぐため, 飴をなめる・梅干しなどの酸味のある食品などの摂取を促し, 唾液の分泌を促進させる.
- 放射性ヨウ素の胃内停滞を防ぐために, 悪心・嘔吐症状の出現と増強がなければ, カプセル内服後の最初の食事はなるべく摂取してもらう.
- 便からの排泄を促すため, 緩下薬を使用することがある.
- 患者は管理された環境により不安, 恐怖, 孤独感を抱いている場合があるため, 精神的援助を行う.
- 看護師は, 患者のニーズに的確に対応するため, 訪室時の声かけや傾聴などの親身な姿勢で接することが重要である.
- 医療従事者が見守っていることが伝わると, 安心感を患者に与えることができる. さらに, 専門的な知識・技術を有した医療従事者が統一して患者に対応することは, 患者の精神的負担を軽減することにつながる.
- 看護師は, 放射線やRIに関する正しい知識をもち, 放射線防護の原則に基づき（図11）, 落ち着いて患者に接し, 不安を抱かせないようにすることが大切である.

退室後の看護

- 患者は放射性ヨウ素内服2日〜1週間前後で体内残存量の測定を受け, 退室基準（1mの距離での1cm線量等量率が30μSv/h）[2]を超えていないことを確認した上で, 管理区域からの退室が許可される.
- 患者は退室許可が出たら, 甲状腺ホルモン剤を再開するが, 血中濃度が維持できるまで時間を要するため, 体調回復の実感がもちにくい. また, 治療終了後の効果判定により, 半年から1年ごとの複数回の治療を行う. 看護

3 内用療法患者の看護

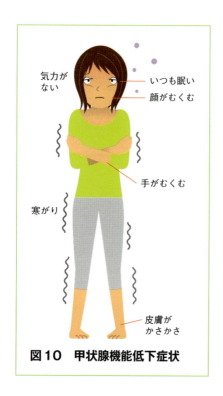

図10　甲状腺機能低下症状

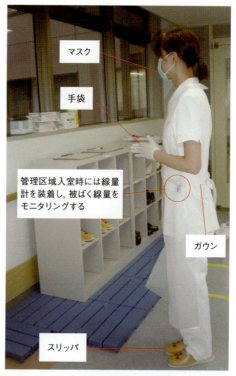

図11　非密封RI治療室に入室する前の準備

非密封RI治療室に入室する際は、専用のスリッパに履き替え、手袋・マスクを着用する．
当院では、吐物処理や点滴静脈内注射実施など、患者や患者の排泄物に直接触れる場合には、ばく露防止用ディスポーザブルガウンを着用する．

師は，患者の不安に思うことを確認し，安心して退院できるように支援する．

- 患者が内服した放射性ヨウ素から出る放射線は時間とともに減っていくが，退院後もしばらくは放射線を放出している．これによる患者自身や周囲の人への影響は，ある程度の期間，距離や時間に注意して生活することで対応できる．
- 医療従事者は患者・家族に，公衆の場で周囲の人への影響を少なくするための注意・工夫や，家族との接触や授乳に関する注意・指導を行う．
- 患者・家族に対する説明や指導は，「甲状腺がんの放射性ヨウ素内用療法に関するガイドライン（付）患者さんの治療管理のための手引き」[3]などの資料を参照にして行う．

引用・参考文献
1) 草間朋子編：看護実践に役立つ放射線の基礎知識―患者と自分をまもる15章．p.107，医学書院，2007．
2) 公益社団法人日本放射線腫瘍学会：放射線治療計画ガイドライン．金原出版，2012．
3) 日本核医学会分科会腫瘍・免疫核医学研究会，「放射性ヨード内用療法」委員会，「甲状腺RI治療」委員会編：甲状腺癌の放射性ヨード内用療法に関するガイドライン．改訂第5版 http://oncology.jsnm.org/files/pdf/thyroid-guideline-201408.pdf より2016年5月23日検索

4 小児患者の看護

Main Point

- 放射線治療を受ける小児の年齢や発達段階はさまざまである．看護師はその児がもっている能力を最大限に生かせるようなかかわりを行い，予定されたスケジュールを完遂できるように援助する．
- 小児の場合は，化学療法による骨髄抑制期でも放射線治療を並行するので，感染予防に十分に留意する．
- 患児にとって負担の大きい放射線治療を滞りなく終えるためには，心の準備が必要である．そのためにも腫瘍カンファレンスで早めに治療方針が決まると準備時間がもてることになるとともに，かかわるスタッフが共通の意識をもつことができる．

1 感染予防対策の実際

- 小児がんの放射線治療は，成人とは異なり必ず化学療法併用となっている．そのため，骨髄抑制期であっても放射線治療を行うことになる．
- 国立成育医療研究センター（以下当院）では，患児の発達段階をアセスメントした上で，患児と家族へ感染予防対策の必要性について説明し，主体的な取り組みができるようなかかわりを行っている．

身体の保清

- シャワーや清拭を実施し，乾燥に伴う皮膚の脆弱化を予防するために保湿をする．
- 放射線治療に関する有害事象の症状のみでなく，全身の皮膚の観察を行い，感染徴候の早期発見に努める．
- 下痢や便秘があれば，肛門周囲の観察とケアを行う．口腔ケアは年齢に合った方法で食後に行い，最低1回／日は口腔内の観察をして異常の早期発見に努める．

手洗い・うがい

- 手洗い・うがい（含嗽）の徹底を行う．
- ベッドから離れるときにはマスクを着用するように指導する．
- マスクの着用が苦手な乳児や幼児ならば練習を行い，マスク着用に慣れるようなかかわりを行う．

中心静脈カテーテルの管理

- 多くの患児は中心静脈カテーテルが挿入され

4　小児患者の看護

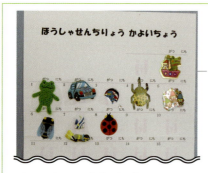
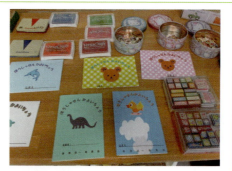

図1　シール台帳（ほうしゃせんちりょう かよいちょう）

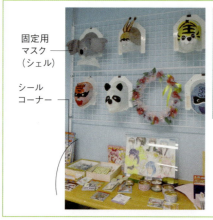
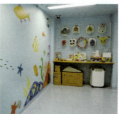

図2　患児の好きな装飾をしたマスク（シェル）とシールコーナーと入口

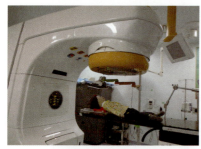

a.

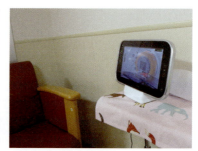

c.

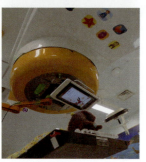

b.

図3　患児が意欲的に治療を受ける工夫

a.b. イラストが描かれた放射線治療機器．DVDプレーヤーの設置など，患児が治療に必要な体位を保つための工夫がほどこされている．
c. 家族は，放射線治療中の患児の様子をモニターを通じて見守ることができ，治療後の患児を，より深くフォローアップできる．

ている．1回/週の消毒を行い，中心静脈カテーテル挿入部の感染徴候の有無と，その周囲の皮膚の観察を行う．
- 中心静脈カテーテルの操作を行うときは清潔操作に留意する．

環境整備

- 埃を少なくするために，毎日ベッドサイドの水拭きを行う．
- 患児と家族にも協力を依頼し，荷物を少なくして片付けと清掃しやすい環境を整える．

人混みを避ける

- 放射線治療室への移送の際には，時間調整をしてなるべく人混みを避ける．

家族の感染予防対策の実施

- 家族にも手洗い・うがいの徹底，マスクの着用の必要性を説明する．
- 日々家族の体調を確認し，感冒症状や消化器症状があるときは患児との面会を控えるよう指導する．
- 患児に同胞がいる場合，流行性感染症患者との接触があった際には，すみやかに医療従事者へ報告するよう伝える．

食事指導

- 外出泊などにより病院外で食事を摂取する場合には，生肉，生魚，生卵などの生ものは摂取しないよう説明をする．

2 腫瘍カンファレンスの必要性

- 当院では腫瘍カンファレンス[※1]にて放射線治療時期を含めた治療方針が決定されるため，放射線治療開始の準備が行いやすい．
- 放射線治療は，家族と離れ大きな装置に囲まれて行わなければならず，さらに位置合わせから照射まで一定時間動かないことが要求されるなど，患児にとっては不安や恐怖が大きい．準備の時間が確保されていれば，医師・看護師・診療放射線技師・チャイルドライフスペシャリストなどの他職種が連携しながら，患児へプリパレーション（心の準備）を行うことができる．そうしたなかで患児の理解と協力を得ることができれば，2歳程度でも覚醒下の照射が可能である．
- 覚醒下での放射線治療後には頑張ったことをほめ，治療終了ごとにシールを台帳に貼ったり（図1），固定用マスクに患児の好きなキャラクターを描くなど（図2），児が意欲的に治療を受けられるような工夫（図3）で，患児のもつ能力を最大限に生かすことができる．
- そのため，放射線治療の決定には，腫瘍カンファレンスを行うことが重要である．

※1 腫瘍カンファレンス　血液腫瘍科，放射線科，病理科，関連外科系（脳神経外科，泌尿器科，形成外科，整形外科，耳鼻咽喉科など）の担当医師や，看護師，診療放射線技師などが集まって治療方針について検討を行う．

5

全身照射患者の看護

> **Main Point**
> - 全身照射は，造血幹細胞移植の前処置として行われ，患者の年齢層は小児から60歳前後まで幅広い．患者の発達段階や身体・心理・社会的な状況を理解して援助を行う必要がある．
> - 安全・確実な治療管理，感染予防，前処置に関連した全身照射に伴う急性期有害事象のモニタリングと対処を行う．

1 全身照射（TBI）とは

- 全身照射（TBI：total body irradiation）は急性・慢性の白血病，治療抵抗性の血液腫瘍性疾患に対して，化学療法と併用し，造血幹細胞移植の前処置として行われる．全身照射の役割は，ドナー細胞が生着するための免疫抑制，腫瘍細胞や発生学的障害をもった細胞群の根絶である．つまり免疫抑制効果と抗腫瘍効果の両方が望める．

メリット

- 全身照射は強力な免疫抑制作用と抗腫瘍効果をもつ．
- 治療効果が及ばない部位がなく，中枢神経領域など化学療法薬が到達しにくい部位などにも治療可能である
- 薬物と交叉耐性がない．

デメリット

- 縦隔などに多量の放射線を受けている場合には照射できない．
- 小児の成長障害が起こる可能性が高い．
- 設備の関係で全身照射を受けることができる患者に限界がある．

2 全身照射を受ける患者とは[※1]

- 全身照射の対象は，造血幹細胞移植を目前に控えた患者である．造血幹細胞移植とは，経静脈的に骨髄や血液幹細胞を注入し，造血機能と免疫機能とを再構築する治療である．
- この治療は，大量の抗がん薬や放射線治療等の前処置関連毒性による有害事象や移植後の免疫機能の再構築に伴い，移植片対宿主病（GVHD：graft versus host disease）・移植片対白血病（GVL：graft versus leukemia）・免疫回復の遅延など特有の現象

※1 第4章-1「白血病などに対する全身照射」を参照．

がみられ，身体的にも精神的にも非常に厳しい．
- 対象は，治療抵抗性白血病やハイリスク症例，なかには移植後再発の場合もある．いずれにしても，治療選択肢があまりないなかで，生命をかけた治療を受ける意思決定をした患者である．死の恐怖などの大きな不安を抱えながら，未知の治療に立ち向かい，乗り越えるためのサポートが必要となる．
- 放射線治療室の看護師がかかわるのは，長くて3日，1回数十分である．わずかな時間ではあるが，移植にかかわるスタッフとして，安全で安楽な治療のための役割は大きい．
- 近年，前処置の強度を弱めて正常臓器への影響を軽減したミニ移植も増えており，移植の前処置レジメンも多様化している．使用される化学療法薬の副作用を理解し，安全で，安楽な治療調整を行う必要がある．
- 対象患者は，小児から60歳以上まで幅広い年齢層にわたるため，患者の発達段階や身体・心理・社会的な状況を理解して援助を行う．

3 全身照射の流れ・手順

1) 放射線科医師の診察：全身照射について説明し，同意を得る．
2) シミュレーション・位置決め：実際の治療の前日～1週間前のあいだに実施する．
   - 所要時間は約1時間．
   - 体厚測定・X線写真の撮影を行う．
   - 身体にマーキングをすることもあるため，照射終了まで消さないように注意する．
3) 体厚補正，補償フィルターの作成

- 全身照射は，最も広範囲に照射される．体厚のばらつきを補正し線量分布を均一にするためと副作用低減のために，補償フィルターやボーラスを用いて全身の線量誤差を少なくする．

4) 実際の治療（移植の3日前～前日：前処置レジメンにより異なる）
   - 照射用ベッドに移り，身体の位置や姿勢を確認する．
   - 体位確認後は，照射が終わるまでは身体が動かせないことを伝え，20分以上保持できる楽な姿勢をとる．
   - 体位確認後，体厚を補正し線量分布を均一にするために身体の周りにゼリーやビーズなどが入ったパック（＝ボーラス）を置いたり，補償フィルターの位置を調整する．
   - 途中で，ベッドの向きを180°変え，体位のずれがないか確認し，再度照射を行う．

4 全身照射時の看護師の役割

- 照射の質の担保と患者の安全・安楽のために，施設の現状に応じて各科医師・看護師・診療放射線技師の連携が重要である．

安全・安楽な治療管理

オリエンテーション

- 放射線治療受診時，シミュレーションから治療終了までのスケジュールを説明する．
- 希望があれば，治療室や治療寝台の見学も考慮する．
- 線量分布を一定にするため，シミュレーション・治療中には以下の内容を医師・診療放射

線技師に確認し，統一することを患者に説明する．
- 服装は下着のみ，または同程度の厚さの衣類など．
- 散乱線予防のため，アクセサリーや金具のついた下着を外すこととその理由．
- マスクも針金を抜いたものを準備する．
- ボーラスによる圧迫感や痛み・苦痛がないか確認し，症状がある場合には診療放射線技師と一緒に調整する．

スケジュール調整
- 細胞の再生周期に合わせて2回/日，6時間以上の間隔をあけて照射する．照射時間の厳守が必要であることを，患者や病棟スタッフに説明し協力を得る．
- 悪心・嘔吐・頭痛を予防するために，制吐薬・ステロイドを照射時間に合わせて投与する．
- 前処置で使用される薬剤によっては，投与直後の発熱や痙攣のリスクがある．とくにシミュレーションは，施設の状況により，前日までに行われるため，投与レジメンと副作用を確認し，リスクの少ない時間に実施できるよう，血液内科医師や診療放射線技師と調整する．

安全管理
- CVラインは，清潔・確実に固定する．ラインはシンプルにする．
- 倦怠感や嘔吐・悪心がある場合には，転倒・転落に注意し，移動援助を行う．
- 照射中室内に1人でいることができるか確認する．
  - → 年齢・理解力・環境への不安・閉所恐怖症の有無など．
  - → BGMや動画の視聴の希望を確認する．
  - → 小児の場合，とくに好きな音楽を聴いたり動画を観たりすることで治療時間中，1人で過ごすことも可能になる．
- 照射中は，カメラを通して隣室から医師・看護師・診療放射線技師が見守っていることを伝える．
- 照射中，気分が悪くなったり，トイレへ行きたいなどあったら，1人で動かずナースコールを押したり合図を決めて伝えてもらう．
- 宿酔症状・悪心・嘔吐の症状があるときには，血液内科医師に薬剤投与が可能か事前に確認する．
- 対処方法について説明し，安心感を得てもらえるように接する．

再現性の保持
- シミュレーション時に，体位・所要時間を説明し，膝を曲げた（膝曲位）状態のまま仰臥位や側臥位で行われる場合は，体位保持が可能か確認する．
  - → 必要時，体位保持時の症状緩和のために，マットレスや低反発ウレタンなどを使用する．
  - → リラックスできるように，希望があれば好みのBGMなどを流す．

感染予防
- 照射日は，免疫機能がゼロに近い状態になっている．スタンダードプリコーションにそった感染予防管理を確実に行う．
- 医療従事者が感染源にならないように！
- 手洗い・マスク着用を順守．

- また治療寝台の定期的な清掃（埃を確実に取り除く）などを実施．
- ほかの患者との接触を最小限にするように時間調整・環境調整を行う．

前処置に関連した急性期有害事象のモニタリングと対処

- 発熱：治療直後から24時間に発症する．
- 耳下腺炎：治療後，12〜48時間ごろに発症し，24〜72時間持続する．
- 皮膚症状：照射直後から，色素沈着や全身性の発赤が生じることがある．保清・保湿に留意する．
- 悪心・嘔吐：照射中の嘔吐に伴う体動，誤嚥のリスクがある．前投薬時間や照射前に症状がないことを確認する．
- 口腔内乾燥：保湿薬を使用し，症状軽減をはかる．

引用・参考文献
1) 久米恵江ほか：がん放射線療法ケアガイド―病棟・外来・治療室で行うアセスメントと患者サポート．p.224-225, 中山書店, 2013.
2) 日本放射線腫瘍学会：放射線治療計画ガイドライン2012年版．p.274-275, 金原出版, 2012.
3) 河野文夫監, 日髙道弘ほか編：造血幹細胞移植の看護．改訂第2版, p.13-31, 南江堂, 2014.
4) 神田善伸：チーム医療で行う造血幹細胞移植プラクティカルガイド．p.63-71, 南江堂, 2011.
5) 神田善伸：造血幹細胞移植．p.50-55, 医薬ジャーナル社, 2009.
6) 日本造血細胞移植学会：造血細胞移植ガイドライン 一覧（非会員閲覧用）．
http://www.jshct.com/guideline/guidelines_nm.shtml より2016年6月6日閲覧

6 がんサバイバーとしての看護支援

Main Point

- がんサバイバーとは，がんと診断された人だけでなく，その家族や友人，介護者など，がんと診断されたことで影響を受ける周囲の人たちも含まれ，"がんと診断されたときから人生の最後まで，がんを乗り越え，がんとともに生きるすべての人"である．
- 放射線治療における看護師の役割は，有害事象を最小限におさえ，治療を完遂できるよう支援することであるが，単に治療完遂だけを目標にするのではなく，サバイバーシップの視点からの支援も忘れずに行っていく．

1 がんサバイバーシップとは

- がんサバイバーとは，"がんと診断されたときから人生の最後まで，がんを乗り越え，がんとともに生きるすべての人"であり，がんと診断された人だけでなく，その家族や友人，介護者など，がんと診断されたことで影響を受ける周囲の人たちも含まれる[1,2]．
- がんサバイバーシップとは，"がんを乗り越え，がんとともに生き抜く体験，プロセスそのもの"である．
- がん患者＝犠牲者，敗者といった偏見をなくし，がんと診断されてから何年生きることができるかという生存率にとらわれた生き方ではなく，がんとともにどう生きるか，どう生き抜くかといった生き方の転換が強く打ち出された概念である．
- がんサバイバーシップには，4つの時期がある[3]．
- 看護師は，がんサバイバーが**表1**のどの時期に置かれているのか理解し，がんサバイバーが直面しうる課題（**表2**）[4]にうまく対応できるように支援することが大切である．
- 2012年6月に発表されたがん対策推進基本計画では，全体目標に「がんになっても安心して暮らせる社会の構築」が加わり，重点事項として「働く世代や小児へのがん対策の充実」などが盛り込まれている．
- これを受けて2013年度からは，全国のがん診療連携拠点病院のがん相談支援センターに就労に関する専門家を配置する相談体制の整備やハローワークと連携した就職支援モデル事業が始まっている．
- また，2014年8月に発表されたがん患者・経験者の就労支援のあり方に関する検討会による『報告書（「らしく，働く」～仕事と治療の調和に向けて～）』は，がん患者・経験者・

第6章　セルフケアを重視した患者指導

表1　がんサバイバーシップの時期と看護師の役割

急性期の生存の時期 acute stage of survival	・診断された直後から初回の治療が完了するまでの時期 ・患者家族は，死亡率を意識して恐れと不安を感じ，全人的な苦悩を体験する 【看護支援】 診断後のケア，治療の意思決定支援，情報の提供，実存的な苦悩への支援（患者家族が悩んでいることを自ら認識できるようにかかわる），患者家族が自らの擁護者として一歩踏み出すことへの支援，医療従事者・カウンセラー・ソーシャルワーカーとの調整，患者サポートネットワークや教育プログラムなどの紹介，副作用や症状の管理・緩和　など
延長された生存の時期 extended stage of survival	・病気が治療に反応して一区切りした時点から，維持療法中の患者も含め，延長された生存の時期 ・外来受診の間隔が延びるため，医療従事者からのサポートを受ける機会が少なくなる ・治療による身体的，情動的な後遺症や限界，ボディイメージなどの変化を体験したり，仕事に復帰する際に，周囲の無理解や差別待遇に出遭ったりすることもある ・治療が終わってとホッとする一方で，将来への心配に揺れ動き，がんから解放されたという感覚が得にくい 【看護支援】 こだわっていた"病気になる前の自分らしさ"を手放し，治療によって変化した"新しい自分らしさ"を認められるようになることへの支援　など
長期的に安定した生存の時期 permanent stage of survival	・普通の生活を取り戻し，がんのことをあまり考えなくなる時期 ・サポートをほとんど必要としない状況であるが，一方では初期治療の後遺症に関する問題が生じている 【看護支援】 がん細胞を増殖させない生活調整とセルフケア支援，この時期に生じる合併症や二次性がん，性・生殖の問題などへの支援　など
終末期の生存の時期 final stage of survival：dying	・死にゆくこと ・死の直前までがんとともに"生きる"過程であり，身体的な機能は失われても，その人であることは失われない 【看護支援】 患者家族が自分たちの人生に意味を見い出す支援，最後を過ごす場所の選択への支援，患者家族が最後の時間をどのように過ごすかへの支援　など

（近藤まゆみ，嶺岸秀子編著：がんサバイバーシップ―がんとともに生きる人びとへの看護ケア．p.2-12，医歯薬出版，2006を抜粋して引用）

医療機関・企業といったそれぞれの立場における今後の取り組みについて具体的にまとめられているので参照されたい．
● 放射線治療における看護師の役割は，有害事象を最小限におさえ，治療を完遂できるよう支援することである．しかし，単に治療完遂だけを目標に支援するのではなく，サバイバーシップの視点からの支援も忘れずに行っていく必要がある．

表2　長期生存者が抱える問題・課題

- がんになったことによる心理面への影響（再発・転移の不安）
- がんによる症状や治療の副作用/後遺症の影響（リンパ浮腫，性機能障害）
- 経済的問題
- 就労の問題
- 結婚や妊娠に関する問題
- 複数のがん罹患経験や，がん以外の併存疾患のマネジメント
- 小児がんサバイバーの抱える課題

（小澤桂子：長期生存が可能となって出現した新たな課題．臨牀看護 37（7）：p.947-953，2011をもとに作成）

引用・参考文献
1) National Coaltion for Cancer Survivorship
http://www.canceradvocacy.org より2016年5月12日検索
2) CDC
http://www.cdc.gov より2016年5月12日検索
3) 近藤まゆみ，嶺岸秀子編著：がんサバイバーシップ―がんとともに生きる人びとへの看護ケア．p.2-12，医歯薬出版，2006．
4) 小澤桂子：長期生存が可能となって出現した新たな課題．臨牀看護 37（7）：p.947-953，2011．

column

がんサバイバーとしての就労問題における課題

　放射線治療と就労継続のあいだには重要な関係がある．

　厚生労働省から発表された資料（2014年）によれば仕事をしながら，がん治療の通院をしている人は，約32万人いると推測されている．働く企業の規模をみると1,000人以上が28％と最も多く，1～29人（26％），100～499人（19％），30～99人（16％），500～999人（6％）という順になっており，あらゆる職場にがん患者が存在していることがわかる．

　2011年12月に実施したがん経験者の就労状況調査では，2人に1人の方が，罹患後に依願退職や解雇など，就労継続に影響を受けていることがわかった（図1）．とくに，従業員数が100名以下のいわゆる中小企業に勤務される方は，公的な休職制度以外に企業独自の私傷病休暇制度が少ないこと，非正規雇用が多いことなども影響し，勤務先が変化した人は大企業の約4割に対し，中小企業では約6割と大きな影響を及ぼしている．

　一般的な放射線治療は通常数十回に分けて照射を行う．照射時間は短くても，通院に伴う時間などを合計すると毎回2～3時間程度は必要だ．たとえば，25回照射の場合，毎回2時間が25回で合計50時間となる．これは，ほぼ7日分の有給休暇に相当する．

　治療を有給休暇で対応していく患者も多く，放射線治療に費やすこの7日間を捻出することはなかなか困難で，結果として欠勤で対処するしかなくなる．しかしながら度重なる欠勤は評価査定や解雇理由にもつながってしまい，患者はまず最初の壁に直面する．

　欠勤分の減給を補う公的な手段としては傷病手当金制度がある．患者にとってはたいへんありがたいものだが，企業は本人が休職しているあいだも社会保障などの税金を負担し続けなければならず，とくに中小企業においては負担になってくる．また同僚の仕事量は増加し，疲れや不満もたまってくる．そのため復職に際しては，周囲や企業の理解や協力がないと「会社に迷惑をかけた」という本人の申し訳ない気持ちも重なり，職場での居づらさが心理的な負担として患者にのしかかってくる．

　これらの問題解決に向けては，企業側も1時間単位で取得できる有給休暇制度や，勤務年数に応じた私傷病休暇制度の用意など柔軟な就業規則の整備が必要であり，行政も企業の頑張りを後押しすることが大切だ．そして，放射線治療においては，エビデンスに基づいた放射線治療期間の短縮化や，夕方・夜間の放射線外来の開設などの対応が強く望まれる（図2）．

　がん治療の進歩に伴い，がん診断後の生の充実が望まれるようになってきた．治療で仕事を失うことのないよう，がん治療に対する理解・普及と併せ，それぞれの立場においてできる対応を検討していきたい．

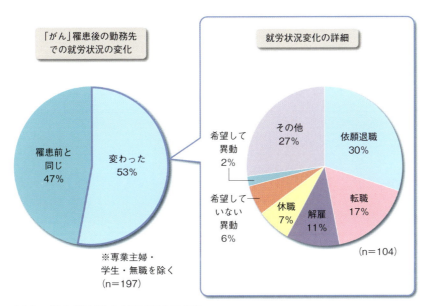

図1　がん罹患後の就労状況の変化

(出典：キャンサーソリューションズ（株），協力：アメリカンファミリー生命保険)

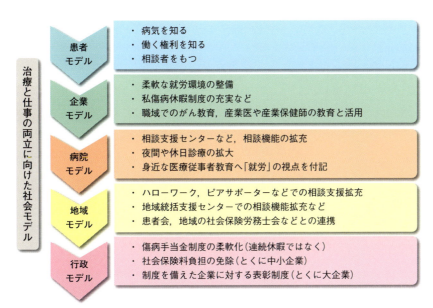

図2　治療と仕事の両立に向けた社会モデル

第7章

治療に伴う
有害事象へのケア

有害事象の看護の概論

Main Point

- 放射線治療は局所治療のため,有害事象は放射線が照射された部位にのみ現れる.
- 治療計画画像から,照射される臓器と照射線量を把握することで,有害事象の出現時期と症状が予測できる.
- 患者自身が,有害事象のケアに主体的に取り組むことで有害事象の悪化を予防し,治療の完遂につながる.

1 放射線治療に伴う有害事象とは

- 放射線が照射された細胞や組織は,10^{-6}〜10^{-3}秒という短い間にDNAの損傷を受ける.その後,DNAの修復・損傷の固定などの過程を経て,修復されない細胞は死滅するか,完全に修復されないまま生存し,数十年後にがん化するなど,放射線の影響は長期間に及ぶ.
- 放射線治療は,基本的に細胞の細胞死に起因しているため,放射線が照射された部位のみに副作用症状が出現する.この放射線治療に伴う正常組織のダメージを総称して有害事象という.
- 有害事象は,時間経過で分けると,治療中から治療終了後3か月以内に起こり治療終了後改善する急性期有害事象と,治療終了後一定の期間をおいて出現する晩期有害事象に分けることができる(表1).
- 急性期有害事象は放射線治療を中断,終了すると改善するが,晩期有害事象はいったん出現すると改善が困難である.そのため患者のQOL(quality of life,生活の質)に大きく影響することがあり,発生させないことが重要である.
- 治療に伴う有害事象は,組織の放射線に対する感受性によって異なる.組織の放射線に対する感受性は3つに分けられる(表2).
- 最も放射線感受性の高い組織は,常に細胞分裂を繰り返し,死滅して脱落する細胞と同数の細胞が常に新しく産生されている組織であることから,恒常的細胞再生系の細胞とよばれる.この高い感受性をもつ組織は,皮膚,腸上皮,骨髄,精巣,リンパ組織である.

2 急性期有害事象

- 局所性の有害事象は,粘膜,皮膚,骨髄,生

表1　放射線治療に伴う有害事象

	急性期有害事象	晩期有害事象
発生時期	治療中から治療終了後3か月以内	治療終了後2～4か月以降（定義なし）
原因	原因不明 幹細胞の減少	組織の繊維化・血行障害
発生臓器	全身性 再生系組織・臓器	照射された組織・臓器
症状	放射線宿酔 機能障害	機能障害 二次がん
症状の改善	回復する	回復困難

殖腺など，常に新しい細胞に入れかわる細胞再生系組織や臓器に起こる．細胞分裂の盛んな組織ほど放射線感受性が高く，皮膚では基底細胞，小腸では腺窩細胞など細胞のもとになる幹細胞から死滅していく．組織は，幹細胞から新たに細胞が作られ絶えず補給されることで保っているが，幹細胞が死滅することで，新しい細胞が補給されないため，放射線が照射されて一定期間が経過すると組織の障害が出現する．そのため，照射開始後症状の発現までに一定の潜伏期があり，遅れて症状が発現する．

- 全身性の有害事象は，照射部位と関係なく照射後2～3時間後に出現する悪心や嘔吐，広範囲の照射後に出現する全身倦怠感や眠気などがあり，放射線宿酔といわれる船酔いに似た症状が起こる場合がある．これらの症状は，放射線によって誘発されるサイトカインによるものと考えられている．

表2　組織の放射線感受性

A. 恒常的細胞再生系
（Vegetative or Differentiating intermitotic cells）
常に分裂をくり返し，新しく産生された細胞と同数の細胞が脱落している組織：皮膚，腸上皮，骨髄，精巣

B. 血管・結合織
（Connective tissue cells）

C. 緊急的細胞再生系
（Reverting postmitotic cells）
通常は分裂を停止しているが，障害を受けると分裂増殖して再生する組織：肝，腎上皮，唾液腺，甲状腺上皮

D. 非細胞再生系
（Fixed postmitotic cells）
分裂を停止し，障害を受けても再生しない組織：筋肉，脳，脊髄

（三橋紀夫：放射線治療の有害事象．がん放射線療法2010［大西　洋，唐澤久美子ほか編］，p.95，篠原出版新社，2010）

3　晩期有害事象

- 初期の血管透過性亢進は時間の経過とともに改善されるが，とくに1回の照射線量が大きい場合は，照射された組織に一定の潜伏期（2～4か月後）を経て，再び血管透過性亢進が

1 有害事象の看護の概論

起こり，線維素の析出，血管内膜の肥厚が出現する．この現象により放射線肺炎，一過性皮下浮腫などが出現する．組織の線維化や血管障害は6か月以降に出現し，機能障害が起こる．

- 照射後一定の期間を経て，照射部位に新たに発生する悪性腫瘍で，病理組織像が照射したがんとは異なっているものを二次がんという．白血病は比較的早い段階で発生するが，固形がんは15～20年という長い潜伏期間を経て発生する．二次がん発生のリスクは5年生存例で1％程度である．

4 看護ケアに活かす治療計画の見方

- 放射線治療は局所治療のため，基本的には放射線を受けた範囲のみに作用し，有害事象が出現する．
- 放射線治療に携わる看護師は，有害事象が出現する可能性のある部位とその時期，そしてどのような症状が出現するかを治療計画から予測し，患者のケアを行うことが重要である．患者とともに照射範囲を確認し，患者自身が主体的セルフケアに取り組むことができるように支援することが有害事象の軽減や悪化の予防につながる．
- 治療計画は，患者個々の処方箋であり化学療法でいうレジメンと同様である．治療計画からは使用する線種，エネルギー，総線量，1回線量，照射回数，照射門数，固定具使用の有無などがわかる．
- 線量分布図からどの部位にどの程度の線量が照射されるかを読み取ることで，有害事象のリスクアセスメントを行い，ケアに活かすことができる．

下咽頭がんの術後照射の治療計画・線量分布図から有害事象を予測（図1）

- 治療計画では，6MV（メガボルト）のX線を使用し，強度変調回転放射線治療（VMAT：volumetric-modulated arc therapy）で両頸部に照射．6MVのエネルギーで総線量が66Gy（グレイ）のため皮膚炎のリスクは中等度と予測されるが，頸部から胸部までの固定具（図2）を使用し，皮膚表面に近いところにエネルギーのピークがくるため，両頸部の皮膚炎が必ず出現することが予測できる．さらに併用薬剤の影響で皮膚炎が早く，強く出現する可能性がある．
- 線量分布図から腫瘍床に対しては，66Gy処方の95％（紺色のライン），予防照射領域に対しては60Gy処方の95％（ピンク色のライン）でカバーされている．舌根には60Gy，口腔内には40Gy程度照射されることが読み取れる（図1）．
- 線量体積ヒストグラム（DVH：dose volume histogram）から耳下腺への平均照射線量26Gy，下顎への最大線量は52Gyであることがわかる（図3）．
- この線量分布図とDVHから予測できる有害事象は，両頸部の皮膚炎，口腔粘膜炎（後方優位），咽頭粘膜炎，耳下腺への照射による唾液分泌減少から起こる口腔乾燥である．さらに唾液分泌減少と味蕾細胞への照射による味覚障害が考えられる．
- 有害事象の出現時期は，1回線量が2Gyであるため粘膜炎や唾液分泌減少は1週目後半から2週目頃，皮膚炎は2～3週目頃からと予

治療計画

- 使用線種　　：X線
- エネルギー　：6MV
- 総線量　　　：66Gy
- 1回線量　　：2Gy
- 照射回数　　：33回
- 照射方法　　：VMAT（強度変調回転放射線治療）
- 固定具　　　：頸部から胸部まで2.4mm厚のシェル使用
- 化学療法併用：セツキシマブ

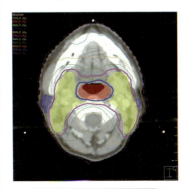
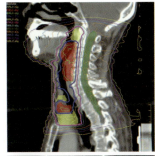
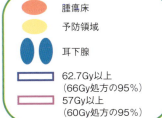
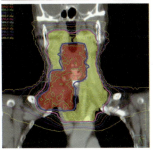

凡例：
- 腫瘍床
- 予防領域
- 耳下腺
- 62.7Gy以上（66Gy処方の95％）
- 57Gy以上（60Gy処方の95％）

図1　下咽頭がんの術後照射の治療計画・線量分布図

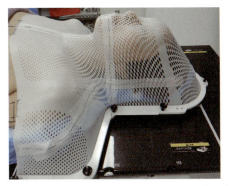

図2　体位保持のための固定具（シェル）の例

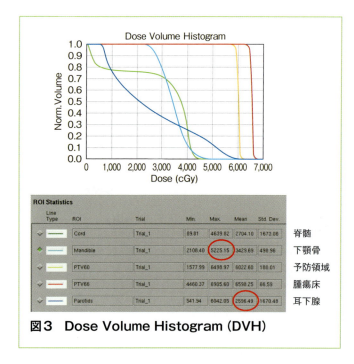

図3 Dose Volume Histogram (DVH)

表3 頭頸部領域のリスク臓器と耐容線量の基準

リスク臓器	線量
全脳	50Gy 以下
全脳幹	54Gy 以下
脊髄	45〜50Gy
視神経	54Gy 以下
視交叉	50〜54Gy
網膜	45Gy
水晶体	10Gy
耳下腺	平均26Gy
顎関節	70Gy 以下
下顎	60〜70Gy 以下

（日本放射線腫瘍学会編：放射線治療計画ガイドライン. p.88, 金原出版, 2012を参考に筆者作成）

測される．

- 下顎への最大線量から晩期有害事象である下顎骨壊死のリスクは低いと考えられる．しかし，口腔内の衛生状況によっては下顎骨壊死が発生する可能性もあり，患者のセルフケア支援の際にこれらの知識をもっておくことが必要である．
- 顎関節に照射されると，筋肉結合組織が硬くなり開口障害が起こる場合があり，症状の観察と症状出現時の対応についてあらかじめ説明をしておくことも必要である．
- 正常組織の耐容線量は，組織や臓器により異なる．頭頸部領域のリスク臓器について基準が示されている（**表3**）．
- 患者にとって苦痛な症状といわれる味覚障害と口腔乾燥に対して，口腔ケアの継続と食事内容の工夫が必要になる．これらの症状とその持続期間を理解した上でセルフケア支援を行うことが，放射線治療に携わる看護師の役割である．
- インプラントや冠歯によるアーチファクトがある場合は，正確な線量計算ができない場合がある．インプラントや冠歯の存在によってHot Spot になる部分ができ，思わぬ有害事象が出現する可能性がある（**図4**）．これらの情報があるときは，意識的にインプラントや冠歯周囲の粘膜の観察を行う必要がある．
- 治療計画における，線量分布図やDVHなどから起こりうる急性期，晩期の有害事象を予測し，ケアの介入時期および内容に反映させることが大切である．

5 放射線治療計画カンファレンスにおける看護師の役割

- 放射線治療は，患者に最適な治療を提供する

第7章 治療に伴う有害事象へのケア

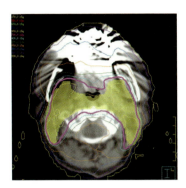

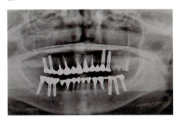

図4 アーチファクトあり
a. 冠歯やインプラントの存在によって，CT画像はこのようにアーチファクトが出現する．
b. この事例は，上下奥歯にインプラント治療がされていた．

ために放射線腫瘍医，診療放射線技師，医学物理士，看護師など多くの職種がかかわる．そのため，放射線治療計画カンファレンス（図5）などで情報の共有を行うこと，治療計画から有害事象を予測し，ケアに活かすことが大切である．
- 治療計画の意図や再現性確保のための体内の状況（排便や蓄尿）や姿勢が保持できるように症状（咳嗽や悪心・嘔吐，疼痛など）コントロールについて，そして予測される有害事象とそのケアについて話し合い，それらの情報から効果的なセルフケア支援につなげることが看護師の役割である．

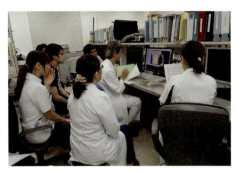

図5 放射線治療計画カンファレンス
カンファレンスでは，治療計画の意図の共有，有害事象の予測，多職種間での情報共有が行われる．

晩期有害事象に伴うQOLへの影響

- 放射線治療が一通り完遂し，急性期有害事象が改善されると，患者は本格的に社会復帰をするが，治療後数年にわたり出現する可能性のある晩期有害事象について，治療終了時に必ず情報提供を行う．
- 晩期有害事象は，1度出現すると回復が難しく，QOLの低下につながりかねない．症状と対処方法，そして受診方法について説明を行うことが，症状の早期発見と受診行動につながる．
- 治療終了後も患者がつらい症状や困難に感じていることについて，相談できる環境を整えることが必要である．

引用・参考文献
1) 大西 洋，唐澤久美子ほか編：がん・放射線療法2010. p.93-97，篠原出版新社，2010.
2) 久米恵江ほか：がん放射線療法ケアガイド—病棟・外来・治療室で行うアセスメントと患者サポート．新訂版，中山書店，2013.
3) 日本放射線腫瘍学会編：放射線治療計画ガイドライン．p.88，金原出版，2012.

皮膚症状：放射線皮膚炎のケア

> **Main Point**
> - 放射線治療技術の進歩とともに重度の皮膚炎の発生は減少傾向である．しかし，放射線治療中・後は脆弱な皮膚になるため，予防的スキンケアを熟知して皮膚炎を最小限にできるケアを提供する．
> - 放射線皮膚炎を発症した場合は，皮膚炎の程度を評価し，創傷管理とともに皮膚炎周囲のスキンケアも行う．

1 予防・治療的スキンケアの必要性

- 皮膚は角質と皮脂，汗によって酸外套（acid mantle）とよばれる皮脂膜を形成し，皮膚のバリア機能を有している．
- このバリア機能によって皮膚はpH5〜5.5の弱酸性に維持され，排泄物や石けんなどの化学的刺激からの防御，過剰な水分の吸収や喪失の防止などを調整している．
- 放射線治療を受けると，細胞分裂や細胞増殖能を喪失させる作用によってがん細胞だけでなく，細胞分裂や再生能力が盛んな皮膚にも影響がおよぶ．
- とくに，前述したバリア機能のもととなる基底細胞，皮脂腺，汗腺が影響を受けるため，皮膚の乾燥や炎症などを起こす．
- 皮膚障害は患者にとって身体的にも精神的にも苦痛となるため，皮膚への有害事象を最小限にするための予防的あるいは治療的スキンケアが必要となる．

2 放射線皮膚炎の分類

- 放射線皮膚炎は発症時期から急性放射線皮膚炎，晩期放射線皮膚炎に分類される（**表1**）．

3 放射線治療を受ける患者の予防的スキンケア

- 海外では10年以上前から放射線皮膚炎の予防ケアが積極的に行われており，Mommらは，予防的スキンケアを行うことによって皮膚炎の発生率やその程度の重症化を予防できることを明らかにしている[1]．筆者の経験においても，放射線治療開始前から終了後にわたって予防的スキンケアを導入することによって，皮膚炎の重症化を防ぐことができている（**図1**）．

皮膚炎発症のリスクの評価

- 放射線治療の目的や種類，照射部位，照射野，照射期間や照射線量，皮膚の線量を高める因子（**表2**）[2]，衣類などの機械的刺激の有無，日常のスキンケア方法，セルフケア能力などをもとに評価する．

予防的スキンケアの実際

①弱酸性洗浄剤を使用する

- 弱酸性洗浄剤は，洗浄力はアルカリ洗浄剤に比べて低いが，脱脂力が低く低刺激性であるため，放射線治療を受けている患者に適している．
- なかでも，排泄物除去用弱酸性洗浄剤や清浄剤は，pH5.2〜5.5で，洗い流さなくてもよい界面活性剤が用いられているので，皮膚への刺激も低い（**図2**）．
- 脱脂力が高いベビー石けんや薬用石けん，固形石けんなどはアルカリ刺激が高いため，使用は好ましくない．

②皮膚をこすらない

- 皮膚をこすると，角質が損傷を受け，角質水分量や皮脂量を喪失するため，こすらず，洗浄剤をよく泡立て，泡を皮膚に塗るようにして洗う（排泄物除去用弱酸性洗浄剤は泡立て不要）．
- 爪を必ず切っておくよう患者に事前説明する．
- 放射線照射野のマーキングが消えないよう，患者に皮膚の洗浄方法を説明しておく．

③洗浄剤成分は十分に洗い流す

- 界面活性剤が皮膚に残留すると角質水分量や

表1　急性放射線皮膚炎と晩期放射線皮膚炎の症状と特徴

分類	症状
急性放射線皮膚炎 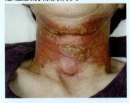	・皮膚の菲薄化が起こったり，皮脂腺や汗腺が障害を受けることによって皮膚が乾燥する．また，毛嚢が障害されることによって脱毛も起こる ・微小血管も放射線の影響を受けやすいため，血管内皮細胞の崩壊と血管透過性の亢進を認めて，浮腫と炎症が起き，発赤やびらん，疼痛が起こる ・症状は10Gy程度で皮膚の乾燥が，20Gy程度で発赤などが出現し始めるが，放射線の線種や照射線量，照射方法，照射部位などによって，その程度は異なる
晩期放射線皮膚炎 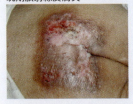	・晩期放射線皮膚炎はまれな有害事象であるが治療開始3か月から数年にわたって出現する可能性がある ・細胞のDNAの損傷のため，細胞が回復できず，上皮細胞や角質層の減少，消失を認め，皮膚の乾燥，色素沈着，色素脱失，萎縮，潰瘍，皮下硬結などを認める ・細胞死や機能低下がおこり，いったん症状が出現すると難治性となる

2 皮膚症状：放射線皮膚炎のケア

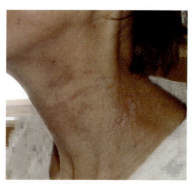

図1 予防的スキンケアによる急性放射線皮膚炎予防の効果

頭頸部がんによって動注化学放射線療法6クール（総照射量60Gy，2門対向照射）を受けた患者の照射終了日の皮膚の状態．予防的スキンケアを実施した結果，色素沈着，皮膚の乾燥をみとめるものの，皮膚の損傷や掻痒感はみとめない．終了後も予防的スキンケアを継続．

表2　皮膚の線量を高める因子

①放射線治療方法と照射量
　・放射線治療と化学療法との併用
　・総線量・1回線量が多い場合
　・接線照射，照射門数が少ない場合
②部位
　・皮膚が薄い部位：前頸部・陰部
　・しわや凹凸がある，こすれやすい部位：肘関節・腋窩・頸部・臀部・陰部
③皮膚のコンディション
　・皮膚の乾燥
　・ボーラス効果：湿布やガーゼの貼付，軟膏塗布など
　・金属類を含む軟膏やドレッシング材の使用
④体型
　・肥満患者や腹部や骨盤部に厚みがある患者
　・乳房の接線照射で乳房が大きい患者や変形がある患者
⑤コントロール不良の糖尿病患者

（橋口周子：［治療中］看護ケア 治療中の患者さんに対する観察のポイントを教えてください．放射線治療を受けるがん患者の看護ケア―看護の力でQOLを向上させる！［菱川良夫監，藤本美生編］．日本看護協会出版会，p.108-111, 2008をもとに作成）

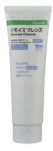 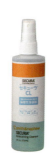

〔提供：アルケア（株）〕　〔提供：スミス・アンド・ネフュー（株）〕

図2　拭き取りのみでもよい清浄剤と弱酸性洗浄剤

皮脂量も低下し，皮膚の乾燥を進行させる．そのため，洗浄剤は微温湯で十分に洗い流す必要がある．

- 温湯はぬるめにし，熱い湯の使用は避ける．また，シャワーの圧力を強くせず，流れ落ちる程度の圧力で洗い流すようにする．
- 十分な温湯で洗い流せないような場合は，拭き取りのみでもよい排泄物除去用弱酸性洗浄剤を使用するとよい．

④水分を拭き取る

- 皮膚洗浄後の水分はキメの細かいタオルで軽くおさえるように拭き取り，こすらない．

⑤保湿剤を塗布する

- 保湿剤には油脂成分によって表皮からの水分の蒸発を抑制し，角質水分量を増加させるエモリエント（emollient：軟化）効果のものと，それに，外用剤に含まれる成分自身が水と結合して蒸発を防ぐことによって，蒸散を抑制するモイスチャー（moisturizer：保湿）効果が加わったものとがある[3]．
- 入浴後やローション塗布など水分補給した後に保湿剤を使用すると，水分の蒸散を防ぐことができるので，効果的である．
- ただし，伸びが悪いと感じるような製品を使用すると，塗布する際に皮膚をこすってしまう危険性があるので，できるだけ伸びのよい製品を選択する．
- ヒアルロン酸などの分子の大きいものが含まれているクリームやローションなどは皮膚に

浸透しにくく，皮膚表面に残留してしまうこともあるため注意が必要である．
- また亜鉛や銀などの金属成分が含まれているものは，散乱線によって有害事象を増強させる危険性があるので使用しない．
- 保湿剤の成分が治療に影響しないことを放射線科医に確認してから使用し，必要に応じて照射前に保湿剤を洗い流す．

⑥日常生活上の機械的刺激，化学的刺激などを回避する
- 日常生活上の注意点を**表3**に示す．

4 放射線皮膚炎がある患者への治療的スキンケア

情報収集

- 皮膚障害の発生部位，炎症兆候の有無（発赤，腫脹，疼痛，熱感），滲出液量や性状，創の深さ，肉芽組織量，壊死組織量や性状など皮膚炎の状態，皮膚の観察は前面の照射野だけでなく，ビームが抜ける照射野背面も行う．

皮膚炎の程度の評価

- 皮膚炎の評価として，米国国立がん研究所が作成した有害事象共通用語規準であるCTCAE（Common Terminology Criteria for Adverse Events）v4.0日本語訳JCOG版がある[4]（**表4**）．これを用いることで皮膚炎の程度を共通認識することができる．

スキンケアの実際

①急性皮膚炎周囲のスキンケアを行う
- 前述した予防的スキンケアを実施する．

②創傷管理を行う
放射線治療期間中の創傷管理
- 放射線治療中は，放射線科医や主治医に創傷管理に用いる薬物や創傷被覆材を必ず確認する．

表3 その他の照射部位別の日常生活上の注意事項

照射部位	日常生活上の注意事項
胸腹部	・化学繊維の下着は掻痒感につながり，皮膚の損傷につながる危険性もあるため，綿の素材でゆったりとしたものを選択する
頭頸部	・照射部位を締めつけるような衣類（のりのきいたワイシャツなど）や着脱時に皮膚に摩擦刺激が加わるような衣類（タートルネックなど）は避ける．前にボタンがある上着を着用する ・男性の場合は，髭剃りの際に皮膚を損傷させないよう注意する．髭を剃る場合には皮膚の角質損傷を予防するために，電気シェーバーを使用するのが望ましい．剃刀やT字剃刀は表皮損傷をきたすため，好ましくない ・女性の場合は，化粧品の中には製品に金属類やヒアルロン酸などの分子量の大きい成分を含んでいるものもあるため，放射線照射中の化粧品の使用について医師に確認してから使用する．これらを塗布する場合にも，こすらないよう注意する
頭部	・洗髪時に爪を立てて洗ったり，ドライヤーで熱風を使用したりしないようにする
下部消化管	・ストーマ造設している場合は，装具を毎日剥がす必要はなく剥離刺激を緩和するためにも，長期に貼付できるものを使用するほうがよい ・油分の多い保湿剤をストーマ周囲に塗布すると，装具の密着が妨げられ排泄物が漏れてしまう危険性があるため，ストーマ周囲の皮膚への塗布は保湿ローション程度とし，油分を拭き取ってから装具を貼付する

2 皮膚症状：放射線皮膚炎のケア

表4　CTCAE v4.0　日本語訳JCOG版　放射線照射リコール反応（皮膚科的）

	Grade1	Grade2	Grade3	Grade4
皮膚の状態	わずかな紅斑や乾性落屑	中等度から高度の紅斑；まだらな湿性落屑，ただしほとんどが皺や襞に限局している；中等度の浮腫	皺や襞以外の部位の湿性落屑；軽度の外傷や擦過により出血する	生命を脅かす；皮膚全層の壊死や潰瘍；病変部より自然に出血する；皮膚移植を要する

（日本臨床腫瘍研究グループ　http://www.jcog.jp/より転載一部改変）

- 金属類を含む酸化亜鉛（亜鉛華軟膏®）やスルファジアジン銀（ゲーベンクリーム®）などの軟膏やドレッシング材は散乱線が生じるため，皮膚炎を悪化させる危険がある．また，軟膏を厚く塗布すると皮膚表面の照射線量が多くなり，皮膚炎の発生リスクが高くなる．
- 必要に応じて，照射前に軟膏やドレッシング材を除去してから照射を受けるようにする．
- 毎日，ドレッシング材を剥離しなければならない状況下では，周囲皮膚の損傷の危険や創傷治癒の効果を期待することは困難であることから，創による痛みや掻痒感による苦痛を感じない，創が乾燥しないことを目標に，処置を行う．
- 使用する粘着テープやドレッシング材は皮膚の損傷を最小限に抑えることができるジェルやシリコン系粘着剤のものが望ましい（**表5**）．

放射線治療終了後の創傷管理

- 放射線治療終了後は，皮膚炎の治癒を目標に積極的に創傷治療を行う．
- 急性放射線皮膚炎は放射線治療終了後，適切なケアで次第に症状は軽減し，多くは1か月前後で治癒する．
- 急性放射線皮膚炎で使用するドレッシング材や軟膏の適否は褥瘡などの他の創傷管理方法[5]と同様である．
- 放射線治療中と同様に，粘着テープやドレッシング材による皮膚への剥離刺激もできるだけ避けられるように考慮する．

引用・参考文献

1) Momm F, et al：Moist skin care can diminish acute radiation-induced skin toxicity, Strahlenther Onkol 179 (10)：708-712, 2003.
2) 橋口周子：[治療中] 看護ケア 治療中の患者さんに対する観察のポイントを教えてください．放射線治療を受けるがん患者の看護ケア―看護の力でQOLを向上させる！（菱川良夫監，藤本美保編），日本看護協会出版会，p.108-111, 2008.
3) 堀川達弥：皮膚のうるおいを保つ方策―健康な皮膚を維持するために．保湿剤の使い方，日本皮膚科学会雑誌 109 (6)：916, 1999.
4) 日本臨床腫瘍研究グループ
http://www.jcog.jp/ より2016年7月8日検索
5) 田中秀子監：すぐに活かせる！最新 創傷ケア用品の上手な選び方・使い方．第3版，日本看護協会出版会，2015.

表5 皮膚への剥離刺激をやわらげられる代表的なドレッシング材と粘着テープ

真皮に至る創傷用	
ビューゲル® 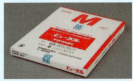 〔提供：大鵬薬品工業株式会社〕	ハイドロゲルが神経終末の刺激を抑え，痛みを和らげる．滲出液を吸収しても，溶解したり，皮膚に残留することがない．非粘着性で，創傷面への固着はほとんどなく，二次的な皮膚の損傷も予防できる．柔軟性に優れているので，皮膚の動きによくフィットする．真皮までの創傷に対する「創の保護」，「湿潤環境の維持」，「治癒の促進」，「疼痛の軽減」が目的である

皮下組織に至る創傷用（Ⅲ度熱傷を除く）	
メピレックス®ボーダー 〔提供：メンリッケヘルスケア株式会社〕	一体型のフォームドレッシング材で，高い吸収性により滲出液を吸収し，創部の湿潤環境を保つ．皮膚の凹凸部にも密着し，広い接触面で固定力を確保できる．創部接触層は創縁部を密閉するので，滲出液が周囲の皮膚に広がるのを防ぎ，浸軟のリスクを軽減する．ソフトシリコン粘着剤が使用されており，ドレッシング交換時の創部や創周囲の皮膚の損傷や痛みを軽減できる．Ⅲ度熱傷を除く皮下組織に至る創傷に対する「創の保護」，「湿潤環境の維持」，「治癒の促進」，「疼痛の軽減」が目的である
ハイドロサイト®ADジェントル 〔提供：スミス・アンド・ネフュー株式会社〕	従来のハイドロサイトADのアクリル系粘着剤をシリコーンゲルに変更したものである．創部接触面には，非固着性ポリウレタンが使用されており，伸張性に優れたシリコーンゲルが使用されている．トップフィルムには，水蒸気透過性の高いⅣ3000ドレッシングが使用されており，吸収した余分な滲出液を水蒸気として排出する．Ⅲ度熱傷を除く皮下組織に至る創傷に対する「創の保護」，「湿潤環境の維持」，「治癒の促進」，「疼痛の軽減」が目的である

軟膏使用時のガーゼ固定用粘着テープ	
メピタック® 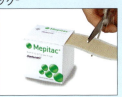 〔提供：メンリッケヘルスケア株式会社〕	シリコーン系粘着剤が用いられており，他の粘着剤を用いたテープに比べてテープ剥離時の角質剥離量が少なく，痛みを和らげる．ハサミなどでカットして使用する．貼り直しが可能，時間が経過しても粘着力が増さない，防水性に優れるなどの特徴もある
3M™ やさしくはがせる シリコーンテープ 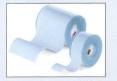 〔提供：スリーエム ジャパン株式会社〕	肌になじむシリコーン粘着剤を採用し，剥離時の痛みが少なく，皮膚を傷つけにくい．簡単に手で切れ，エッジキャップによりテープが汚れにくく清潔に保てる．浮腫や放射線治療後など脆弱な肌のハイリスクな患者にも使用できる

3 口腔・咽頭症状：口腔・咽頭粘膜炎，唾液腺障害のケア

Main Point

- 生命維持に欠かせない食物の摂取・代謝・排泄の一連の流れは，入口から出口を通して行われており，その入口となるのが口腔・咽頭である．頭頸部がんの看護では，治療により栄養摂取の「入口」が大きく障害されるという視点をもつことが重要である．
- 口腔粘膜炎（口内炎）・咽頭粘膜炎に対する看護師の役割は，歯科医，歯科衛生士を含むNSTチーム（NST：nutrition support team）と連携し，照射前から口腔内環境を整え，口内炎の悪化を予防し，栄養管理をしていくことである．
- 唾液腺障害に対しては，線量と照射される範囲を確認し，口腔内乾燥の症状を予測した上で，治療後の生活指導を含めたケアが必要である．

1 口腔・咽頭粘膜炎のケア

- 頭頸部がんの治療において，口腔・咽頭粘膜炎を軽減させるために正しい口腔ケアを行い，治療の完遂を目指すことが重要である．
- 口腔・咽頭粘膜炎に関連して治療の完遂に影響を及ぼす因子として次の4つがある．
  - 口腔・咽頭粘膜炎による疼痛コントロール
  - 栄養管理
  - 口腔粘膜の保護と再生促進
  - 誤嚥性肺炎の予防
- 口腔粘膜炎および経口摂取に影響を及ぼすリスク要因を**表1**に，患者側のリスク要因を**表2**に示す．

照射野の把握

- 口腔全体が照射野に含まれることがあるもの：口唇がん，舌がん，歯肉がん，頬粘膜がん，中咽頭がんなど．

表1 口腔粘膜炎および経口摂取に影響を及ぼすリスク要因

照射範囲	照射範囲が広いほど，線量が高いほど粘膜炎のリスクは高い ・舌：粘膜炎を発症すると経口摂取が低下しやすい ・中咽頭：嚥下困難をきたしやすい ・唾液腺（耳下腺，顎下腺，舌下腺）：口腔内乾燥を起こし，50Gy以上での照射では唾液腺の機能回復は困難である
化学療法との併用	代謝拮抗薬，植物アルカロイド，プラチナ系製剤，タキサン系，アルキル化剤などは粘膜炎を増強しやすいので注意が必要である．これ以外でも免疫力の低下から口腔内感染を起こしやすい

表2　患者側のリスク要因

不適切な口腔ケア習慣	・適切な口腔ケアが行われない
口腔内の状況	・金冠歯がある：放射線散乱により粘膜炎が増強される場合がある ・口腔内感染性疾患（う歯・歯周病）：口腔内感染のリスクが高くなる ・義歯：装着の機械的刺激により口内炎の悪化をきたしやすい
喫煙	・口腔内衛生が保ちにくい，口腔乾燥を起こす ・タバコの煙の成分に含まれる刺激物より痛みを増加させる
刺激物の摂取	・アルコール，香辛料，酸味の強いもの，揚げ物の衣などは刺激となる
嗜好の偏り	・食事形態の変更に適応困難となりやすい
免疫能の低下	・糖尿病，栄養不良患者などは口内炎の重症化および回復の遷延

- 口腔の一部が照射野に含まれるもの：下咽頭がん，上咽頭がん，喉頭がん（声門上がん）など．鼻腔や上顎の腫瘍でも口腔内が照射されることがある．
- 照射野の詳細については，第3章-2「頭頸部の放射線治療」を参照．

放射線治療の種類による口腔・咽頭粘膜炎の経過

照射単独

- 10Gy（グレイ）前後で口腔内の乾燥とほてりが出現する．
- 20Gy前後から口腔・咽頭粘膜炎症状が出現する．
- 40Gyを過ぎる頃まで症状の増悪が続く．

化学放射線療法（分子標的薬を含む）

- 照射単独より症状は早期に出現，またその症状も増強される．
- 20〜40Gyで強い口腔・咽頭粘膜炎症状が出現する（近年，照射技術の進歩により，以前よりも粘膜障害は強く出現する傾向にある）．

治療開始前に必要な歯科・口腔外科コンサルト

- 治療開始前に，放射線治療を熟知した歯科・口腔外科医，歯科衛生士による周術期口腔機能管理（口腔内のアセスメント，要治療歯の排除，歯石除去，ブラッシング指導等）を依頼する．院内に歯科がない場合，患者のかかりつけの歯科医に情報提供し，治療開始前の受診を指示する．口腔機能管理の開始時期で比較すると，治療前に開始したほうが，治療が始まってから開始した場合より，顎骨壊死のリスクが1/3以下に軽減したというデータもある．
- 金属の詰め物，かぶせ物がある場合，金属物に近接する口腔粘膜に散乱線による重篤な粘膜炎が引き起こされる．そのため，治療前に金属物を除去するかスペーサーを作成する必要がある．
- 放射線治療後の抜歯は，骨髄炎が必発するため絶対に禁忌である．そのため，抜歯が必要な歯（今後2年もたないであろう予後不良歯：

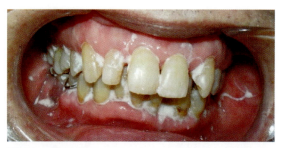

図1　プラーク

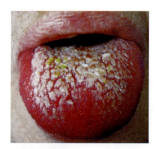

図2　舌苔

後に問題になることが予測される智歯，動揺歯など）は，できれば治療開始の2週間前，少なくとも3日前までに抜歯する．

口腔ケア

- 口腔内の汚れの除去，保湿がケアの柱となる．

汚れの除去

なぜ汚れの除去が重要なのか？

- 正しい口腔ケアとは，口腔内細菌の絶対数を減らすことができる口腔ケアのことである．
- 口腔内の汚れとは，食物残渣，歯垢（ぬるぬるした汚れ，プラーク，図1），舌苔（図2），歯石（歯垢が石灰化したもの）である．
- 歯垢は細菌の塊で，歯垢1g中に約1,000億個，唾液1mL中に約1億個の細菌が存在する．
- 化学療法，放射線治療によって免疫力が低下すると，口腔内細菌が原因で歯肉炎，口内炎が増悪する．
- 口腔内細菌が増加した状態で唾液を誤嚥すると，誤嚥性肺炎のリスクが増大する．

プロフェッショナルケアの依頼

- 院内に歯科がある場合，治療開始前から退院まで継続した口腔機能管理を依頼する．口内炎が強い時期でも，専門家による清掃は，さほどの痛みを伴わず，効果的に汚れを除去できる．歯科がない場合，かかりつけの歯科医に往診を依頼することも可能である．

セルフケアの指導

- 口腔内の細菌数を減らすためには，汚れがつきやすい部位を知ることが最も重要である．汚れがつきやすいのは歯頸部，歯間部，舌背部であり，この部位の正しい清掃方法[※1]を指導していく．
  - 歯頸部：柔らかめの歯ブラシで歯の表面（とくに歯頸部）を清掃する．
  - 歯間部：歯間ブラシで清掃する．タフトブラシを併用するとさらに効果的である．
  - 舌背部：舌苔は毎日ではなく，付着してきたら専用の舌ブラシや舌圧子にガーゼを巻きつけたものでやさしく除去する．

  線量が10Gy以降は炎症により舌表面が滑沢になり，ほとんど舌苔が付着しなくなる．口内炎が出現してから点状に舌苔が付着してきた場合，口腔内カンジダ症を疑うべきである．

  清掃後に残った汚れを口腔外に排出するため，効果的な含嗽方法（ぐちゅぐちゅ，ぶくぶく）を指導する．

- 照射が終了して口内炎が改善するまで，口腔粘膜への刺激となるため歯磨き粉は使わない．
- 義歯は食事時以外ははずすよう指導する．細菌が繁殖しやすいため，食後に義歯用ブラシを使用して洗浄したのち，洗浄薬に浸けておく．口内炎が増強すると義歯が装着できなくなることがある．

※1　一般的にプラーク除去率は，歯ブラシのみ約58％，歯ブラシ＋歯間ブラシ約98％，歯ブラシ＋デンタルフロス約85％といわれている．歯間部の汚れは全体の約40％であるので，歯間部の清掃が大切で，歯間ブラシの使用がすすめられる．タフトブラシとはコシが強く短い毛先の小さな歯ブラシで，奥歯や狭い隙間の清掃に有用である．

- 口腔ケアに強い痛みを伴う期間は，リドカイン塩酸塩・アドレナリン配合麻酔薬（キシロカイン®ビスカス）でよく含嗽してから行うとよい．
- 患者が口腔ケアを嫌がることも多いが，清潔が保持されると口内炎は確実に軽減するため，患者への動機づけが重要となる．
- 経静脈・経腸栄養が導入され経口摂取が中止となった場合，短期間であっても口腔内の廃用化が進む．また，食事をしなくても口腔内の常在菌は増殖する．そのため，経口摂取が中止となっても口腔ケアは継続する．

保湿

- オーラルバランスやバイオエクストラといった保湿薬を口腔内に塗布する．唾液分泌量が減少しているため，塗りすぎると保湿薬が残留物となり，口腔カンジダになりやすいので注意する．
- 口腔乾燥のため夜間の不眠を招くこともある．加湿器の設置やネブライザーによって口腔内を保湿する．保湿薬を就寝前に塗布するのも効果的である．
- 就寝時や冬はマスクの着用が効果的である．

口腔粘膜の保護と再生促進

- 液体の胃粘膜保護材を用いる．粘膜表面を保護することで咽頭痛も緩和される．
- 上皮形成促進効果のある含嗽用ハチアズレでの含嗽を行う．
- 含嗽薬がしみて使えない場合には，生理食塩水での含嗽をすすめる．
- 組織を修復させるはたらきのある内服薬を使用することも多い．

  ○レバミピド（ムコスタ®）
  ○ポラプレジンク（プロマック®）
- 照射期間中のステロイド軟膏の塗布は禁忌である．

口腔・咽頭粘膜炎による疼痛のコントロール

- 鎮痛薬はNSAIDs（non-steroidal anti-inflammatory drug，非ステロイド抗炎症薬）が基本で，疼痛が著しい場合はオピオイドも併用する．
- 頭頸部の放射線治療は強い疼痛を伴うが，医療従事者の細やかなケアで患者の苦しみは軽減され，QOL（quality of life，生活の質）は向上する．
- 粘膜炎による疼痛は接触痛であり，食事時が最もつらい．そのため，食事の30分前にNSAIDsを内服するとよい．また，食事の直前にキシロカイン®入りハチアズレ®で含嗽したり，キシロカイン®を口腔内に塗布することで疼痛軽減をはかる．
- 粘膜炎による疼痛は接触痛であり，鎮痛薬では制御しきれない．そのため，各施設でさまざまな取り組みがなされている．ここで筆者が東京女子医科大学病院放射線腫瘍科に所属していた際に行っていた取り組みを紹介する．

東京女子医科大学放射線腫瘍科での取り組み

- 消炎効果の高い，ツムラ15番（黄連解毒湯）での含嗽を開始する．100mLの微温湯に1包を溶かしたもので1日3回含嗽する．
- また，ツムラ15番をキシロカイン®ゼリーや

キシロカイン®ビスカスまたは少量の水で溶いてペースト状にし，粘膜炎のひどい箇所に塗布するのもよい．
- 長時間作用を持続させたい場合，さらに上からオブラートを貼付する．
- 照射開始時から亜鉛製剤の内服を開始する．粘膜炎の発症を遅延させ，軽度に抑える効果がある．
- 咽頭痛に対して液体の胃粘膜保護薬を用いることが多く，粘膜表面を保護することで疼痛が緩和される．
- 同様の効果を期待し，牛乳と蜂蜜の飲用を推奨する．牛乳100mLに対して蜂蜜小さじ3杯を基準とする．微温湯と蜂蜜でもほぼ同等の効果が得られる．
- 頻回に飲用すると糖分摂取が気になるところだが，食事量が減っているため，むしろエネルギー摂取ができてよい結果となっていた．

栄養管理

- 頭頸部がんの治療では，食事時の痛みにより経口摂取量が減少し，栄養状態が悪化しやすい．そのため，治療開始前からNSTと連携して栄養管理を行うことが重要である．
- 患者は治療により経口摂取ができなくなるのではないかという不安を抱きやすい．照射終了後2週間から1か月で口腔・咽頭粘膜炎は改善すること，粘膜の再生には栄養状態の維持が重要であることを伝え，症状に合わせた栄養摂取の方法をともに考えていく．
- 極端に熱い，冷たい食事は避け，固い食品や刺激物を避ける．
- 口腔内の状況に合わせ，刻み，流動，ミキサー，とろみ食への変更，栄養補助食品の活用などを栄養士と相談しながら検討する．
- 摂取時間の工夫や食事場所の変更，分割食など食事回数の工夫で経口摂取が可能となる場合がある．
- 経口摂取エネルギーが不足している場合は，経静脈・経腸栄養を積極的に検討する．食事時の痛みはオピオイド導入にいたるほど増強することがあり，粘膜への刺激の回避と疼痛コントロールという観点からも経腸栄養を前向きに検討すべきと考える．栄養管理目的で治療開始前に胃瘻を造設する施設もある．

誤嚥性肺炎の予防

- 唾液中に多量に漂っている細菌が，ダイレクトに肺に流れ落ちていくことにより引き起こされるのが誤嚥性肺炎であるため，正しい口腔ケアを行い，細菌の絶対数を減らすことが重要である．
- 鎮痛目的で食前にキシロカイン含嗽薬（ゼリーやビスカスなど）を用いると，咽頭や喉頭の反射が鈍くなり，誤嚥のリスクが高くなる．そのため可能であれば食前にも口腔ケアを行うとよい．

2 唾液腺障害のケア

- 唾液腺は放射線感受性が高く，放射線治療の最初の1週間で唾液流量が半減，2週間で9割以上減少し，40～50Gy以上照射されると回復が難しいといわれている．

粘膜の保湿

- 本項「保湿」（p.269）を参照．
- 口腔粘膜の乾燥が強いと，水分が吸湿されに

くいため，ノンアルコールで保湿薬配合の洗口液やスプレー，ジェル，人工唾液（サリベート）などで口腔内を保湿するよう指導する．
- 唾液の分泌量が低下すると唾液の自浄作用が低下し，口腔内の細菌数が増加する．細菌数の増加が口内炎を悪化させる要因となるため，含嗽を励行する．

唾液腺刺激
- 唾液の水分増加を促すガム，味覚刺激，唾液腺マッサージなどにより唾液の分泌を促す．

口腔ケア
- 照射が終了し口内炎が改善した後であれば，保湿薬入りの歯磨き粉を使用するのもよい．
- 口腔ケア後に手指やスポンジブラシなどで口腔内に保湿薬を塗布するよう指導する．
- 食後だけでなく食前にも上記の口腔ケアを行うことで，粘膜がなめらかになり，食事が摂りやすくなる．

歯科治療
- 唾液の自浄作用，抗菌作用，抗齲蝕作用の低下から，多発性齲蝕や歯周病のリスクが非常に高くなる．そのため，定期的にかかりつけの歯科を受診し，歯石除去，齲蝕の治療，フッ素の塗布を行うとよい．
- 義歯を装着していた患者は，治療終了後に口内炎が減退しても数か月から2年間は，痛みを伴うため義歯が使えない．また，唾液腺の機能回復が見込めない症例では，口腔乾燥が原因で生涯，義歯が使用できないことがある．
- 義歯が使えるようになっても，唾液の分泌量が減少して口腔内が乾燥している状態では，義歯の安定（吸着）が非常にわるく，義歯性の粘膜炎を起こしやすい．この粘膜炎が重症化すると義歯性の潰瘍を形成し，最悪の場合顎骨壊死（顎骨骨髄炎）にいたる症例もある．そのため，かかりつけの歯科医の定期的なメインテナンスが重要である．

食事・日常生活の改善
- 唾液の分泌量が減少すると，口腔内で食塊を形成しにくくなるため，食事中に水分をこまめに摂取するよう指導する．
- 口腔乾燥は生涯にわたり持続するため，飲み物の携帯，ノンアルコールの洗口薬での含嗽を治療後も継続するよう指導する．
- 食べやすい食品により栄養バランスを保ち，刺激物などの嗜好品を控えるよう指導する．
- 鼻閉があれば治療し，口呼吸を改善する．

薬物療法
- 唾液分泌促進薬として有用性が証明されており国内で使用可能な薬物は，ピロカルピン塩酸塩（サラジェン®）である．
- アミフォスチン水和物やセビメリン塩酸塩水和物（エボザック®）の有用性も報告されているが保険適用がない．
- 一部には，漢方薬（人参養栄湯，麦門冬湯，小柴胡湯，白虎加人参湯）が有用であったとの報告もある．

3 摂食・嚥下障害

- 放射線治療の晩期有害事象として，摂食・嚥下障害が引き起こされる．
- 唾液腺障害によって唾液分泌量が減少し口腔

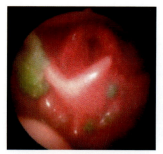
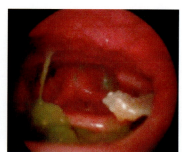

a. 上咽頭がん治療後5年　　b. 舌がん治療後12年

図3　咽頭残留

喉頭蓋谷に食物残留が認められる．この食渣が喉頭内に侵入すると窒息となる．

内での食塊形成が困難となること，咽頭・喉頭粘膜の硬縮，頸部の皮膚の硬縮が主な原因となる．

- 治療後数年が経過しても障害が完全に改善されることはなく，誤嚥による肺炎や窒息のリスクが生涯にわたり継続する（**図3**）．
- 治療終了後も，誤嚥を防ぐために食事時は交互嚥下[※2]をこころがけ，誤嚥性肺炎の予防のために前述した正しい口腔ケアを継続するよう指導する．

4　治療後のセルフケア支援

- 第6章-1「セルフケアを重視した患者支援」の内容に準ずる
- 口腔ケア，唾液腺障害，摂食・嚥下障害に対するセルフケア支援については前述を参照．

歯科治療

- 放射線治療後の抜歯は，骨髄炎が必発するため，生涯にわたり絶対禁忌である．そのことを患者に説明し，かかりつけの歯科医にも情報提供していくことが重要である．
- そのほかについては，本項「②唾液腺障害のケア」（p.270～271）を参照．

経口摂取へのサポート

- 照射終了後2週間から1か月間経過して口腔・咽頭粘膜炎が改善し，食事時の痛みが軽減するまで，食事摂取状況に注意する．
- 義歯を装着していた患者は，義歯を使用できない期間，咀嚼機能が障害されるため経口摂取に大きく影響する．退院後も外来受診時に自宅での食事状況を確認し，継続して食事指導を行っていく必要がある．

引用・参考文献

1) 篠田宏文：頭頸部放射線治療における口腔ケア．月刊ナーシング 28（13）：p.46-48, 2008.
2) 大西洋，唐澤久美子ほか：がん・放射線療法2010. p.120-125, 篠原出版社, 2010.
3) 植松宏監，戸原玄ほか編著：訪問歯科診療ではじめる摂食・嚥下障害へのアプローチ．p.75-76, 医歯薬出版, 2010.
4) E.M.ウィルキンス著，石川達也校閲，布施祐二ほか監訳，全国歯科衛生士教育協議会監修：歯科衛生士の臨床．原著第9版．p.887-903, 2008.
5) 不破信和：頭頸部癌に対する化学放射線療法の現状と今後について．日本医学放射線学会誌 62（2）：p.65-72, 2002.
6) Zinc supplementation to improve mucositis and dermatitis in patients after radiotherapy for head-and-neck cancers: a double-blind, randomized study. Int J Radiat Oncol Biol Phys 65（3）: 745-750, 2006.
7) 勝良剛詞ほか：頭頸部放射線治療後の歯科的健康状態維持における歯科管理の効果．頭頸部癌 35（3）：p.266-272, 2009.
8) 門脇重憲ほか：抗癌剤による口内炎，下痢．癌と化学療法 38（11）：p.1761-1766, 2011.

※2　**交互嚥下**　咽頭に残留した食塊に対し，異なる食形態のものを嚥下することで除去する方法を交互嚥下という（例：パン→ゼリー→パンなど）．

4 呼吸器症状：放射線肺炎のケア

> **Main Point**
> - 治療中の咳嗽（がいそう）や呼吸苦といった呼吸器症状は，患者本人にとっての苦痛だけでなく，治療体位を保持し安全に治療を行うための妨げになるため，安楽への配慮と症状コントロールが重要である．
> - 放射線治療に関連する肺障害としては，急性期から亜急性期の放射線肺炎と晩期合併症としての放射線肺線維症がある．患者と家族が有害事象について正しく理解し，日常生活においてセルフケアができること，また症状が出現した際には早期に対処できることを重視した介入を行っていく．

1 治療前のアセスメント

- 放射線治療に関連する肺障害として放射線肺炎（肺臓炎）と肺線維症があり，胸部に放射線が照射される乳がんや肺がん，食道がん治療時に発生することが多い．
- 喫煙は，肺がんのリスク因子でもあり，治療中の禁煙の徹底が重要である．
- 治療開始時の呼吸状態を評価することは，治療中の身体症状の評価，有害事象の予防と早期発見，対処につながる．
- 肺がん患者には，治療開始時から咳嗽や呼吸苦といった症状がみられることもある．患者が苦痛なく安全に治療を受けることができる状態であるか，治療時間内の安静保持が可能か判断し，鎮咳薬や去痰薬といった薬物療法，酸素投与の必要性を医師と相談する．
- 治療開始に際しては，治療計画から照射部位，照射線量，照射体積の大きさ，線量体積ヒストグラム（DVH：dose volume histogram）における予測因子としてのV20などの確認を行う．それにより，放射線肺炎発現のリスクをアセスメントすることができる．
- 肺の放射線有害事象は，喫煙歴や治療前からの低肺機能，慢性閉塞性肺疾患（COPD：chronic obstructive pulmonary disease），膠原病などの自己免疫疾患，タモキシフェンなどの内分泌療法の併用，ステロイドの併用などがリスク因子となる可能性がある[1]．
- 肺がんや食道がんは，化学放射線療法を行う場合も多い．化学療法併用で，有害事象のリスクは上昇し，また早期に出現することがある．骨髄抑制により感染性肺炎を生じ，放射線肺炎が重症化することもあるため，感染予防の理解などセルフケア状況のアセスメント

も重要である．
- 放射線治療を先に行い，その後化学療法を行う場合，抗がん薬を追加することで，放射線の有害事象が再燃する（リコール現象）場合がある．化学療法中の呼吸器症状出現時には，放射線治療歴も確認する必要がある．

2 治療中の看護

- 肺は放射線感受性の高い臓器であるが，放射線肺炎の多くは照射終了時期から1～3か月程度経過してから発生する．
- 治療中アセスメント項目は，呼吸苦の有無，咳嗽，痰の性状，胸痛の有無といった呼吸状態，発熱，頻脈，PS（performance status）などがある．またSpO_2の値を経時的に観察し，記録する．
- 放射線肺炎の兆候や呼吸状態の変化を示す検査データとしては，熱型，白血球，CRP（C-reactive protein，C反応性タンパク），KL-6（シアル化糖鎖抗原；間質性肺炎マーカー）などがある．肺炎像は照射野に一致して認められることが多いため胸部単純X線撮影，胸部CT画像と治療計画画像，自覚症状と合わせて評価していく必要がある．
- 放射線肺炎時の発熱は，比較的低いグレードでの発熱（微熱）が多く，注意深い観察を要する．
- 患者が症状のモニタリングや感染予防のためのセルフケア行動が行えるように支援する．とくに体内の酸素化を悪化させる喫煙については，リスクを十分に説明し禁煙できるよう指導する．
- 室内の乾燥は，咳嗽の誘発や上気道感染のリスクにつながるため，適度な加湿をすすめる．加湿器を使用する場合は，水タンクや機器が清潔に保たれるよう清掃を必ず行うよう説明する．
- 上気道感染の予防のため，手洗いや含嗽，外出時のマスク着用を指導する．
- 治療期間中に肺炎症状がみられたら放射線治療は一時中止して，肺炎の治療を優先させる場合がある．呼吸状態改善のための治療や酸素療法が適切に行われることも重要であるが，治療が中断することで患者の不安やあせりが出現することもある．患者の気持ちに対し支援的に介入していく．

3 治療後の看護，日常生活上の注意点

放射線治療終了時の看護

- 放射線肺炎は，治療終了後しばらくして出現することが少なくないため，発熱・息切れ・乾性咳嗽・痰などの症状が現れたらすぐに受診するように説明する．
- 患者や家族は，治療後時間がたつと，肺炎の症状が感冒症状に似ているため，放射線治療と関連する症状と気づきにくい場合がある．肺がんだけでなく，胸部に放射線治療を行った場合は，肺炎発症のリスクがあること，肺炎の症状と受診の必要性について理解ができているか確認する．また，症状があり他院を受診する場合には，放射線治療を受けた既往があることを伝えるよう患者，家族に説明をする．
- 症状の早期発見，治療のため放射線治療が終

了したあとも定期的な検査や診察が重要であることを患者と家族に伝える.
- 禁煙と感染予防のための手洗い,含嗽は継続するように説明する.
- 治療終了後,訪問看護などほかの医療機関と連携していく場合には,有害事象として放射線肺炎,肺線維症があることや,症状と対処方法について情報共有ができるようにする.

放射線肺炎を発症した場合の看護

- 画像診断で肺炎像が認められても,無症状であれば治療を要さない(**表1**).治療を要さない場合でも,有害事象の出現は患者にとって将来に対する不安にもつながる.症状がある場合,適切に治療することで,通常の日常生活が可能であることを伝える.患者・家族には,日々の症状の観察,定期的な受診とセルフケア継続の重要性を伝え,心理的な支援も行っていく.
- 在宅酸素を使用する場合は,取り扱いの注意点について説明し,適正に使用できているか確認する.
- 労作による息切れがある場合は,程度に合わせて休息をとること,歩行や動作をゆっくり行うことを指導する.また,呼吸苦が出現した際の酸素投与量や受診のタイミングを医療従事者と相談してあらかじめ決めておくといった日常生活活動にあわせた呼吸管理の方法を患者,家族と確認しておく.
- 副腎皮質ステロイド薬による薬物治療を受ける場合には,内服が正確に確実にできるよう服用方法,副作用症状について説明する.とくに副腎皮質ステロイド薬を減量する際には,症状が改善したと感じた患者が自己判断で内服を中断したりすることがないよう,処方どおりの量を決められた期間内服することの重要性を説明し,服用状況を確認する.

引用・参考文献
1) 大西 洋,唐澤久美子ほか編:がん・放射線療法2010. p.131,篠原出版新社,2010.
2) 井上俊彦ほか編:がん放射線治療と看護の実践. 金原出版,2011.
3) Guerrero LM (Iwamoto RR, et al,ed):Manual for radiation oncology nursing practice and education fourth edition. 167-169, Oncology Nursing Society, 2012.
4) 濱口恵子ほか編:がん放射線療法ケアガイド(新訂版)—病棟・外来・治療室で行うアセスメントと患者サポート. 中山書店,2013.

表1 CTCAE v4.0 日本語訳 JCOG版 放射線肺炎の評価と治療

Term 日本語	Grade 1	Grade 2	Grade 3	Grade 4	Grade 5
肺臓炎	症状がない;臨床所見のみ,検査所見のみ;治療は必要なし	症状がある;内科的治療を要する;身の回り以外の日常生活動作の制限	高度の症状がある;身の回りの日常生活動作の制限;酸素を要する	生命を脅かす;緊急処置を要する	死亡

(日本臨床腫瘍研究グループ http://www.jcog.jp/ より転載一部改変)

消化器症状：食道炎・胃炎・腸炎のケア

Main Point

- 消化管は放射線感受性が比較的高く，照射による影響を受けやすい部位である．
- 食事の内容と摂取の仕方が消化器症状の出現に影響を与えることを説明して，症状をできるだけ軽減するように前もって指導を行う．
- 症状出現時には，症状にきめ細かく対処して，医師と連絡を取りながら症状の軽減に努める．

1 食道炎・胃炎

- 食道や胃が照射範囲に含まれると，治療開始後早期から胃部不快感や食欲不振，悪心・嘔吐などが出現する可能性がある．
- 2週目頃からは，嚥下時違和感，痛み，つかえ感，胃痛などが出現してくる．
- これらの症状は徐々に強くなり4週目頃がピークとなることが多いが，その後は増悪せず，照射終了後1か月程度で緩和していく．このことを患者に説明し，その間の食事の指導をするとともに，通常の反応であり時間とともに改善することを説明して不安の軽減に努める．

予防のための注意点と食事指導

- 飲酒や喫煙は症状を悪化させるため，治療前からやめるように指導する．
- 香辛料や酸味の強いもの，熱いもの，炭酸飲料など刺激が強いものは避け，味付けは薄めにする．
- 刻み，軟らかく煮込んだものなど調理方法を工夫し，味付けは薄めにする．
- 硬いものや食塊を飲み込むことにより，粘膜が傷つくこともあるため，食事はよくかんで食べるように指導し，調理方法は刻みや柔らかく煮こんだものなどで工夫する．
- のり，わかめ，トマトの皮なども食道に張りつきやすいので避ける（**図1**）．
- 食事の後は常温の水かお茶を飲んで食道内に食物残渣などが残っていないようにする．
- 治療時に胃内に食物が多いと悪心・嘔吐に繋がりやすいので，照射直前の食事は避ける．
- 患者の食事習慣や嗜好をよく理解して，食道炎や胃炎の増悪につながるようなものがないか注意して，食事指導を行う．

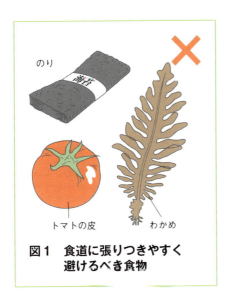

図1 食道に張りつきやすく避けるべき食物

症状出現時のケアと治療

- 嚥下時違和感，痛み，つかえ感，胃部不快感，胃痛などの出現時には，半固形食〜流動食などの形態の変更，刺激物や酸味を禁止し，食事内容を変更していく．症状出現時期を見越して，食事内容を変更すると，症状発現の時期や程度を緩和することもある．
- 3回食にこだわらず，間食を摂ることで胃の負担を軽減できる．
- 食道炎には，治療開始時より粘膜保護止血剤であるアルギン酸ナトリウム液（アルロイドG）や複合制酸剤である水酸化アルミニウムゲル＋水酸化マグネシウム混濁液（マーロックス®・マルファ®液）などを食事摂取前や就寝時に経口投与することで，症状の予防や軽減ができる．患者の症状をみながら，医師と連絡をとり早期の対処を心掛ける．
- 嚥下時痛や胃痛などの，逆流性食道炎や胃炎の症状には，H_2ブロッカー（ラフチジン：プロテカジン®，ファモチジン：ガスター®）やプロトンポンプ阻害薬（ランソプラゾール：タケプロン®）などが有効とされている．
- 悪心・嘔吐には，制吐剤（ドンペリドン：ナウゼリン®，メトクロプラミド：プリンペラン®）や制吐作用のある向精神薬（プロクロルペラジン：ノバミン®，クロルプロマジン塩酸塩：ウィンタミン®・コントミン®）などの処方が有効である．
- 疼痛が増強した場合は医師と相談し，鎮痛薬（非ステロイド抗炎症薬や強度の場合はオピオイド）の投与を行うか，患者の苦痛を早期発見し軽減できるよう努める．
- 化学療法の併用などでは，食道真菌症（カンジダ症）が発症することがある．嚥下時の違和感や痛みが強い場合は，舌や咽頭に白苔などがないか観察し，真菌感染が疑われる場合は医師に連絡をとり抗真菌薬などの対処の必要性を検討してもらう[1]．
- 食道炎の漢方治療として，越婢加朮湯（28番）や猪苓湯（40番），桔梗石膏（コタロー社），半夏瀉心湯（14番）が有効だったとの報告もある[2]．
- 食道炎・胃炎が増悪するにつれ十分な食事摂取が困難になり，必要な熱量確保ができない場合がある．その場合は末梢静脈栄養や経鼻経管栄養法から開始し，それでも不十分な場合は中心静脈栄養法や経皮内視鏡的胃瘻を用いる必要がある．

2 腸炎

- 腸管,とくに小腸は最も放射線感受性の高い臓器の1つである.
- 小腸が照射されると照射後早期から,悪心,下痢,腹部膨満感,食欲不振などが出現することがある.
- とくに照射範囲が広い場合に多く,子宮がんに対する全骨盤照射の患者などでは頻度が高い.
- 主な症状は下痢であるが,便通異常,止痢剤投与による便秘,腹痛,悪心・嘔吐,食欲不振などが出現する.
- 症状は治療が終了し2～4週間で軽減することを説明し,食事の指導をするとともに不安の軽減に努める.

予防のための注意点と食事指導

- 飲酒や喫煙は症状を悪化させるため,治療前からやめるように指導する.
- 慢性的な糖尿病は腸炎を増強するリスクファクターと考えられているので,コントロールすることも重要である[3].
- 消化管への負担を軽くするため,食事はあつすぎない物で消化吸収がよくお粥やうどんなどの食物残渣の少ないものを選ぶ(**図2**).
- 香辛料などの刺激物や炭酸飲料,生野菜,生の魚介類,イカ・タコ・貝などの消化の悪いもの,ゴボウ,多量の豆類など繊維質の多いものや脂肪分が多いものは避ける(**図3**).
- 治療開始と同時に上記内容の食事に変更していく.

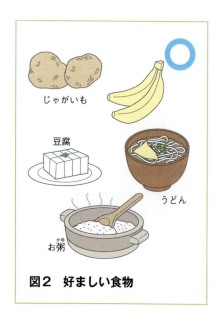

図2 好ましい食物

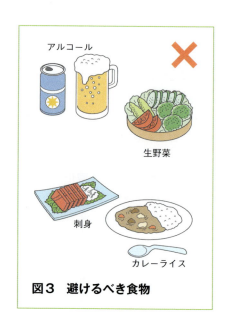

図3 避けるべき食物

症状出現時のケアと治療

- 無理に食事摂取をすすめず患者の好むものや，少量で高タンパク高エネルギーのものを1日4～5回に分けて少量ずつ摂取するように説明する．
- 放射線照射によって起こる下痢のうち，軽症のものには腸内細菌のバランスを整えるために乳酸菌製剤（ラクトミン製剤：ビオフェルミン®，ビフィズス菌：ラックビー®）などの整腸薬も有効である．
- 中等症以上の下痢には止痢薬として塩酸ロペラミド（ロペミン®）の効果が認められている．
- 化学療法併用の場合，下痢と便秘を繰り返すことがあり，下剤や止痢薬の使用方法を慎重に検討し患者へ服薬指導を行っていく．
- 下痢の漢方治療として，急性放射線腸炎の下痢は水様で水毒の下痢であるため五苓散（17番）が有効だったとの報告がある[2]．
- 下痢が長期にわたると，電解質のバランスが崩れることもあるため全身状態にも注意する必要がある．
- 症状の悪化で食事摂取量が低下し，体力の維持が難しい場合は栄養管理を行う（内容は胃炎・食道炎に準じる）．
- 頻回な下痢の場合は，肛門周囲に発赤・びらんなどが生じることがある．排便後ウォシュレット（水圧にも注意する）などを使用し，肛門周囲の清潔を保持しこすらず押さえ拭きをして，洗浄後の湿潤した状態を防止するように指導する．またパットなどの使用時は，こまめに交換する．
- 肛門の発赤やびらんの程度によっては保湿剤が必要になることもある．痔核があるときは必要に応じて痔核治療用の座薬か軟膏を使用する．

晩期有害事象のケアと治療

- 腸管が照射されることによる，消化吸収力の低下，腸管の癒着による腹痛や便通障害などの可能性がある．バランスのとれた食事内容，規則的な食事，適度の運動と毎日の便通を心掛けるよう指導する．
- 子宮頸がんの腔内照射や前立腺がんの照射後などに，放射線性直腸炎が生じることがある．日常生活のなかで便が硬くならないように指導することが大切である．直腸出血があった場合は，連絡をとるように指導する．また，治療には薬物やレーザー治療，高気圧酸素療法などの対処方法があることを情報提供し，不安が増強しないよう支援する．

引用・参考文献
1) 大西洋, 唐澤久美子ほか編：がん・放射線療法2010. p.128, 篠原出版新社, 2010.
2) 大西洋, 唐澤久美子ほか編：がん・放射線療法2010. p.142, 篠原出版新社, 2010.
3) 大西洋, 唐澤久美子ほか編：がん・放射線療法2010. p.139, 篠原出版新社, 2010.
4) 菱川良夫ほか編：放射線治療を受けるがん患者のケア. p.157, 日本看護協会出版, 2008.
5) 唐沢久美子編：がん放射線治療の理解とケア. 学研メディカル秀潤社, 2007.
6) 嶺岸秀子ほか編：放射線を受けるがんサバイバーへの看護ケア. 医歯薬出版, 2009.
7) 井上俊彦ほか編：がん放射線治療と看護の実践部位別でわかりやすい！最新治療と有害事象ケア. 金原出版, 2011.

6

泌尿器症状：
尿道・膀胱炎症状のケア

> **Main Point**
> - 根治治療の対象となる膀胱がん・前立腺がん・子宮頸がんでは正常組織の耐容線量に近い線量が投与されるため，有害事象として放射線膀胱炎が出現する頻度が高い．
> - 予防的なケアを適切に行うことで，症状悪化を防げる．また，発生した場合でも看護師が主体となり，有害事象の悪化防止に努め，苦痛を最小限にしなければならない．

1 有害事象の予防

前立腺がん・子宮頸がん

- 前立腺がんや子宮頸がんなどの全骨盤照射や腔内照射で，膀胱の合併症を減らすためには，治療計画時や照射時に尿をためて膀胱を拡張しておくと照射される膀胱の体積が少なくなるというメリットがある．ただし，毎回同じ尿量で照射を重ねることが必要である．
- ①治療よび出しから治療終了まで排尿をせず，膀胱内に尿をためておく，②治療の1時間前に排尿をして毎回一定量（1Lなど）の飲水をする，③膀胱内に同じ量の生理食塩液を注入するなど，治療方法により異なるが，同じ条件のもとに治療を行うことで有害事象を最小限にできる．

膀胱がん

- 膀胱がんでは，膀胱全体に照射するため，必ずしも尿をためることが有用ではない．医師と十分コンタクトを取り，前処置について決めた条件を守るように相談しておく必要がある．そのため治療前処置の必要性を十分に患者に説明することが重要である．
- 処置後は感染予防のため水分摂取を促す．頻尿症状が出現し，治療前に排尿がしたくなった場合は我慢せずに治療室の看護師に相談するよう説明する．
- 糖尿病などの合併症は，膀胱炎を増強する危険因子と考えられている．既往に糖尿病などのある患者は，血糖の状態を把握する．

2 急性期有害事象

- 粘膜細胞自体の放射線による分裂死に起因する脱落と，それに対する炎症反応である[1]．

- 膀胱の場合は，頻尿や排尿時痛が愁訴となりやすく，進行すると血尿を伴ってくる[1]．
- 自覚症状で尿意が頻繁に起こるため，患者は水分摂取を控えがちになる．しかし，水分を控えると尿は膀胱で濃縮され，長くとどまる結果になる．尿が濃いと細菌が繁殖しやすく，二次感染の危険も高くなる．
- 水分を十分に摂って排尿を促し，膀胱内の清浄を心掛けることが必要である．
- 頻尿を苦痛と感じるかどうかは，夜間帯の排尿回数に関係している場合が多い．夜間睡眠時の頻尿は睡眠不足を自覚させ，とくに患者を身体的・精神的に追い詰める．患者が自己判断で水分摂取を極度に控えた結果，睡眠不足や治療の有害事象も合わさり，全身倦怠感の増悪をきたすケースもみられる．
- このような場合，まず昼間の水分摂取量は極端に控えずに毎日コップ6～8杯程度は促し，反対に夜間頻尿の原因にもなる夕食後～就寝前の飲水は控えるようにする．
- つぎに，いま起こっている頻尿が患者の生活に与えている悪影響を正確に把握することからはじめる．

アセスメントと具体的注意点

- 患者の生活パターンを患者とともに考え，昼間の仮眠時間の確保や家族内の役割の変更などを行っていく過程で，頻尿に対する患者の負担感はしばしば軽減される．
- コーヒー・紅茶・緑茶などは利尿作用があるため，治療前や就寝前は控えるように説明する．飲用習慣がある患者には毎朝1～2杯/日程度の摂取は可能とするが，過度の摂取（1日に10～20杯など）がないように説明する．
- 頻尿や尿意切迫感などで，外出を控えたり，仕事に支障をきたすことのないよう外出前にはトイレを済ませてから出かける．また外出先のトイレの場所を確認しておくこと．尿もれを心配する場合には，薄手のパットを使用するなど，プライドや羞恥心に配慮しながら，患者に合わせた情報を提供する．
- 禁酒・禁煙を守るように説明する．いずれも血流を変化させ粘膜炎を助長し症状悪化につながるため，治療開始時期から粘膜炎が改善する（治療後医師の許可がある）までは避けるようにする．
- 喫煙については，全身への影響を考え，できれば引き続き禁煙できるような生活改善を提案し指導する．
- 刺激物も粘膜炎を助長し症状悪化につながるため，通常のカレーや寿司・刺身などに使用する程度の香辛料は問題ないが，七味，キムチ，わさび，こしょうなどの刺激物を，発汗するほど大量に摂取するようなことのないように，治療開始時から粘膜炎が改善する（治療後医師の許可がある）までは避けるように説明する（図1）．
- 外尿道口などの皮膚粘膜移行部は感受性が高く，びらんが生じると疼痛が強度になるため，照射野に含まれる場合は注意する．
- 排尿時の疼痛出現により排尿行為を我慢したり，飲水制限をしたりすることによって感受性膀胱炎を併発する可能性がある．
- 治療前に，症状は治療開始後3～4週で起こってくること，また症状に合わせ内服薬などで対処できることなどを説明し，症状出現

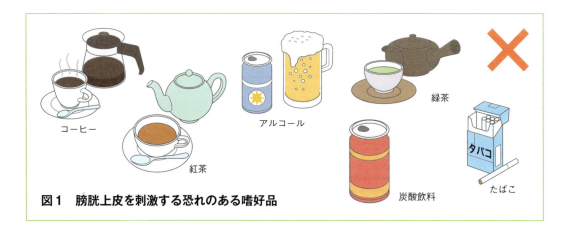

図1　膀胱上皮を刺激する恐れのある嗜好品

時にはすぐに報告してもらい，飲水や排尿を我慢することのないように指導をする．
- 頻尿などの尿道刺激症状は一過性であることを説明し，励ます．
- 男性も女性も，陰部の保清が必要であり，毎日の下半身シャワーや，洗浄器付き便座（ウォシュレット）では水流をいちばん弱めに設定し，刺激とならないよう，ぬるめの温度で洗浄するなど清潔に努める．またパットなどの使用時には，こまめに交換する．
- 放射線治療後は，2〜4週間かけて基底細胞の増殖により粘膜は修復される．必ず炎症も軽快してくることを患者に説明する．

2 晩期有害事象

- 照射によって生じる血管内皮の障害と，それに対する炎症の結果生じる．まれではあるが生じると治療しにくい．
- 粘膜の潰瘍病変が生じると膀胱出血を起こし，肉眼的血尿で貧血をきたしたり，ときには膀胱内が凝血塊によって充満され，尿閉を起こすことがある．
- 治療後，数年から，ときには十年以上経過して，患者が照射との関連を忘れた頃に症状が出現することがあるため注意が必要である．
- 外来受診時，医師の問診で症状を確認するが，鮮血でない場合，患者は血尿ではなく濃い尿と表現する可能性があり，症状のサインを見逃さないことが必要である．
- また，症状軽快後，何年経過しても晩期有害事象が繰り返し出現するリスクがあることを説明し，注意を促す．
- 膀胱壁が線維化によって伸展性を失い，萎縮膀胱の状態になると，膀胱容量が極端に減少し頻尿となる．
- 膀胱出血がある場合には，止血薬を用いるが，心疾患や脳疾患を合併し，血液凝固薬を服用している場合には出血が遅延・重症化しやすいので，患者の既往歴，内服薬などの情報収集をしてリスクを把握する．
- 尿道狭窄は急に起こるのではなく前兆がみられるため，日頃から尿細の太さ，勢いや充満感，排尿時痛や血尿の有無など，尿性状の観察をするように，治療前・治療終了後も指導を行う．また異常がある場合の連絡方法を教える．
- 患者の社会的・精神的ケアも配慮し，有害事象は慢性の疾患となるが症状をコントロールすることで通常の社会生活を行えることを説明し，患者の不安を取り除く．
- 不明な点や心配なことがあれば主治医や看護

師に相談するよう，話しやすい関係を築く努力をする[2]．

- 出血性膀胱炎の治療にはステロイド薬や高気圧酸素療法[※1]の有効性を示す報告がある．症状が出現しても，治療の手段があることを説明し，精神的サポートに努める．

引用・参考文献
1) 唐澤久美子ほか：がん・放射線療法．p.138-140, 143, 篠原出版新社，2010.
2) 唐澤久美子編：がん放射線治療の理解とケア．p.73, 学研メディカル秀潤社，2007.
3) 嶺岸秀子ほか：放射線治療を受けるがんサバイバーへの看護ケア．がん看護の実践3，p.39, 医歯薬出版，2009.
4) 井上俊彦ほか：がん放射線治療と看護の実践―部位別でわかりやすい！最新治療と有害事象ケア．金原出版，2011.
5) 辻井博彦：がん放射線治療とケア・マニュアル―放射線治療の基礎知識から腫瘍部位別の治療法とケア，副作用のケアまで．医学芸術社，2003.
6) 菱川良夫監，藤本美生編：放射線治療を受けるがん患者の看護ケア―看護の力でQOLを向上させる！ p.124, 日本看護協会出版会，2008.
7) 放射線医学総合研究所監：ナースのための放射線医療．朝倉書店，2002.
8) 唐澤克行：がんの放射線治療がよくわかる本．p.164, 主婦と生活社，2009.

※1 高気圧酸素療法　大気圧よりも高い酸素濃度の高気圧環境に患者を収容し，高濃度の酸素を吸入させることによって，低酸素状態におかれている臓器や組織の回復を促し，病態の改善をはかる治療法．

全身症状：倦怠感・宿酔などのケア

Main Point

- 放射線治療はほとんどが局所治療のため，有害事象は照射部位に関連しているが，照射部位とは関係なく治療に関連して起こる全身の症状として倦怠感や放射線宿酔がある．
- どちらの場合も，長期化しないように援助する．

1 倦怠感

- 倦怠感は放射線治療だけではなく，腫瘍そのものや薬物，不安や抑うつ，嘔吐，下痢，栄養低下などとも関連する多次元的な症状である[1]．
- 放射線治療を受ける乳がん患者の調査[2]では，倦怠感は治療の期間中，著しく悪化していく傾向にあり，看護師はこの傾向を把握した上で効果的なアセスメント，教育，症状マネジメントをしていかなければならない．

倦怠感の多側面

- 身体がだるいと感じるだけでなく，不安の増強，認知力の低下などの側面があり，奥山[3]は倦怠感の構造を身体的倦怠感，精神的倦怠感，認知的倦怠感とした．
- 放射線治療を受ける患者の60％以上の患者で体験している症状であり，治療の後半で最も強い倦怠感を体験する．
- 患者は，倦怠感と認識し医療従事者に訴えることは少ないが，患者の行動を詳しく観察すると，この時期は転倒や誤薬のリスクが高く，不眠や不安を訴える患者も多いため，多側面から倦怠感と推測できる場合が多い．
- 倦怠感に対する看護の目標は，倦怠感を予測し，エネルギーを適切に配分しながら，消耗を最小限にして生活できるように援助することである．具体的援助を表1に示す．
- 外来通院の患者は疲労も伴いやすく注意が必要である．

表1　倦怠感への具体的援助

①夜間睡眠を確保する（必要時睡眠薬を使用する）
②適度に身体を動かす
③リラクゼーションをする
④休息と気分転換を促す
⑤脱水，貧血，感染などの病態の改善
⑥短時間（30分程度）の午睡は効果的である

2 放射線宿酔

- 放射線治療開始4〜5日間は，まれに放射線宿酔とよばれる症状が出現する．

- 悪心・嘔吐，食欲不振，眩暈などを伴うことがあり，1週間程度で消失するが，まれに食事摂取量の低下から栄養低下をきたすこともある．
- 不安感の強い患者に起こりやすいため，症状がいずれ軽減していくことを伝え，過度な不安を抱かないように配慮する．
- 症状が強い場合には，制吐薬や精神安定薬などを投与し，長期化しないようにする．
- 食事の工夫：悪心があるときは無理せず，少量ずつ数回に分けて摂取するようにすすめる．
- 脱水予防のため水分摂取に努める．
- 症状が改善すれば消化のよいものやシリアル，果物から摂取していくようにすすめる．
- 口内の不快は，悪心を増長させるため，含嗽など口内の清潔に努める．
- 宿酔は一時的な症状で自然に回復することが多いが，二次的な倦怠感や脱水，治療への恐怖感などが起きないように長期化させない援助が必要である．

3 骨髄抑制

- 放射線治療は局所治療であるため，照射部位の骨髄が障害をうけても，骨髄抑制まで引き起こされることがない．しかし，近年，化学療法併用の放射線治療が行われることも多く，骨髄抑制からくるさまざまな病態に注意を払いながら看護を行わなければならない．すなわち，併用療法の場合は全身治療として看護をしていかなければならない．
- 骨髄抑制は，化学放射線療法の中断を招くだけでなく，有害事象を重症化させる．たとえば，頭頸部治療で起こる放射線性口腔粘膜炎では，感染の併発や，刺激による出血などで症状が重症化し難治性となる．また，頭頸部以外でも呼吸器や食物からの感染，打撲やけがからの出血，貧血からくる倦怠感や心機能への負担などを起こすため全身管理が必要である．
- 血液データをモニターしておき，白血球が3,000/mL 近くなれば手洗い・含嗽励行など感染予防の指導を行う．好中球が1,000〜500/mL になれば，G-GCF（granulocyte colony-stimulating factor，顆粒球コロニー刺激因子）投与が検討され，ヘモグロビンや赤血球減少，血小板減少では輸血が行われることがあるため血液データの変化に注意をしておかなければならない．
- このように，血液データの変化に注意しながら，骨髄抑制症状の発症や有害事象の増悪を回避して放射線治療の中断期間を短期におさえられるように医学的管理とともに看護ケアが求められる．

引用・参考文献
1) Winningham ML, et al：Fatigue and cancer experience：The status of the knowledge. Oncol Nurs Forum 21 (1)：23-26, 1994.
2) Lavdanti M, et al：Prospective assessment of fatigue and health status in Greek patients with breast cancer undergoing adjuvant radiotherapy. Oncol Nurs Forum 33 (3)：603-610, 2006.
3) Okuyama T, et al：Development and validation of the cancer fatigue scale：a brief, three-dimensional, self-rating scale for assessment of fatigue in cancer patients. J Pain and Symptom Manage 19 (1)：5-14, 2000.
4) 山口 建 監，静岡県立静岡がんセンター・日本大学短期大学部 食物栄養学科編：抗がん剤・放射線治療と食事のくふう．女子栄養大学出版部，2007.

8 放射線治療に伴う栄養障害

Main Point

- 「食べる」ということは生命維持のためだけではなく，日常生活のなかの大きな楽しみの1つであり人とコミュニケーションを広げ，精神的な満足感を得ることにつながる．
- がん治療によって患者は「食事が食べられない」「味がわからないので，以前のように美味しく感じない」という体験をする．これらの体験は，治療に対する前向きな気持ちの維持を困難にさせる．治療継続のために「食べる」ことを支えることは大切である．
- がん治療に伴う栄養障害は，多職種の医療者でサポートすることが大切である．
- 看護師は，食事摂取状況の確認や栄養状態のアセスメントを行い，患者の「食べる」ことへの思いを聞きとり，得た情報を多職種と共有する役割も担っている．

1 放射線治療と食に関連する有害事象

- 放射線治療の効果は，放射線が照射された部位のみに発揮される．しかし，がん細胞の周囲にある正常細胞にも放射線が照射されるためさまざまな有害事象が出現する．そのなかで全身症状として放射線宿酔とよばれる食欲不振や悪心などがある．
- 「食べる」ことに直接かかわる部位に照射されることによって，早期から粘膜炎や嚥下障害，下痢などの症状が出現し，栄養状態の悪化につながる．また口腔内に照射されると唾液分泌量の減少による口腔内乾燥と味蕾が障害を受けることによって味覚障害が生じる（図1）．

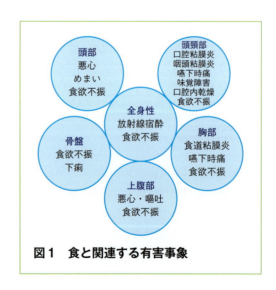

図1 食と関連する有害事象

2 栄養管理の重要性

- 適切な栄養補給は健康を維持するための基本であり，栄養障害の進行は組織・臓器の機能不全，創傷治癒遅延，感染性合併症の発生をもたらす．適切な栄養アセスメントを行い，栄養状態を維持・改善するための方策を立てることが，がん治療にも大切である．
- 栄養管理のプロセスは，栄養スクリーニング，栄養アセスメント，栄養管理計画の作成・実施，モニタリング，効果の判定，栄養管理計画の再作成・変更もしくは管理終了からなる（**図2**）．

栄養スクリーニング

- 栄養スクリーニングとは，すでに栄養障害に陥っている，栄養学的リスクなどのある患者を抽出するために行う．
- 一般的には，日本静脈経腸栄養学会が推奨する主観的包括的評価（SGA：subjective global assessment）による栄養スクリーニングをすべての患者に対して実施する．当院では，SGAの項目と検査データを入力できるシートを独自に作成している（**図3**）．
- スクリーニングの結果によって栄養サポートチーム（NST：nutrition support team）が介入する．

栄養アセスメント

- 栄養スクリーニングで抽出された，栄養障害に陥っている患者，栄養学的リスクの高い患者に対して，疾患・病態に応じた指標を用いて定期的に栄養アセスメントを行う．
- 既往歴や食事摂取状況，身体所見や血液検査などをもとに患者の栄養状態を評価する．

栄養管理の計画

- 栄養アセスメントに基づいて必要エネルギー量の設定，食種や栄養剤の選択，栄養投与ルートの検討を行い，栄養管理計画書を作成する．
- Harris-Benedictの計算式を用いて基礎エネルギー消費量（BEE：basal energy expenditure）を算出し，活動因子（AF：activity factor）と傷害因子（ST：stress factor）をかけ合わせて一日必要エネルギー量を算出する（**表1**）．

栄養管理の実施

- 経口から栄養摂取できる患者の場合は，実際

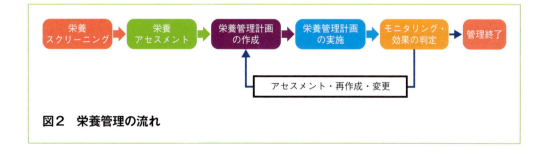

図2　栄養管理の流れ

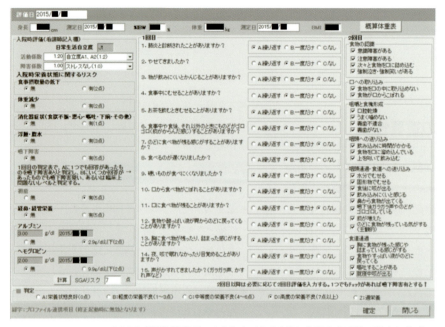

＊SGAの項目と検査データを入力できるように京都市立病院で独自に作成．

図3 主観的包括的評価（SGA）シート

に食事ができているか，食事内容が患者の身体症状に合っているか，患者の食事への思いを確認する．それを食事内容に反映させる．
- 経腸栄養や経静脈栄養の場合は，投与経路の検討と必要栄養量が投与されているか管理が大切である．

モニタリング

- 定期的に栄養状態のアセスメントを行い，栄養管理の計画の見直しと，必要に応じて修正を行う（体重1回／週・Alb, コリンエステラーゼ，食事摂取量など）．

効果の判定

- 実際の投与栄養量と目標栄養量との比較，臨床所見の変化，検査データの変化など総合的に評価を行う．

3 放射線治療に伴う有害事象に合わせた栄養サポート

経口摂取が可能な場合

食欲不振

- 広範囲の照射や頭部，消化器への照射の際に生じやすい．患者のその日の体調に合わせ，「これなら食べられそう」と思うものを選び，食べられるタイミングを見つける．食事の時間にこだわらず，家族や友人と一緒に食べるなど環境を変える．
- さっぱりとした麺類，ゼリーやアイスなど冷たいものなどが食べやすい．また，食べやすく，栄養価の高いものを選ぶ（**図4**）．

表1　1日必要エネルギー量の算出

1. Harris-Benedictの式（基礎エネルギー消費量の算出）

男性：66.4730＋13.7516　W ＋5.0033　H －6.7550　A

女性：655.0955＋9.5643　W ＋1.8496　H －4.6756　A

〔単位：kcal/day，W：体重（kg），H：身長（cm），A：年齢（year）〕

適用条件：体重25.0kg～124.9kg，身長151.0～200.0cm，年齢21～70歳

2. 活動因子と活動係数（AI）

活動因子	AI
寝たきり（意識低下状態）	1
寝たきり（意識状態）	1.1
ベッド上安静	1.2
ベッド外活動	1.3～1.4
一般職業従事者	1.5～1.7

（「岩佐正人：エネルギー代謝とエネルギー必要量, 日本静脈経腸栄養学会 静脈経腸栄養ハンドブック（日本静脈経腸栄養学会編），p.151, 2011, 南江堂」より許諾を得て転載）

3. 傷害因子と傷害係数（SI）

傷害因子	SI
飢餓状態	0.6～0.9
術後（合併症なし）	1
小手術	1.2
中等度手術	1.2～1.4
大手術	1.3～1.5
長管骨骨折	1.1～1.3
多発外傷	1.4
腹膜炎・敗血症	1.2～1.4
重症感染症	1.5～1.6
熱傷	1.2～2.0
60%熱傷	2
発熱（1℃ごと）	0.1

（「岩佐正人：エネルギー代謝とエネルギー必要量, 日本静脈経腸栄養学会 静脈経腸栄養ハンドブック（日本静脈経腸栄養学会編），p.151, 2011, 南江堂」より許諾を得て改変し転載）

味覚障害

- 放射線照射によって味蕾細胞が障害を受けること，唾液分泌量の減少によって味覚障害が生じる．味覚の変化は，個人差があるため症状に応じて味付けの工夫が必要になる．
- 濃い味付け，だしやスープのうまみやこくを活かした汁物が食べやすい．
- 亜鉛を含むかき・かになどの食品が有効なことがある．

口腔・咽頭・食道粘膜炎

- 放射線照射によって粘膜炎が生じるため，粘膜に刺激のある香辛料（からし，わさび，トウガラシ）や酸味（柑橘系，酢）のあるもの，熱いものや硬いものを避ける．
- 薄味で軟らかいもの，とろみをつけ十分に咀嚼することで飲み込みやすくなる．

8 放射線治療に伴う栄養障害

嚥下障害
- 頭頸部がんに対する放射線治療は，嚥下機能に影響を与えることが多く，咽頭粘膜の知覚低下や嚥下反射の低下などが起こる．嚥下障害が疑われた場合，嚥下機能の評価を行う．
- 嚥下しやすいとろみのあるものや嚥下食に変更する（図5）．また，言語聴覚士による嚥下訓練を取り入れることも有用である．

唾液分泌障害・口腔内乾燥
- 唾液腺の照射により，唾液分泌量が減少することによって口腔内の乾燥が起こる．口腔内の乾燥に伴い，う歯形成や咀嚼・嚥下困難を生じやすくなる．
- 水分の多い食べ物（お粥（かゆ），ポタージュスープ，ゼリードリンクなど）や，こまめに水分を摂取しながら食物を摂取することで飲み込みやすくなる．

悪心・嘔吐
- 上部消化管が照射範囲に含まれると，胃や食道に炎症が生じることで悪心や嘔吐が出現する場合がある．
- 治療前の食事は控えめに摂取し，照射後数時間は固形物の摂取を避けることで悪心・嘔吐を軽減できる場合がある．
- 症状があるときは，無理をせずに食べられるときに食べられるものを用意する．
- 食物線維の多いものや脂肪の多いものを避け，においの少ない冷たいものを少量ずつ食べるとよい．

下痢
- 下腹部や骨盤部が照射範囲に含まれると粘膜細胞の障害で下痢が起こる．下痢が持続すると必要なエネルギーが摂取できなくなり，体力を消耗する．
- エネルギー源となるお粥やうどん，低脂肪・高タンパクの卵や豆腐，白身魚などがよい．

経口摂取以外の栄養摂取が必要な場合

経腸栄養
- 経腸栄養の適応は，経口から栄養摂取が困難

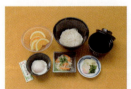
あっさり三種ソーメン，大根と人参と生酢，温泉卵，減塩しょうゆ，オレンジ

牛丼

トマトのプチゼリー

図4　食欲不振食献立例

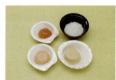
嚥下食Ⅲ
ムース食：全粥，高野とエビムース，玉ねぎ人参ムース，カリフラワームース

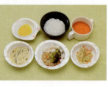
嚥下食Ⅳ

図5　嚥下食献立例

嚥下食は，日本摂食嚥下リハビリテーション学会嚥下調整食学会分類2013で嚥下食が段階分けされた．全国統一で共通認識ができるようになり，転院などしてもどのような食事を摂取していたか明確になる．

第7章 治療に伴う有害事象へのケア

になり腸管が安全に使用可能な場合である．
- 経腸栄養の投与経路と部位は，栄養管理期間が4週以内であれば経鼻経管栄養法，4週以上の場合は胃瘻・腸瘻造設による経腸栄養管理となる．さらに誤嚥リスクの有無により胃瘻か腸瘻か選択される．経腸栄養剤にはさまざまあり症例に応じて使用する（**表2**，**図6**）．

経静脈栄養

- 経静脈栄養の適応は，消化管からの栄養吸収ができない場合である．頻回の嘔吐がある場合，無理な経腸栄養が誤嚥につながることがある．

4 心理的サポートとリソースの活用

- 患者にとってつらいことは，がん治療に伴う食欲不振や味覚障害に伴う食事摂取量の低下と食べることの楽しみの喪失感である．「味もわからないし，唾液も出ないし食事が美味しくない．何より，なかなかつらさをわかってもらえない」という思いを抱えている．看護師は，そのような思いを抱えながら治療に向き合っていることを理解し，支援していくことが大切である．
- とくに，頭頸部がんや食道がん，肺がんで化学放射線療法を受ける患者においては，さまざまな症状によって栄養障害が起こるため，入院時のスクリーニングでNST介入の対象にならなくても食事の調整が必要である．
- 当院では，2～3病棟に1名管理栄養士が担当制をとっているため，タイムリーな栄養相談の実施が可能である．

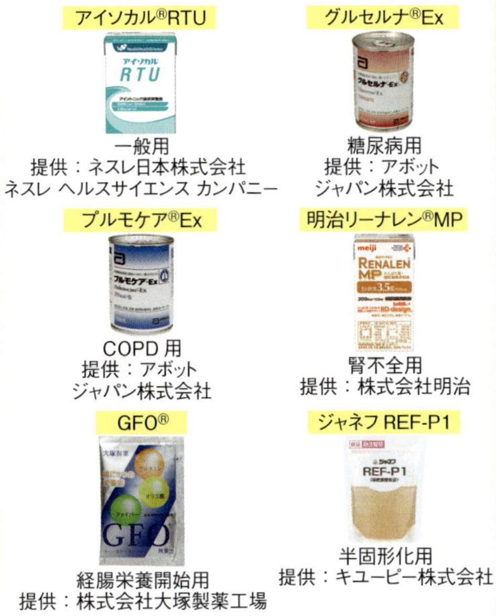

図6 栄養科取扱い経腸栄養剤

- がん病態栄養専門管理栄養士[※1]によって，がん患者の栄養・食事療法に関する，より高度な知識・技術が提供される．当院の場合は，とくに長期にわたる治療で出現する症状も強い造血器腫瘍の患者や化学療法を受ける患者には，きめ細やかな栄養管理を行っている．
- とくに化学放射線療法を受ける患者の治療完遂のために，栄養管理は欠かせない．NSTによる早期栄養介入は，治療促進や合併症の予防を始め，早期退院や社会復帰につながる．正確な栄養評価，栄養法の選択が多職種で行われることで適切な栄養管理ができる．

引用・参考文献
1) 日本静脈経腸栄養学会：静脈経腸栄養ガイドライン—静脈・経腸栄養を適正に実施するためのガイドライン．第3版，照林社，2013．
2) 日本静脈経腸栄養学会：日本静脈経腸栄養学会 静脈経腸栄養ハンドブック．p.147, 151，南江堂，2011．
3) 東口高志：全科に必要な栄養管理Q&A—初歩的な知識からNSTの実際まで．改訂版，ナーシングケア，総合医学社，2008．
4) 京都市立病院：がん患者さんとご家族のための食事のヒント．
5) 山口 建ほか：抗がん剤・放射線治療と食事のくふう．女子栄養大学出版，2007．

※1　**がん病態栄養専門管理栄養士**　平成26年度から日本病態栄養学会と日本栄養士会共同で，がん病態栄養専門管理栄養士を認定．国民のがんに対する予防・治療・ケアに，食と栄養の側面から寄与することで，がん診療の向上と医療の適正化が図られることが期待される．

8 放射線治療に伴う栄養障害

表2 濃厚流動食品及び栄養補助食品一覧表

		アイソカルRTU	リーナレンMP	グルセルナ-Ex	プルモケア-Ex	GFO
		1パック当りの栄養量				
濃厚流動区分		半消化態	半消化態	半消化態	半消化態	長期絶食からの開始用
包装		紙パック	紙パック	缶	缶	アルミパウチ
容量		200mL	125mL	250mL	250mL	15g
1mL当りのkcal		1kcal	1.6kcal	約1kcal	1.5kcal	
		1個当り	1個当り	1缶当り	1缶当り	1袋当り
エネルギー kcal		200	200	250	360	36
蛋白質 g		6.6	7.0	10.5	15.1	3.6
脂質 g		8.4	5.6	13.9	22.0	0
糖質 g		24.0	30.0	20.0	25.2	11.0
水分 g		173.0	93.6	212.0	189.0	
ビタミン	A μgRE	160	120	264	536	
	D μg	1.20	0.26	1.80	2.52	
	B_1 mg	0.40	0.24	0.40	1.12	
	B_2 mg	0.46	0.26	0.45	1.12	
	B_6 mg	0.50	2.00	0.55	1.19	
	ナイアシン mg	6.00	4.60	5.30	11.16	
	パントテン酸 mg	2.60	1.00	1.90	5.04	
	葉酸 mg	0.05	0.13	0.06	0.14	
	B_{12} μg	0.48	0.48	0.90	2.30	
	C mg	36.00	18.00	53.00	75.60	
	K μg	18.00	2.80	7.50	11.88	
	E(mgα-TE) mg	1.80	2.00	5.40	13.68	0.7
	ビオチン μg	0.80	6.00	11.00	15.48	
ミネラル	Na mg	110	120	233	313	0.2-1.2
	Cl mg	200	20	360	360	
	K mg	260	60	390	418	
	Mg mg	64	30	70	86	
	Ca mg	140	60	175	230	
	P mg	100	70	175	230	
	Fe mg	1.4	3	3.5	5.0	
	Cu μg	160	150	350	504	
	Zn mg	2.2	3	3.0	4.0	
	Mn μg	20	46	75.0	25	
	Se μg	6.0	18.0	4.0	7.2	
	Cr μg	20.0	6.0	2.5	7.2	
	I μg	20.0	30.0	—	—	
	Mo μg	20.0	5.0	5.0	4.7	
食物繊維 g		1.2	2.0	3.5	—	5.0
NPC/N比		160	154	125	128	—
浸透圧 (mOsm/L)		280	730	316	384	260(水100mL)
粘度 (mPa・s)		8.4	25	19	20	—
味		プレーン	コーヒー	バニラ	カスタード	レモン
特徴		★一般用 ★280mOsm/L体液と等張 ★NPC/N167適切なタンパク質量の供給 ★8.4mPa/s低粘度で優れた流動性	★腎不全用 ★低水分・低ナトリウム・低カリウム・低リンの組成 ★浸透圧が高いので、使用開始時には流速を遅めから開始する	★糖尿病用 ★血糖値の上昇を緩やかにするため、高脂質・低糖質の配分 ★膵胆管系の疾患がある場合注意が必要	★慢性閉塞性肺疾患COPD用 ★低呼吸商(RQ)になるよう高脂質・低糖質の配分 ★膵胆管系の疾患がある場合注意が必要	★注入開始前用 ★腸間粘膜の萎縮を防ぐ、グルタミン、食物繊維、オリゴ糖を含む食品 ★150mLの水に溶かして用いる

(京都市立病院 栄養科 取扱い濃厚流動食品及び栄養補助食品一覧表より引用)

Index

数字・欧文

131I-MIBG	67
―治療	67
1日必要エネルギー量	289
223Ra	67
3次元原体照射	46
4つのR	31
89Sr	66
90Y	65
BBB	92
BNCT	44, 72
boost照射	139
Bq	29
C/kg	29
CBCT	41
CD20陽性悪性リンパ腫	65
CTCAE v4.0	275, 264
CTV	56
CTシミュレータ	39
D'Amicoの分類	146
DVH	256
G0期	30
G1期	30
G2期	30
GTV	56
Gy	29
HIS	206
IGRT	45, 49
IMRT	41, 48, 195
上咽頭がんに対する―	97
―の原理	49
―の特徴	195
ITV	56
IV	56
Kasabach-Merritt症候群	176
M期	30
MLC	47, 59
MRIリニアック	43
PLISSITモデル	217, 219
PSA検査	137
PTV	56
QOLへの影響（晩期有害事象に伴う）	259
RALS	45
RBE	31
RIS	206
RTPS	26, 58
S期	30
SBRT	179
SGAシート	288
SOBP	50
Somnolence症候群	88
SRS	94, 189
SRT	189
STI	189
Sv	29
SVC	187
―症候群	105, 188
TD5/5	34
TD50/5	34
TR	32
TSH	64
TV	56
UICC分類	133
Vero4DRT	43
World Cancer Report	3
X線	38
―シミュレータ	39
―の性質	166

あ行

アーチファクト	259
悪性神経膠腫	82, 85
悪性リンパ腫（腹部照射）	127
アセスメント（放射線肺炎治療前の）	273
アプリケータ	153
放射線治療の安全管理	20
医学物理士	8
胃がん（腹部照射）	126
易刺激症状	88
イットリウム-90	65
イットリウム-イブリツモマブチウキセタン治療（CD20陽性悪性リンパ腫に対する）	65
イブリツモマブ	65
医療安全（放射線治療の）	17
医療事務	8
陰茎がん	139
インタラクティブな情報伝達	14
咽頭がん	103
インフォームド・アセント	202
インフォームド・コンセント	201
―の内容	210
ウィルムス腫瘍	173
栄養アセスメント	287
栄養管理	270
―の計画	287
―の実施	287
―の重要性	287
―の流れ	287
栄養障害（放射線治療に伴う）	286
栄養スクリーニング	287
栄養補助食品	292
遠隔操作式後充填装置	45
遠隔転移に対する放射線治療（食道がん）	124
塩化ラジウム治療（去勢抵抗性前立腺がんに対する）	67
横紋筋肉腫	175
オボイド	153
オリエンテーション	
―内容	231, 237
―に必要な項目	226
―用パンフレット	238
温度効果	30
温熱療法	77

か行

外陰がん	139
介入方法（不安軽減のための）	13
回復	31
外部照射	6, 47
―装置	40
―の照射方法	48
下咽頭がん	103
化学療法薬の放射線増感作用	75
核医学治療	63
拡大ブラッグピーク	50, 165
確定的影響	51
確率的影響	51

293

Index

カサバッハ-メリット症候群 …… 176
下垂体腫瘍………………………… 83
画像誘導腔内照射………………… 155
画像誘導放射線治療………… 45, 49
家族ケア………………………… 215
活性化自己リンパ球療法………… 76
眼窩腫瘍………………………… 104
がん患者
　—にみられる心理的問題……… 10
　—の不安………………………… 10
間期死…………………………… 28
看護ケアに活かす治療計画の見方
　………………………………… 256
看護師……………………………… 8
　—の役割……………………… 208
　—の役割（カンファレンスにおける）
　………………………………… 213
　—の役割（全身照射時の）…… 245
　—の役割（チーム医療における）
　………………………………… 213
　—の役割（放射線治療計画カンファレンスにおける）……………… 258
看護目標………………………… 208
がんサバイバー………………… 248
がんサバイバーシップ………… 248
患者オリエンテーション……… 226
患者側のリスク要因…………… 267
患者固定具……………………… 58
患者への看護…………………… 229
肝腫瘍…………………………… 192
眼腫瘍…………………………… 104
間接効果………………………… 29
がん専門薬剤師…………………… 8
感染予防対策…………………… 241
がん治療費………………………… 9
がん治療法の3本の柱…………… 4
がんの罹患部位…………………… 4
がん病態栄養専門管理栄養士… 291
カンファレンスにおける看護師の役割
　………………………………… 213
がん放射線治療の部位別施行実績… 5
γ線……………………………… 38
ガンマナイフ…………………… 43, 190

就労状況の変化（がん罹患後の）
　………………………………… 251
急性期有害事象
　……………… 93, 108, 109, 254, 282
急性放射線皮膚炎……………… 261
強度変調放射線治療…… 41, 48, 195
胸部の放射線治療……………… 105
去勢抵抗性前立腺がんに対する塩化ラジウム治療………………… 67
緊急照射………………………… 184
クーロン毎キログラム………… 29
具体的援助（倦怠感への）…… 284
クリニカルパス………………… 238
グレイ…………………………… 29
クロスファイヤー効果………… 66
ケアの実際
　胸部の放射線治療の—……… 110
　骨盤部の放射線治療の—…… 144
　小児腫瘍の—………………… 177
　頭頸部の放射線治療の—…… 101
　骨・軟部・皮膚腫瘍の—…… 159
　頭部の放射線治療の—……… 89
経過観察………………………… 61
計画標的体積…………………… 56
痙攣発作………………………… 92
血液脳関門……………………… 92
結腸がん（腹部照射）………… 126
倦怠感…………………………… 284
　—への具体的援助…………… 284
原病生存率……………………… 102
交感神経節……………………… 174
口腔・咽頭粘膜炎
　—による疼痛のコントロール… 269
　—のケア……………………… 266
口腔がん………………………… 101
口腔ケア………………………… 268
光子線…………………………… 38
甲状腺がん……………………… 104
甲状腺機能低下症状…………… 239
甲状腺刺激ホルモンの調節（甲状腺ホルモンによる）…………… 65
高線量率照射…………………… 31
高線量率組織内照射…………… 149
喉頭がん………………………… 101

肛門がん………………………… 139
高齢者の放射線治療…………… 178
誤嚥性肺炎の予防……………… 270
コーンビームCT………………… 41
呼吸器症状……………………… 273
呼吸状態と照射のタイミング… 192
呼吸停止照射法………………… 192
呼吸同期照射法………………… 192
心のケア………………………… 214
姑息的放射線治療……………… 55
骨転移に対する対症的照射…… 160
骨転移に対する放射線治療（乳がん）
　………………………………… 115
　—（肺がん）………………… 120
骨軟部肉腫に対する粒子線治療… 163
　—の看護……………………… 165
骨・軟部・皮膚腫瘍
　—のケアの実際……………… 159
　—の心理的サポート………… 159
　—の放射線治療……………… 157
　—の有害事象………………… 159
脊髄圧迫症状…………………… 161
骨盤部の放射線治療…………… 137
　—のケアの実際……………… 144
　—の有害事象………………… 141
　—の有害事象への対処方法… 143
固定具…………………………… 58
好ましい食物…………………… 278
コバルト遠隔治療装置………… 42
根治的外部照射（前立腺がん）… 146
根治的化学放射線療法（肺がん）
　………………………………… 116
根治的小線源治療（前立腺がん）
　………………………………… 149
根治的放射線治療……………… 55
　—（子宮頸がん）…………… 151

さ行

再酸素化………………………… 31
再増殖…………………………… 31
サイバーナイフ………………… 43, 190
再分布…………………………… 31
細胞周期と放射線感受性……… 30
避けるべき食物………………… 278

酸素効果 30	腫瘍細胞と治療効果 74	身体的自覚症状に関係して生じる不安 11
シード永久挿入療法 149	準根治的放射線治療 55	放射線治療に関する心理教育 13
シード線源 149	上咽頭がん 103	心理・社会的サポート 214
シーベルト 29	―に対するIMRT 97	心理的サポート
シェル 84	消化器症状 276	―（胸部の放射線治療） 110
歯科・口腔外科コンサルト 267	上顎がんとそのほかの副鼻腔がん 104	―（骨・軟部・皮膚腫瘍の） 159
子宮腔内照射 154	状況的不安 11	―（骨盤部の放射線治療） 144
子宮頸がん 137, 151	照射体積 56	―（骨盤部の放射線治療） 144
―の根治的放射線治療 151	照射の範囲の定義 56	―（小児腫瘍の） 177
―の術後再発に対する照射 153	照射法の変更 61	―（頭頸部の放射線治療） 101
―の術後照射 153	照射マーク 205	―（頭部の放射線治療） 89
―の治療 151	症状緩和 211	心理的問題（がん患者にみられる） 10
子宮体がん 138	小線源治療 6, 47, 50, 51	診療放射線技師 3
事故予防 221	―患者の看護 229	髄芽腫 82, 86
支持的傾聴 15	―装置 44, 45	膵がん 132
疾患特異的GPA 94, 95	上大静脈症候群 105, 187	―治療のアルゴリズム 133
失見当識 88	小児患者の看護 241	―の進行例に対する化学放射線療法 135
実効線量限界 51	小児腫瘍	―の早期例に対する根治的放射線治療 132
実際（放射線治療の） 54	―の放射線治療 173	―の腹部照射 126
実存的不安 11	―の有害事象 176	膵臓と周辺臓器 134
シナジー 190	小児の体位保持 177	頭蓋咽頭腫 83, 86
シミュレータ 39	初回治療 60	ストロンチウム-89 66
嗜眠症候群 88	食事指導（頭頸部の放射線治療） 99	ストロンチウム治療（有痛性骨転移に対する） 66
社会的サポート 216	食道炎・胃炎 276	性交痛緩和 219
重粒子線 38	食道がん 121	正常組織の耐容線量 33
―治療 72	―の遠隔転移に対する放射線治療 124	通常分割照射における― 35
―の性質 166	―の術後局所再発に対する放射線治療 124	精神疾患との合併 11
がん罹患後の就労状況の変化 251	―の術後照射 124	精神的支援 212
就労問題 250	―の早期例に対する根治的放射線治療 121	精巣腫瘍 139
主観的包括的評価シート 288	食物（好ましい）（避けるべき） 278	生物学的効果比 30
樹状細胞ワクチン療法 76	腎芽腫 173	生物学的効果の違い 71
術後化学放射線療法 85	腎がん（腹部照射） 127	脊髄の横断症状 124
術後局所再発に対する放射線治療（食道がん） 124	神経芽腫 174	骨髄抑制 285
―（膵がん） 136	神経内分泌腫瘍に対する^{131}I-MIBG治療 67	セクシュアリティのサポート 217
術後照射（子宮頸がん） 153	進行例に対する化学放射線療法 122, 135	摂食・嚥下障害 271
―（食道がん） 124	腫瘍床 173	セルフケア支援 225
―（肺がん） 119		セルフケア（放射線治療における） 224
腫瘍		セルフヘルプグループ 16
―による脊髄圧迫 184		
―による疼痛 186		
―による閉塞 186		
―の放射線感受性 32		
腫瘍カンファレンス 243		

Index

全骨盤外部照射 …………………… 154
線質の違い ………………………… 30
全身照射 …………………………… 170
　―の看護 ………………………… 244
　―時の看護師の役割 …………… 245
　―の手順 ………………………… 245
　―の流れ ………………………… 245
　―有害事象 ……………………… 172
全身症状 …………………………… 284
前庭機能障害 ……………………… 88
全脳照射の急性期有害事象 ……… 93
全脳照射の晩期有害事象 ………… 93
全脳全脊髄照射 …………………… 84
前立腺特異抗原検査 ……………… 137
前立腺永久挿入密封小線源治療を受ける
　患者への看護 …………………… 229
前立腺がん ………………… 137, 145
　―の根治的小線源治療 ………… 149
　―の治療 ………………………… 146
線量計算 …………………………… 58
線量限度 …………………………… 51
線量体積ヒストグラム …………… 256
線量の単位 ………………………… 20
線量分割の例 ……………………… 27
線量率効果 ………………………… 31
早期がんに対する定位放射線治療（肺がん） ………………………… 118
早期例に対する根治的放射線治療（食道がん, 膵がん） ………… 121, 132
巣症状 ……………………………… 91
組織の放射線感受性 ……………… 255

た行

体位
　―の維持 ………………………… 57
　―の再現 ………………………… 57
　―保持（小児の）……………… 177
体幹部 ……………………………… 163
体幹部定位放射線治療 …………… 179
待機療法 …………………………… 145
対症的照射 ………………………… 160
耐容線量 …………………………… 86
　正常組織の― …………………… 33
大量の不正性器出血 ……………… 187

唾液腺腫瘍 ………………………… 104
唾液腺障害のケア ………………… 270
脱毛 ………………………………… 87
ダミコの分類 ……………………… 146
多門照射 …………………………… 46
炭素イオン線 ……………………… 72
タンデム …………………………… 153
胆道がん（腹部照射） …………… 125
短絡形成 …………………………… 188
チーム医療 ………………………… 220
　―における看護師の役割 …… 213
腟がん ……………………………… 139
腟ダイレーター …………………… 219
腔内照射 …………………… 51, 153
　―を受ける患者への看護 …… 229
中咽頭がん ………………………… 103
中枢神経腫瘍 ……………………… 173
長SAD法 …………………………… 170
腸炎 ………………………………… 278
聴器がん …………………………… 104
聴神経鞘腫 ………………………… 83
直接効果 …………………………… 29
直列臓器 …………………………… 34
治療可能比 ………………………… 32
治療計画 …………………… 26, 58
　―の見方（看護ケアに活かす） ………………………… 256
　―用撮影 ………………………… 56
治療後の看護（放射線肺炎） …… 274
治療後の評価 ……………………… 79
治療終了 …………………………… 61
　―後の教育 ……………………… 227
　―後の指導 ……………………… 227
治療体積 …………………………… 56
治療中の看護（放射線肺炎） …… 274
治療中の評価 ……………………… 78
治療的スキンケア（放射線皮膚炎がある患者への） ………………………… 263
治療費 ……………………………… 218
治療への援助 ……………………… 212
治療法の組み合わせ（放射線治療における） ……………………………… 74
治療方法の決定と治療計画の検証 … 60

治療前のアセスメント（放射線肺炎） ………………………… 273
治療前の評価 ……………………… 78
追尾照射法 ………………………… 192
通常分割照射における正常組織の耐容線量 ………………………………… 35
低悪性神経膠腫 …………… 82, 86
定位外部照射装置 ………………… 42
定位手術的照射 …………………… 94
定位放射線照射 …………………… 189
定位放射線治療 …………………… 47
　早期がんに対する（肺がん）― ………………………… 118
　―機器の特徴 ………………… 190
低線量率照射 ……………………… 31
ディスポーザブルの食器 ………… 237
放射線腫瘍医による適応の決定… 55
転移性脳腫瘍 ……………………… 83
電子線 ……………………………… 38
電離 ………………………………… 37
等価線量限界 ……………………… 51
頭頸部の放射線治療 ……………… 95
　―のケアの実際 ……………… 101
　―の心理的サポート ………… 101
動体追跡照射 ……………………… 39
同調 ………………………………… 31
疼痛のコントロール（口腔・咽頭粘膜炎による） …………………………… 269
頭部外照射用固定具 ……………… 84
頭部の放射線治療 ………………… 82
　―のケアの実際 ………………… 89
　―の心理的サポート …………… 89
　―の有害事象への対処方法 …… 89
トモセラピー ……………… 41, 190
ドレナージ ………………………… 187

な行

内的標的体積 ……………………… 56
内分泌療法 ………………………… 75
　―の作用機序 ………………… 146
内用療法 …………………… 6, 47, 51
　―患者の看護 ………………… 233
　―を受ける患者のスケジュール ………………………… 236

肉眼的腫瘍体積	56
日常生活上の注意点	232, 274
日本の放射線治療基盤	8
乳がん	111
—の骨転移に対する放射線治療	115
—のうつぶせ照射	181
—の脳転移に対する放射線治療	115
—の寡分割照射	181
—に対する放射線治療	111
—領域再発に対する放射線治療	115
乳房温存療法における乳房照射	112
乳房切除術後の領域照射	114
認知行動療法	15
脳原発悪性リンパ腫	82, 86
濃厚流動食品	292
脳室上衣腫	82, 86
脳転移	91, 190
—治療方針決定方法	95
—に対する放射線治療	90
—に対する放射線治療（乳がん）	115
—に対する放射線治療（肺がん）	120
脳ヘルニア	91
ノバリス	43, 190

は行

肺がん	116
—の骨転移に対する放射線治療	120
—の根治的化学放射線療法	116
—の治療の組み合わせ	116
—の脳転移に対する放射線治療	120
—の病理的治療方針	117
胚細胞性腫瘍	82, 86
肺腫瘍	191
白血病	176
反回神経麻痺	124
晩期放射線皮膚炎	261
晩期有害事象	93, 109, 255, 282
—に伴うQOLへの影響	259
—の対処方法	110
必要な項目（オリエンテーションに）	226
泌尿器症状：尿道・膀胱炎症状のケア	280
被ばく	12
皮膚炎（頭頸部の放射線治療）	100
皮膚炎発症のリスクの評価	281
皮膚症状：放射線皮膚炎のケア	260
非密封RI治療室	235
非密封RI治療室のトイレ	237
病院情報システム	206
病理的治療方針（肺がん）	117
ピンポイント照射	189
不安	
がん患者の—	10
—軽減のための介入方法	13
—の8分類	12
—の分類（放射線治療にかかわる）	12
ブースト照射	139
腹部の放射線治療	125
—の有害事象	130
—の有害事象への対処方法	131
腹部リンパ節転移（腹部照射）	127
ブラッグピーク	50
プレパレーション	203, 243
プロフェッショナルケアの依頼	268
分化型甲状腺がんに対する放射性ヨウ素治療	64
分割照射	
—の利点	31
—の理論	31
分子標的薬	76
分裂死	28
併用療法（放射線治療の）	73
並列臓器	34
ベクレル	29
ベルゴニー・トリボンドーの法則	29
膀胱萎縮	142
膀胱がん	138
膀胱出血	142
分化型甲状腺がんに対する放射性ヨウ素治療	64
放射線	36
—アレルギー	2
—の修飾効果	30
—の種類	36
—の線量分布図	165
—の単位	29
放射線感受性	29
腫瘍の—	32
組織の—	255
放射線管理区域	234
放射線源	44
放射線宿酔	284
放射線腫瘍医	8
—による適応の決定	55
放射線情報システム	206
放射線生物学の基本事項	28
放射線増感作用（化学療法薬の）	75
放射線腸炎	142
放射線治療	
悪性リンパ腫の—	129
胃がんの—	129
肝細胞がんの—	128
結腸がんの—	129
高齢者の—	178
骨・軟部・皮膚腫瘍の—	157
骨盤部の—	137
術後再発に対する（肺がん）—	119
小児腫瘍の—	173
膵がんの—	128
胆道がんの—	128
頭頸部の—	95
頭部の—	82
脳転移に対する—	90
腹部リンパ節転移の—	129
領域再発に対する（乳がん）—	115
—で使用する放射線の種類	37
—と食に関連する有害事象	286
—におけるセルフケア	224
—における治療法の組み合わせ	74
—にかかわるスタッフ	8

Index

放射線治療にかかわる不安の分類
　……………………………… 12
　―関する心理教育………… 13
　―に関連する不安の質問票…… 13
　―に使う装置……………… 39
　―に伴う栄養障害………… 286
　―に伴う有害事象………… 255
　―の安全管理……………… 20
　―の医療安全……………… 17
　―の品質管理……………… 18
　―の基本…………………… 28
　―の経過………………… 200
　―の現状…………………… 2
　―の原理…………………… 28
　―の実際…………………… 54
　―の手順…………………… 55
　―の流れ……………… 19, 24
　―の費用…………………… 9
　―の評価……………… 78, 80
　―のプロセス…………… 210
　―の分類…………… 70, 147
　―の併用療法……………… 73
　―の方法…………………… 46
　―の利点…………………… 3
　―の歴史……………… 2, 5
　―を受ける患者の理解…… 211
放射線治療計画カンファレンス… 259
　―における看護師の役割… 258
放射線治療計画装置…… 26, 40, 58
放射線治療施設……………… 7
放射線治療安全……………… 221
放射線治療専門放射線技師……… 8
放射線治療装置……………… 40
　―の品質管理……………… 19
放射線肺炎の評価と治療…… 275
放射線皮膚炎がある患者への治療的スキンケア………………………… 263
放射線皮膚炎の分類………… 260
放射線防護…………………… 51
放射性ヨウ素内用療法における看護
　……………………………… 234
ホウ素中性子捕捉療法…… 44, 72
ホルモン療法………………… 75

ま行

マルチリーフコリメータ…… 46, 59
マンマスーツ……………… 203
密封小線源………………… 44
無治療PSA監視療法………… 145
免疫チェックポイント阻害薬…… 76
　―の作用…………………… 77
免疫療法…………………… 76
モールド…………………… 44
モニタリング……………… 212

や行

有害事象
　胸部の放射線治療の―…… 107
　骨・軟部・皮膚腫瘍の放射線治療の―
　……………………………… 159
　骨盤部の放射線治療の―… 141
　小児腫瘍の―…………… 176
　全身照射の―…………… 172
　頭頸部の放射線治療の―… 98
　頭部の放射線療法の―…… 87
　脳転移に対する放射線治療の―… 93
　腹部の放射線治療の―… 130
　放射線治療と食に関連する―… 286
　放射線治療に伴う―…… 255
　―の看護………………… 254
　―の予防………………… 211
　―の予防（子宮頸がん）… 280
　―の予防（前立腺がん）… 280
　―の予防（膀胱がん）…… 280
　―への対処方法（胸部の放射線治療）
　……………………………… 109
　―への対処方法（骨盤部の放射線治療）……………………………… 143
　―への対処方法（小児腫瘍の）
　……………………………… 176
　―への対処方法（頭頸部の放射線治療）……………………………… 99
　―への対処方法（頭部の放射線治療）
　……………………………… 89
　―への対処方法（腹部の放射線治療）
　……………………………… 131
　有痛性骨転移に対するストロンチウム治療………………………… 66
陽子線……………………… 38
　―の性質………………… 166
陽子線治療………………… 69
ヨウ素を含む食品………… 239
抑制呼吸…………………… 192
予防的スキンケア………… 260
予防的放射線治療………… 56

ら行

リスク要因（患者側の）…… 267
リニアック………………… 40
粒子線……………………… 38
粒子線治療………… 50, 69, 190
　骨軟部肉腫に対する―… 163
　骨・軟部・皮膚腫瘍の―… 163
粒子線治療施設…………… 71
粒子線治療装置…………… 44
粒子線治療の看護
　（骨軟部肉腫に対する）…… 165
リラクセーショントレーニング…… 16
臨床標的体積……………… 56
リンパ腫…………………… 175

がん放射線治療パーフェクトブック

2016年10月5日　初　版　第1刷発行

編　集	唐澤久美子・藤本美生
	カラサワ　ク　ミ　コ　フジモト ミ オ
発 行 人	影山　博之
編 集 人	向井　直人
発 行 所	株式会社 学研メディカル秀潤社
	〒141-8414　東京都品川区西五反田2-11-8
発 売 元	株式会社 学研プラス
	〒141-8415　東京都品川区西五反田2-11-8
印刷・製本所	凸版印刷株式会社

この本に関する各種お問い合わせ先
【電話の場合】
● 編集内容についてはTel 03-6431-1237（編集部）
● 在庫，不良品（落丁，乱丁）についてはTel 03-6431-1234（営業部）
【文書の場合】
● 〒141-8418　東京都品川区西五反田2-11-8
　　　　　　　学研お客様センター
　　　　　　　『がん放射線治療パーフェクトブック』係

©K. Karasawa, M. Fujimoto 2016．Printed in Japan
●ショメイ：ガンホウシャセンチリョウパーフェクトブック
本書の無断転載，複製，複写（コピー），翻訳を禁じます。
本書を代行業者等の第三者に依頼してスキャンやデジタル化することは，たとえ個人や家庭内の利用であっても，著作権法上，認められておりません。
本書に掲載する著作物の複製権・翻訳権・上映権・譲渡権・公衆送信権（送信可能化権を含む）は株式会社学研メディカル秀潤社が保有します。

JCOPY 〈（社）出版者著作権管理機構委託出版物〉
本書の無断複写は著作権法上での例外を除き禁じられています。複写される場合は，そのつど事前に，（社）出版者著作権管理機構（電話 03-3513-6969, FAX 03-3513-6979, e-mail：info@jcopy.or.jp）の許可を得てください。

　　本書に記載されている内容は，出版時の最新情報に基づくとともに，臨床例をもとに正確かつ普遍化すべく，著者，編者，監修者，編集委員ならびに出版社それぞれが最善の努力をしております。しかし，本書の記載内容によりトラブルや損害，不測の事故等が生じた場合，著者，編者，監修者，編集委員ならびに出版社は，その責を負いかねます。
　　また，本書に記載されている医薬品や機器等の使用にあたっては，常に最新の各々の添付文書や取り扱い説明書を参照のうえ，適応や使用方法等をご確認ください。
　　　　　　　　　　　　　　　　　　株式会社 学研メディカル秀潤社